职业技能等级认定培训教程

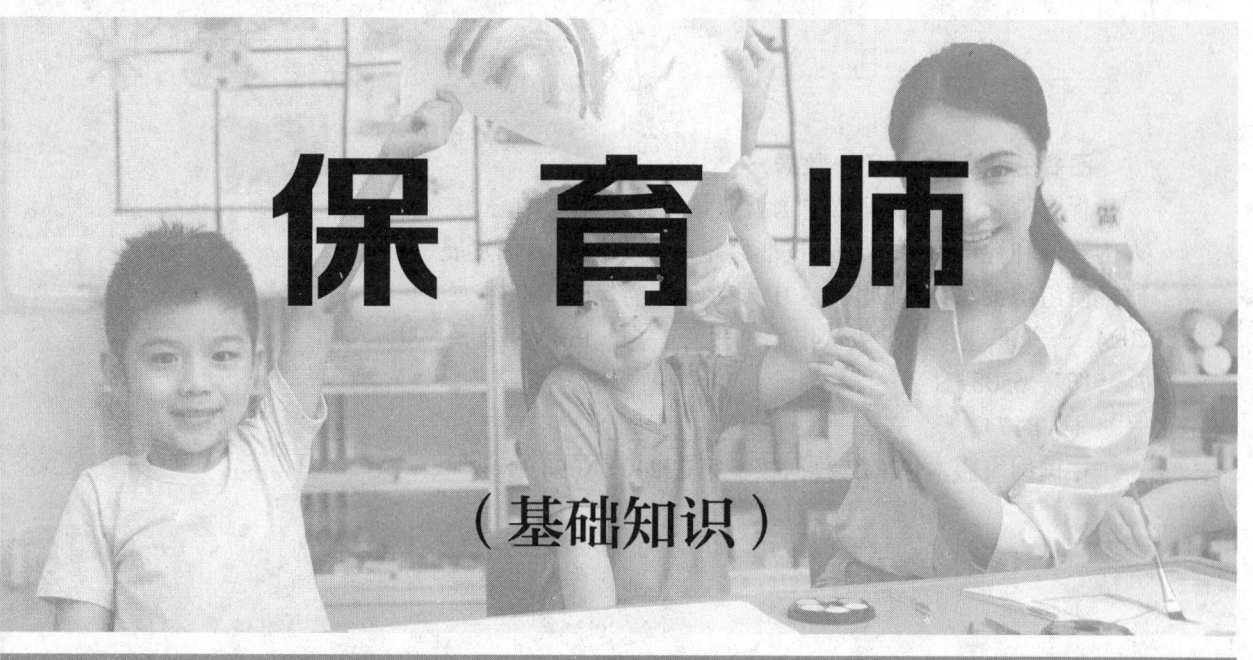

保 育 师

（基础知识）

中国就业培训技术指导中心
人力资源和社会保障部职业技能鉴定中心　组织编写
河北清华发展研究院

中国劳动社会保障出版社

图书在版编目（CIP）数据

保育师：基础知识／中国就业培训技术指导中心，人力资源和社会保障部职业技能鉴定中心，河北清华发展研究院组织编写．--北京：中国劳动社会保障出版社，2024．--（职业技能等级认定培训教程）．--ISBN 978-7-5167-6508-1

Ⅰ．R174

中国国家版本馆 CIP 数据核字第 20240XN098 号

中国劳动社会保障出版社出版发行

（北京市惠新东街 1 号　邮政编码：100029）

*

北京市科星印刷有限责任公司印刷装订　　新华书店经销

787 毫米×1092 毫米　16 开本　19.5 印张　307 千字
2024 年 8 月第 1 版　　2024 年 8 月第 1 次印刷
定价：60.00 元

营销中心电话：400-606-6496
出版社网址：http://www.class.com.cn

版权专有　　侵权必究

如有印装差错，请与本社联系调换：(010) 81211666
我社将与版权执法机关配合，大力打击盗印、销售和使用盗版图书活动，敬请广大读者协助举报，经查实将给予举报者奖励。

举报电话：(010) 64954652

编审委员会

主　　任　吴礼舵　张　斌　韩智力
副主任　　葛恒双　葛　玮
委　　员　李　克　朱　兵　赵　欢　王小兵　贾成千　吕红文
　　　　　瞿伟洁　高　文　郑丽媛　陆照亮　刘维伟

本书编审人员

主　编　李曼丽
副主编　贾　雪　张淑一
编　者　黄振中　郝亚辉　刘素芳　唐嘉齐
审　核　蔡建华
插　图　王安君

前　言

为加快建立劳动者终身职业技能培训制度，全面推行职业技能等级制度，推进技能人才评价制度改革，进一步规范培训管理，提高培训质量，中国就业培训技术指导中心、人力资源和社会保障部职业技能鉴定中心、河北清华发展研究院组织有关专家依据《保育师国家职业技能标准（2021年版）》（以下简称《标准》），编写了保育师职业技能等级认定培训教程（以下简称等级教程）。

保育师等级教程紧贴《标准》要求编写，内容上突出职业能力优先的编写原则，结构上按照职业功能模块分级别编写。该等级教程共包括《保育师（基础知识）》《保育师（五级）》《保育师（四级）》《保育师（三级）》《保育师（二级　一级）》5本。《保育师（基础知识）》是各级别保育师均需掌握的基础知识，其他各级别教程内容分别包括各级别保育师应掌握的理论知识和操作技能。

本书是保育师等级教程中的一本，是职业技能等级认定推荐教程，也是职业技能等级认定题库开发的重要依据，适用于职业技能等级认定培训和中短期职业技能培训。

本书共有七个职业模块，其中职业模块1由李曼丽、黄振中编写，职业模块2培训项目1由黄振中编写、培训项目2由贾雪编写，职业模块3由张淑一编写，职业模块4、职业模块5由贾雪编写，职业模块6由刘素芳编写，职业模块7由郝亚辉、唐嘉齐编写。

本书在编写过程中得到中国科学院第三附属幼儿园、北京卓领托育服务有限公司、上海市普陀区托育指导中心、上海市新徐汇王家堂托育园、江苏省农科院幼儿园、江苏省南师教育集团0~3岁儿童托育研究中心/保育中心运营指导部、浙江省宁海县潘天寿幼儿园托育部等单位的大力支持与协助，在此一并表示衷心感谢。

中国就业培训技术指导中心
人力资源和社会保障部职业技能鉴定中心
河北清华发展研究院

目 录 CONTENTS

职业模块1　保育师职业道德

 培训项目1　职业道德基本知识 ················· 3
  培训单元　职业道德基本知识 ················· 3
 培训项目2　保育师职业守则 ················· 6
  培训单元　保育师职业守则 ················· 6

职业模块2　婴幼儿生理和心理知识

 培训项目1　婴幼儿生理学知识 ················· 15
  培训单元1　婴幼儿生理基础 ················· 15
  培训单元2　婴幼儿各系统的组成与特点 ················· 20
 培训项目2　婴幼儿心理学知识 ················· 67
  培训单元1　婴幼儿心理发展理论 ················· 67
  培训单元2　婴幼儿心理发展 ················· 76
  培训单元3　婴幼儿动作发展 ················· 78
  培训单元4　婴幼儿语言发展 ················· 85
  培训单元5　婴幼儿认知发展 ················· 91
  培训单元6　婴幼儿情绪与社会性发展 ················· 116

职业模块3　婴幼儿营养与喂养知识

 培训项目1　婴幼儿营养知识 ················· 149
  培训单元1　婴幼儿营养需要 ················· 149
  培训单元2　婴幼儿消化、进食能力发育 ················· 181
  培训单元3　婴幼儿合理膳食 ················· 186
  培训单元4　婴幼儿与营养相关的常见疾病 ················· 195
 培训项目2　婴幼儿喂养知识 ················· 206
  培训单元1　0~5月龄婴儿的喂养方法 ················· 206

培训单元2　6~23月龄婴幼儿的喂养与膳食管理 …………… 211
　　培训单元3　2~6岁幼儿的喂养与膳食管理 ……………………… 216

职业模块4　婴幼儿安全照护知识

培训项目1　婴幼儿伤害预防 ……………………………………… 221
　　培训单元1　伤害事故的类型与特征 …………………………… 221
　　培训单元2　伤害发生的原因与预防 …………………………… 227
培训项目2　婴幼儿急救基础 ……………………………………… 234
　　培训单元　婴幼儿急救基本知识 ………………………………… 234

职业模块5　婴幼儿疾病与预防知识

培训项目1　婴幼儿常见病及其预防 ……………………………… 243
　　培训单元　婴幼儿常见病及其预防知识 ………………………… 243
培训项目2　婴幼儿常见传染病、寄生虫病及其预防 …………… 250
　　培训单元1　传染病基本知识 …………………………………… 250
　　培训单元2　婴幼儿常见传染病、寄生虫病及其预防知识 …… 255

职业模块6　婴幼儿相关环境知识

培训项目1　托幼机构保育环境创设 ……………………………… 267
　　培训单元　托幼机构保育环境创设知识 ………………………… 267
培训项目2　合作共育知识 ………………………………………… 275
　　培训单元　合作共育知识 ………………………………………… 275

职业模块7　相关法律法规知识

培训项目1　托幼机构相关法律法规知识 ………………………… 283
　　培训单元1　托幼机构设置标准 ………………………………… 283
　　培训单元2　保育相关法律法规 ………………………………… 291
培训项目2　对婴幼儿和保育人员的权利保护知识 ……………… 299
　　培训单元1　法律法规对婴幼儿权利的保护 …………………… 299
　　培训单元2　法律法规对保育人员权利的保护 ………………… 302

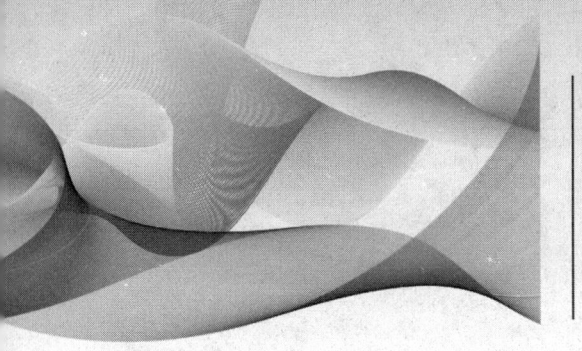

职业模块 1
保育师职业道德

培训项目 1

职业道德基本知识

培训单元　职业道德基本知识

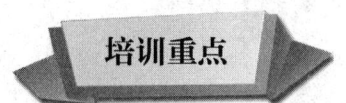

1. 掌握职业道德的基本含义。
2. 掌握职业道德的基本要素。

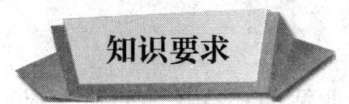

一、道德和职业道德的基本含义

道德是社会依靠内心信念和社会舆论、风俗习惯等方式，调整个体之间、个体与群体之间以及人与自然之间关系的特殊行为规范的总和。道德是人类社会特有的，由特定社会经济关系决定，是一个庞大的体系。

根据道德的表现形式，通常把道德分为家庭美德、社会公德和职业道德三大领域。职业道德是道德体系中的重要组成部分，是劳动者素质结构中的重要组成部分，与劳动者素质关系紧密。加强职业道德建设，有利于促进良好社会风气的形成，增强人们的社会公德意识。反过来，这又能进一步促进职业道德建设，形成良性循环。从事某一特定职业的劳动者，要结合自身实际，加强职业道德修养，承担职业责任、义务。同时，作为社会和家庭的成员，劳动者也要加强社会公德、家庭美德修养，担负起自己应尽的社会责任和家庭责任。

具体来说，职业道德是从事一定职业的人们在职业活动中应该遵循的行为规范的总和，它依靠社会舆论、风俗习惯和内心信念来维持。职业道德是职业或行业范围内的特殊要求，是社会道德在职业领域的具体体现。它主要调节从业者与服务对象、从业者之间、从业者与职业之间的关系。

良好的职业道德是做好工作的基础，各行各业都要从本职业的特点出发，从态度、意识、质量、水平等方面提出职业道德的相关要求，遵守爱岗敬业、服务群众、奉献社会、诚实守信、礼貌待人、遵纪守法等行为准则。学习道德和职业道德的基本知识，不仅对社会主义精神文明和物质文明建设有重要意义，而且对劳动者提高自身素质、增强职业活动中的竞争能力、得到社会的认可、实现自身的价值也有重要作用。

二、职业道德的基本要素

1. 职业理想

职业理想是人们对职业活动目标的追求和向往，是劳动者世界观、人生观、价值观在职业活动中的集中体现。它是劳动者形成职业态度的基础，是实现职业目标的精神动力。

2. 职业态度

职业态度是人们在一定社会环境的影响下，通过职业活动和自身体验所形成的对岗位工作的劳动态度和心理倾向，具有相对稳定的特点。它是劳动者精神境界、职业道德品质和劳动态度的重要体现。保育师的基本职业态度有：一是乐观、积极的态度；二是公正的态度；三是职业责任感和荣誉感。

3. 职业义务

职业义务是劳动者在职业活动中自觉履行的对他人、社会应尽的职业责任。我国所有行业的所有劳动者都有维护国家和集体利益、为人民服务的职业义务。

4. 职业纪律

职业纪律是劳动者在岗位工作中必须遵守的规章、制度、条例等职业行为规范。这些规定和纪律要求是劳动者做好本职工作的必要条件。

5. 职业良心

职业良心是劳动者在履行职业义务的过程中所形成的对职业责任的自觉意识

和自我评价活动。人们所从事的职业和岗位不同，其职业良心的具体表现形式也往往有所不同。从业者能做到这些要求，内心就会得到安宁；反之，内心则会产生不安和愧疚感。在保育工作中，若出现认识错误，职业良心能促使保育师纠正自己的自私言行和偏颇感情。例如，保育师不能打骂和体罚好动、有攻击性的婴幼儿，不能训斥和责骂所谓不听话的婴幼儿，不能逼迫吃饭慢的婴幼儿，不能恐吓不愿睡午觉的婴幼儿，不能因自己情绪不佳而迁怒婴幼儿，等等。有职业良心的内在监督，保育师就能够纠正不正确的态度和行为方式，避免不良后果。

6. 职业荣誉

职业荣誉是社会对劳动者职业道德活动的价值所做出的褒奖和肯定评价，以及劳动者在主观认识上对自己职业道德活动的一种自尊、自爱的意向。当劳动者职业行为的社会价值赢得社会公认的时候，会由此产生荣誉感；反之，就会产生耻辱感。

7. 职业作风

职业作风是劳动者在职业活动中表现出来的相对稳定的工作态度和职业风范。劳动者在职业岗位中表现出来的尽职尽责、诚实守信、奋力拼搏、艰苦奋斗的作风等，都属于职业作风。它是一种无形的精神力量，对劳动者的事业成功具有重要的推动作用。

培训项目 2

保育师职业守则

培训单元　保育师职业守则

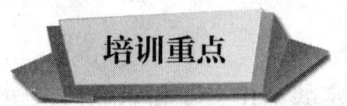

掌握保育师职业守则的基本含义和具体要求。

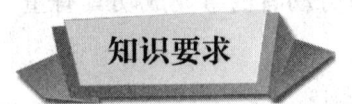

一、品德高尚，富有爱心

1. 锤炼高尚品德

人无德不立。作为祖国未来的启蒙之师，保育师应秉持一颗修德之心，锤炼律己向善的高尚品质，把正确的道德认知、自觉的道德养成、积极的道德实践紧密结合起来，不断修身立德，打牢道德根基，做到明大德、守公德、严私德。唯有立德，方能树人。

锤炼品德修为，重在自觉树立和践行社会主义核心价值观。社会主义核心价值观既体现了社会主义本质要求，继承了中华优秀传统文化，也吸收了世界文明的有益成果，体现了时代精神，是党和国家最持久、最深层的力量。首先，要从中华民族传统美德中汲取道德滋养。其次，要从英雄人物和时代楷模的身上学习道德风范。同时，还要从自身内省中提升道德修为，从自身潜能中锤炼奉献社会和服务人民的良好品格。

锤炼品德修为，要明辨是非，恪守正道。保育师不仅要在宏观意义上深化道德认知、增进情感认同，更要在具象层面上持续不断地体验和自省，还要保持定力，严守规范。

2. 满怀仁爱之心

保育师的高尚品德集中体现为对婴幼儿满怀仁爱之心，真诚地、毫无保留地关爱婴幼儿。爱是人生的永恒主题。保育师是婴幼儿成长的重要启蒙者，保育是为塑造个体心灵和灵魂打下坚实基础的伟大事业，热爱婴幼儿是保育师厚重的职业底色。保育师面对的是虽然稚嫩但是具有丰富情感的鲜活生命，这就需要保育师用爱去关怀和感染每个孩子。这是一项"仁而爱人"的事业，要做好保育师工作，就要有仁爱之心，没有爱心的人不可能成为好的保育师。这种仁爱之心，不是简单地等同于父母爱子女，而是一种对国家、民族的爱在职业工作上的体现，是一种无私的爱、不求回报的爱。

仁爱是尊重，不仅要尊重他人的权利，也要尊重他人的意见，照顾他人的体面。尊重但不过分放纵，包容而不一味纵容。对婴幼儿的爱，核心就是平等和尊重。保育师必须首先认识到婴幼儿之间、婴幼儿和成人之间在人格和法律地位上都是平等的，不因婴幼儿的外貌、身体状况、家庭条件、民族等不同而产生歧视。保育师对于婴幼儿的爱，绝不是基于个体情结的偏爱，而是自然而然的、毫无来由的爱，更是理智的爱、有专业精神的爱。这远比出于外在要求的爱更为持久和深厚，内涵也更为丰富。保育师要在热爱的基础上，对婴幼儿的发展提出合理的期望和要求，使全体婴幼儿在体、智、德、美、劳等各方面能够和谐、全面地发展。

仁爱是理解。保育师要充分认识婴幼儿发展的规律与特点，避免以成人的眼光来看待和评价婴幼儿。不同年龄的婴幼儿有不同阶段的发展特点，关爱是建立在了解的基础上，这样保育师就可以发现不同的需求，及时给予适当的支持或协助，减少婴幼儿有心理或生理需求时的不安全感。保育师要充分理解婴幼儿成长和发展的需要，尤其不能忽视他们也有人格尊严的需要。保育师要善于观察，倾听婴幼儿的心声，善于分享自己的感受，从而达到心灵与心灵的沟通、灵魂与灵魂的交融、人格与人格的对话。

二、敬业奉献，素质优良

1. 践行敬业精神

敬业奉献是指保育师要热爱本职工作，对婴幼儿保育事业怀有极大热情。敬业是社会主义核心价值观中针对公民职业道德方面的核心要求。国家的发展与社会的进步、团队事业的成功与组织目标的实现、个人作为与价值的实现，都有赖于全体劳动者的敬业精神。婴幼儿照护是我国社会主义建设事业的有机组成部分，保育师的职业活动也是在为这项事业服务。

敬业，要求每个人敬重自己的职业，培育强烈的责任心与使命感，爱岗、尽责、专注。爱岗是敬业的首要因素，只有热爱本职工作，才会始终保持强烈的责任感，才会在工作中投入自己最大的精力，才会自觉地把工作当作事业来干。尽责是敬业的必然选择，它要求劳动者认真负责，忠于职守，尽心尽力地做好自己的工作，善始善终地完成自己承担的任务。专注是敬业的核心因素，它要求劳动者对事业专心致志、心无旁骛，把更多热情投入岗位。

奉献是敬业的必然境界。敬业者怀着使命感工作，对工作表现出极大热忱，投入大量的时间和精力，在奉献中获得丰富经验、卓越才干和优秀品格，以及由此形成的成就感与自豪感。保育工作事关婴幼儿的身心健康，对婴幼儿早期发展有着重要的作用，因此保育师一定要站在婴幼儿发展的高度增强事业心和责任感，忠实履行自己的职责，自觉做好各项工作。这体现在热爱保育事业，深刻理解保育工作的意义，在工作中尽职尽责、积极热情，为婴幼儿发展倾注自己的爱心和热情。总之，婴幼儿保育工作责任重大、烦琐细碎、涉及面广，需要保育师工作严谨、细致和体贴，在面对婴幼儿各种复杂情况时，尽职尽责、一丝不苟，这些不可避免地要求保育师要在工作中任劳任怨、无私奉献。

2. 提升个人素质

敬业意味着劳动者须加强学习、增强本领和本事，不断提升个人素质。劳动者的工作业绩和社会贡献是敬业精神的客观体现。要使一项工作产生切实成果，不仅需要热情与投入，还需要能力和本事。"打铁先要自身硬"，没有本事会误事，也可能做蠢事、错事，导致工作失败或发展受挫。因此，保育师要具备多方面的专业能力和较高的综合素质。

敬业要精业，劳动者只有不断加强学习、积累经验，才能成为素质优良、精研本职的行家里手。因此，保育师要树立终身学习的理念，通过不断学习来提升自己各方面的素质。通过学习时事、法律法规和道德规范，培养正确的世界观、人生观、价值观，提升自身修养；通过学习卫生保健、儿童发展等专业知识，提升业务能力；通过学习各方面的文化知识，提高自身综合素质。只有通过不断学习，保育师才能与时俱进，掌握最新的观念与知识，明白工作中的是非对错，树立正确的职业观念，做好本职工作。

保育师的基本素质首先是遵纪守法。职业纪律是劳动者在从业过程中必须遵守的最基本行为准则和规范，是劳动者在劳动过程中所应遵守的劳动规则和劳动秩序，是保证劳动者履行职责，完成所承担工作任务的行为规则。遵守职业纪律是保育师职业道德的基本要求，是维护保育师职业活动的正常秩序、保证保育师职业责任得以落实的重要措施，对保育师实践活动具有重要指导作用，因此保育师应自觉地、发自内心地遵照职业纪律从事劳动，严格自律。保育师既要做好保育工作，又需要学习相关法律法规，掌握必要的法律知识，在具体的工作实践中提升自己的法律意识。不因自己的情绪而做出有害于婴幼儿身心安全的任何言行举止，不以任何形式伤害婴幼儿，这是保育师职业的底线和红线。在促进婴幼儿身心健康的同时，须时刻注意保护婴幼儿合法权益。

保育师要身心健康，尤其不要忽略心理健康。例如，婴幼儿聚在一起经常会发生争吵，属于正常现象，保育师对此应有正确的认识和包容的心态，适时调整心理状态，避免心理烦躁而产生焦躁等不良情绪。无论发生什么情况，保育师都不能与婴幼儿发生冲突，更不能将自己的情绪带给婴幼儿。为此，保育师应做好情绪管理，提升情绪识别和管理能力。管理情绪的第一步是识别自己当下的情绪，然后对自己或他人的情绪予以引导，也就是用合适的方式来回应情绪反应。如果用错误或不恰当的方式来回应情绪，不但会伤害自己，也会伤害其他人；如果用恰当的方式来回应情绪，在某种程度上就保护了自己和他人。与此同时，面对复杂和多变的保育工作，保育师内心应具有足够的韧性和灵活性。心理灵活性是适应情境需求、平衡生活需求和承诺行为的能力，它描述了一个人能在多大程度上应对环境变化并以新颖、创造性的方式思考问题和任务。维持一种心理灵活性需要一个人专注于当下，认识问题和困难，并用更广泛和全面的视角审视全局。具备较高的心理灵活性和韧性的保育师，能与婴幼儿、家长和社区的相处关系更好，同时也更有可能在这一工作岗位上收获幸福感和成就感。

保育师还要注意提高自身的沟通能力。保育师要及时与家长沟通，一方面了解婴幼儿在家的行为表现，并对出现的问题进行指导；另一方面，要向家长通报婴幼儿在园的行为表现。保育师和家长虽然从不同的角度对婴幼儿进行教养，但目标都是一样的。保育师把保育教育作为自己的社会责任，从社会要求出发，对全体婴幼儿实施科学系统的保育教育；对于家长来说，保育教育则是义务。因此，保育师要注意与家长的沟通并取得共识，沟通时还要注意技巧。不管面对哪种类型的家长，保育师都应充满自信地开展沟通，积极反馈婴幼儿在园情况。要尊重家长、友善合作，平等对待每一位家长，热情地为家长提供科学育儿指导。

保育师还应当确立团队意识。对同事要文明礼貌、团结协作、平等尊重，建立和谐的同事关系。平等和互相尊重是人与人交往的基础。在工作中要互相提供方便；要互相支持，在工作中提供力所能及的帮助；要宽以待人，人非圣贤、孰能无过，对待同事要宽容。团结同事不仅是工作上的要求，也是做好本职工作的基本保障。

保育师还要注意礼仪规范要求。保育师要时刻注意自己的仪表，应庄重大方、着装整洁、举止得体。保育师的举止包括坐、立、行的姿势，以及表情、动作、行为习惯等。这是保育师与婴幼儿交往中的身体信号，会在日常生活中的各个环节对婴幼儿产生潜移默化的影响。

三、尊重差异，积极回应

1. 尊重婴幼儿是前提

尊重婴幼儿的人格是尊重婴幼儿的基本前提。尊重婴幼儿人格，首先要做到了解婴幼儿的差异。婴幼儿早期发展阶段的个体差异性很大，而且年龄越小差异越明显。尤其在3岁以前，婴幼儿生理上的差异是按月份甚至按周来计的，例如，1岁半与1岁8个月的婴幼儿身心发展差异会特别大。同时，即使同月龄的婴幼儿，他们在动作、语言、认知等各方面的发育情况也不尽相同。这类由于照护对象身心发展特征决定的差异性，使得在婴幼儿照护工作过程中，对每个人独特性的尊重、发自内心的接纳尤为重要。保育师必须平等、客观、公正地对待婴幼儿，不因是否聪明、美丑、生理是否有缺陷、发展快慢等区别对待。

要尊重婴幼儿的差异，保育师就要做到因材施教、辨体施养。因材施教就是了解婴幼儿先天气质类型、性格类型，采取相应的教育方式等。辨体施养就是掌握婴幼儿的体质类型，在生活照护上针对婴幼儿的不同体质特点给予有针对性的保育支持措施。在工作中，保育师要充分考虑婴幼儿的年龄特点、学习特点、发展水平和情感需要，以最适合婴幼儿特点的方式开展保育活动，促进其各方面发展。

2. 积极回应是重点

与此同时，保育师要给予婴幼儿积极回应，即提供回应性照护。回应性照护是指照护者敏锐、细心、耐心地理解并回应婴幼儿的哭闹、语言、表情和动作，做到密切观察孩子的动作、声音等线索，通过肌肤接触、眼神、微笑、语言等形式对孩子的需求做出及时且恰当的回应。婴幼儿和照护者形成稳固的情感关系；照护者对婴幼儿的行为敏感，并能积极回应；照护者和婴幼儿的互动是愉快的，并能激发孩子的发展；顺应喂养。例如，在喂养婴幼儿时要主动采取顺应喂养的方式，在喂养过程中注重与婴幼儿互动，关注婴幼儿进食过程中反馈的信息，并能够正确解读、理解和及时反馈。照护者与婴幼儿待在一起时，和他们之间的互动应当具有回应性、情感支持性、发展适宜性和刺激性，要愉快地互动，开心地笑着交流，有利于营造愉悦轻松的气氛。在这样安全、稳定、愉快的环境中，照护者对婴幼儿的健康和营养需求敏感，有利于促进婴幼儿早期学习和发展。保育师应以婴幼儿的需要为优先原则，而不是将自身的保育工作优先于婴幼儿的需要。

四、安全健康，科学规范

1. 安全健康是根本

婴幼儿的健康是多方面的，不能忽视心理健康、心理营养。心理营养是指婴幼儿心理发展所需要的养分，它是对婴幼儿心理健康发展产生影响的所有外在刺激的总和。儿童健康心理是在生活环境中一点点养成的。保育师的平等态度很重要，如果不平等，婴幼儿很难形成评价事情好坏的统一标准；如果保育师对婴幼儿批评、训斥、责骂，时间一久，就会让婴幼儿出现自信心不足等问题，婴幼儿会感到这个世界完全无法预料，没有安全感，因此不愿意入园。

婴幼儿安全非常重要，保育师要在工作中提高警惕、防患未然。一旦发现有危害自身或他人安全的情况时，保育师应采取必要措施，防止意外事件的发生。保育师能否胜任本职工作，考察其工作能否经受各种突发事件的考验是重要的标准。譬如，如何处理托幼机构突发的安全事故，遇到自然灾害事件如何规避风险等。托幼机构的安全工作任何时刻都不可疏忽大意，包括设施设备及玩教具的日常安全检查、各种活动组织前的安全提示等，任何一个细微之处都不能放过。保育师要在专业人员的指导下，掌握卫生保健的基础知识，以及应急处置等基本常识。

2. 科学规范是保障

保育师的工作事关婴幼儿安全和健康成长，必须科学规范，严格遵守各种规章进行操作。在保育工作中，每项职业技能都有明确的操作规范与要求，保育师要严格遵照执行，不能凭自己的感觉行事。例如，消毒液的配比、预防性消毒和传染病的终末消毒、常见清洁物品和危险品的管理、饮水和食品的温度要求、盥洗中的七步洗手法、睡眠照料中寝具整理程序、晨午晚检的基本流程、"三浴"锻炼等，都需要保育师按照具体要求合规操作。在具体工作中，在合规操作的前提下，也要根据具体情况辨证分析，在不伤害婴幼儿的前提下妥善处理。

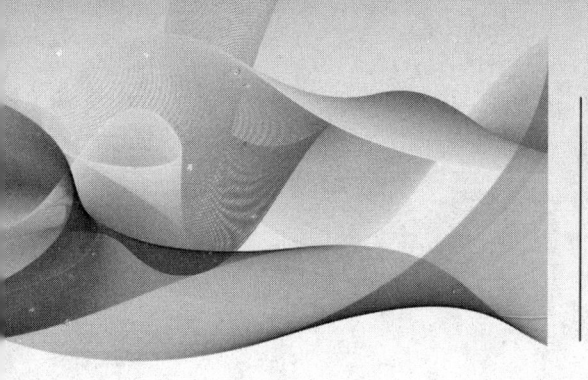

职业模块 ❷

婴幼儿生理和心理知识

培训项目 1 婴幼儿生理学知识

培训单元1 婴幼儿生理基础

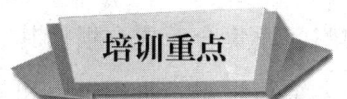

1. 了解人体的基本结构。
2. 了解新陈代谢和人体机能的调节功能。
3. 掌握婴幼儿生长发育及其基本规律。

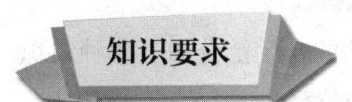

一、人体的基本结构

1. 人体的基本形态

人体分为头、颈、躯干及四肢。

头位于身体的最上端,由颅和面部组成。脑颅比面颅发达,脑与椎管中的脊髓相联结,是调节人体各种功能的中枢部分。面颅上有眼、耳、鼻、口等器官。

颈联结头与躯干,短小而运动灵活。

躯干的前后径小于左右径,适合于人体直立。躯干的前面分为胸、腹两部分,后面分为背、腰、骶三部分。躯干内部以膈肌为界,分为胸腔和腹腔,胸腔内容纳心、肺等器官,腹腔内容纳胃、肠、肝、胰、脾等器官。

四肢包括上肢和下肢各一对。上肢由上臂、前臂和手三部分组成，借肩部与躯干相连，肩下为腋。上臂和前臂合称为臂，其连结处的后部叫肘，前臂和手相连处叫腕。下肢由大腿、小腿和足三部分组成，借腹股沟与躯干相连。大腿与小腿相连处的前面叫膝，后面叫腘。小腿和足相连处叫踝。在身体背面腰部下方、大腿上方隆起的部分叫臀。

2. 人体的构成

细胞是构成人体的最基本单位。细胞和细胞间质构成人体的基本组织。各种组织有机地联系在一起，形成人体的各个器官。具有相关功能的器官构成各个系统。人体的各大系统和感觉器官，按照一定的规律构成复杂、完整的人体，并在神经与体液的调节下，执行着各自的功能。

（1）细胞。细胞是人体结构最小、最基本的单位。一个人的全身有数十万亿个细胞，它们形状、大小各异，但都是由细胞膜、细胞质和细胞核三部分构成。

（2）组织。组织由结构相似、功能相关的细胞与细胞间质集合而成。根据其起源、结构和功能上的特点，人体组织可分为上皮组织、结缔组织、肌肉组织和神经组织四大类。

1）上皮组织具有保护、分泌和吸收的功能，主要有两种形态。第一种形态是被覆上皮，组织细胞排列成一层或多层，覆盖在身体表面或衬在身体管道、囊腔的内表面；第二种是腺上皮，由上皮特化发育成管状或囊状。

2）结缔组织主要发挥连结、支持、保护和营养等功能，广泛分布于各种组织和器官之间，像纽带一样将它们彼此连结。例如，皮下组织、脂肪组织、肌腱、软骨、血液等。结缔组织的细胞和细胞之间不像上皮组织那样紧密，而是充满了大量的细胞间质。

3）肌肉组织由肌细胞和少量的细胞间质构成。肌细胞具有收缩和舒张的特性。肌肉的收缩和舒张可完成各种运动，如胃肠蠕动、心脏收缩及肢体的运动等。根据形态和功能，分为骨骼肌、平滑肌、心肌三种。

4）神经组织由神经细胞和神经胶质细胞构成。神经细胞受到刺激后，能产生兴奋和传导兴奋，对人体的各种功能具有调节作用。神经胶质细胞存在于神经细胞之间，具有支持、营养神经细胞等作用。

（3）器官和系统。器官由不同组织经发育分化并相互结合而成，执行一定的生理功能。若干功能、结构相近的器官组成系统，共同执行某一完整的生理功能。

例如，口腔、食道、胃、肠、肝、胰等器官都和消化功能有关，它们一起构成了消化系统。人体内有神经系统、消化系统、运动系统、循环系统、呼吸系统、内分泌系统、泌尿系统、生殖系统八大系统，都有各自不同的职能。

人体的各个系统协调合作、互相配合，共同构成统一的有机体。有机体在神经系统的调节下，表现出复杂的生命活动。当身体里任何一个器官受外界的或身体内产生的刺激进行某种活动时，立即就会有其他相关的器官、系统协调行动。

二、人体的基本生理特征

人体和其他生物体一样，具有新陈代谢、应激性、调节、生长发育、生命繁殖和衰老死亡等基本生理特征。

1. 新陈代谢

新陈代谢是人体生命活动的基本特征之一，是产生其他基本生理特征的基础。它是人体与周围环境进行物质交换和自我更新的复杂过程，包括同化作用和异化作用两方面。新陈代谢的过程，既包括物质代谢，同时也进行着能量转换。

同化作用是机体从外界不断地摄取各种物质，构成自身的组成成分或转化为化学能蓄积于体内的过程，摄取的物质包括糖类、脂肪、蛋白质、维生素、无机盐等，还必须通过肺吸入氧气。同化作用中，机体以合成大分子的方式将能量贮存起来。

异化作用同时进行。机体又不断地分解这些营养物质，并且释放能量，供各种生理活动需要，并把分解后的最终产物（如水、二氧化碳、尿素等）排出体外。异化作用会释放能量，其中一部分支持同化作用，一部分供生命活动的需要，一部分变成热以维持一定的体温。

同化作用和异化作用同时进行、密切相关。同化作用为异化作用提供物质基础，异化作用则为同化作用提供能量。一般而言，成年人的同化作用和异化作用相对平衡；婴幼儿则由于处于快速的生长发育时期，同化作用相对占优势。

2. 生殖

生殖是生物体生长发育到一定阶段后，产生与自己相似后代的功能。女性个体在性成熟后，卵巢在每一个规则的月经周期排出一个卵子，直至月经停止；女性个体一生排出400~500个卵子，最多不超过500个。男性个体在性成熟后，睾丸便可产生精子，到40岁以后生精能力逐渐减弱，但是有些个体直到晚年还能产生精子；男性个体一生中可生产上万亿个精子。通过两性的性交活动，精子、卵子结合成受精卵，进而发育为新的生命个体。

3. 人体机能的调节

人体各器官、系统在完成自身职责的同时，在神经、体液等调节下高度协调，形成统一整体，以便适应内外环境的变化。

（1）神经调节。神经调节是人体内最主要的调节方式，反射则是神经调节的基础。神经调节通过反射而实现，具有作用快而精确的特点，但是影响范围相对较为局限。

神经分布于人体各个器官中，可以把器官、组织的活动或变化等转变为神经信息传至中枢（脊髓、脑）；中枢部位在对信息进行分析综合后，发出活动"命令"，由神经传递给各个器官、组织以进行活动，这一过程就是反射。完成反射的基本结构被称为反射弧。

（2）体液调节。体液调节也是人体内的一种调节方式，相对于神经调节来说比较原始。

人体细胞的周围液体中通常有许多化学物质，它们能促进或抑制细胞组织的活动。这些物质包括由人体的内分泌腺或内分泌细胞分泌的激素，它们通过血液循环运送到全身，并对不同器官有选择地发挥作用；还包括由局部组织细胞产生的一些代谢产物，如二氧化碳、酸性或碱性物质，它们在组织中增加时，引起局部血管舒张，血流量增加，可较快地清除蓄积的代谢产物。

（3）调节的整体性。机体在神经—体液调节共同作用下适应内外环境变化。

1）神经调节和体液调节共同负责调节人体机能。有些生理活动主要受神经调节（例如，骨骼肌的运动），有些主要受体液调节（例如，生长），还有些则同时受到神经调节和体液调节（例如，血液循环和消化）。

2）神经调节和体液调节各有特点。神经调节迅速、准确，持续时间短暂；体液调节缓慢、广泛，持续时间长。尽管如此，两者联系紧密、互相影响：内分泌腺受中枢神经系统的控制，同时激素也会影响神经系统的功能。

三、婴幼儿的生长发育

1. 婴幼儿

不同学科对于婴幼儿概念的界定和年龄段的划分有所差异。根据《保育师国家职业技能标准（2021年版）》，本教材中婴幼儿是指 0～6 岁的儿童。其中，婴儿指0~1岁的儿童，幼儿指2~6岁的儿童。

根据《中华人民共和国未成年人保护法》以及联合国《儿童权利公约》规定，儿童是指18岁以下的任何人。需要说明的是，医学界一般将14岁以下视为儿童的医学观察年龄段。

2. 生长发育

人的生长发育是指从受精卵开始到个体成熟的过程。人体在生长发育的过程中，各组织、器官和系统都要经历从简单到复杂的过程，直至组织器官功能的完善和成熟。

生长是指细胞的繁殖（数量增加）与增大以及细胞间质的增加，表现为各组织、器官、系统和整个身体大小与重量的增加，以及形态变化，反映了量的改变。

发育指组织、器官的分化、完善和功能的成熟，反映了质的改变。一个新的个体要经过一系列的转变过程，包括身体的各组织、器官、系统的构造功能从简单到复杂的变化，才能形成一个成熟的个体。从广义上讲，发育还包括心理发育。

生长、发育密切相关。生长是发育的物质基础，而发育状态又是生长的前提。

3. 婴幼儿生长发育的基本规律

第一，生长发育具有连续性、非匀速性和阶段性。从受精卵到长大成人，个体的生长发育在不断进行，是一个连续的过程。但是，在这一连续过程中，生长发育的速度并不完全相同，呈现非匀速的特点，进而形成不同阶段。例如，在母亲妊娠中期，胎儿身长增长的速度较青春期快10倍。出生后的第一年是生后的第一个生长发育高峰，第二年后生长发育速度则趋于稳定，青春期速度又加快，为生后的第二个生长发育高峰。又如，婴儿期是身长和体重快速发展的阶段，而幼儿期则是动作、语言等能力迅速发展的阶段。不同阶段间的发展不是绝对割裂的，前后阶段存在衔接和过渡。某一阶段来临之初可能还留有上一阶段的特征，同时在这一阶段也有可能出现下一阶段的特征。这方面个体差异明显。

第二，生长发育遵循由上到下、由近到远、由粗到细、由简单到复杂、由低级到高级的规律。例如，"由上到下"是出生后运动发育的规律：先抬头，后抬胸，再会坐、立、行（或称为"头尾律"）；"由近到远"体现为从臂到手、从腿到脚的活动；"由粗到细"体现为从全掌抓握到手指拾取，先发展粗大动作再发展精细动作；"由简单到复杂"体现为先画直线后画圈、图形，先学会发单音然后逐渐学会组词、造句等；认识事物的过程体现了"由低级到高级"的发展特点：先会看、听、感觉事物，逐渐发展到有记忆、会思维、分析、判断。

第三，各系统和器官的生长发育不平衡，包括速度和顺序都不相同。例如，神经系统发育较早，脑在生后2年内发育较快；淋巴系统在青春期前迅速生长，于青春期前达高峰，以后逐渐下降；生殖系统发育较晚；其他系统，如心、肝、肾、肌肉的发育基本与体格生长相平行。各系统发育速度的不同与儿童不同年龄阶段的生理功能有关。

第四，虽然婴幼儿生长发育有一定总体规律，但因在一定范围内受遗传、环境的影响，每个孩子的生长发育速度和表现都存在相当大的个体差异。婴幼儿的生长发育具有年龄特征，即在各个年龄阶段形成的一般特征、典型特征和本质特征，反映人体发展在一定时期和阶段的共同规律和特点。但是，这种规律不能反映所有个体的一切特点，只是代表了处在该阶段的多数个体的平均水平，换言之，年龄特征不是衡量婴幼儿发展正常与否的唯一标准。生长发育水平虽然有一定的正常范围，但所谓的"正常值"并不是绝对的。

培训单元2 婴幼儿各系统的组成与特点

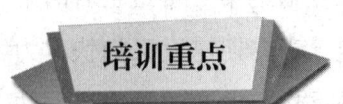

1. 熟悉婴幼儿运动系统的组成与特点。
2. 熟悉婴幼儿呼吸系统的组成与特点。
3. 熟悉婴幼儿循环系统的组成与特点。
4. 熟悉婴幼儿消化系统的组成与特点。
5. 熟悉婴幼儿泌尿系统和生殖系统的组成与特点。
6. 熟悉婴幼儿内分泌系统的组成与特点。
7. 熟悉婴幼儿神经系统的组成与特点。
8. 熟悉婴幼儿免疫系统的组成与特点。
9. 熟悉婴幼儿主要感觉器官和皮肤的组成与特点。

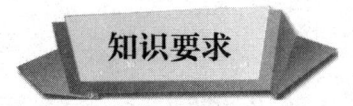

一、运动系统

1. 运动系统的基本组成

人的运动系统具有维持人体形态、保护内脏器官、运动等功能。运动系统由三部分组成：骨、骨连结和骨骼肌。全身的骨头靠骨连结有序地联结起来，构成支架，支持体重，维持人体的形态；肋骨、胸骨等保护体内重要器官；当神经系统把运动命令传到骨骼肌时，骨骼肌收缩，牵动它所附着的骨产生各种动作。

2. 运动系统的主要特点

（1）骨

1）骨的形态和构成。成年人的身体共有206块骨；新生儿的骨多达305块，随着生长发育，部分骨愈合，总数逐渐减少。根据所在部位的不同，骨可以分为颅骨、躯干骨和附肢骨。其中，躯干骨包括椎骨、肋骨和胸骨；附肢骨又被称为四肢骨，包括上肢骨和下肢骨。部分骨所在位置如图2-1所示。

骨的大小不同、形态各异。从形态上，包括长骨、短骨、扁骨和不规则骨。长骨形状细长，中间呈管状，两端膨大（长骨的两端称为骨骺），分布于四肢，起支持和杠杆作用。短骨又短又小，分布于既能承受压力又能活动的部位，如手的腕骨和足的跗骨。扁骨状如"木板"，分布于头部及胸部，围成骨质的空腔，容纳和保护其内部的脏器。不规则骨如椎骨等，主要分布在躯干、颅底和面部。

如图2-2所示，骨的基本结构包括骨膜、骨质和骨髓三个部分。骨膜是骨表面的一层坚韧的结缔组织膜，含有丰富的血管和神经等，对骨的营养和生长有重要作用。骨质分为骨密质和骨松质，其中骨密质致密而坚硬，耐压性强；骨松质呈蜂窝状，结构比较疏松，能承受一定的压力和张力。骨髓位于骨中央的骨髓腔内和骨松质的空隙内。在胎儿和婴幼儿时期，全是红骨髓，具有造血功能；7岁以后，红骨髓逐渐被脂肪组织所代替，颜色变黄，称为黄骨髓，失去了造血功能；但当大失血或严重贫血时，黄骨髓可暂时转变为红骨髓，重新恢复造血功能。

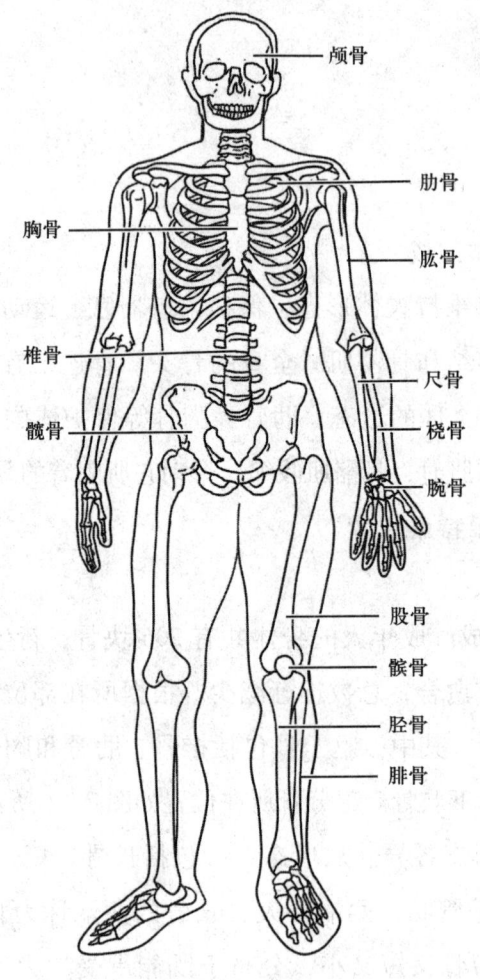

图2-1 人体的骨骼

骨主要是由有机质和无机质构成。有机质主要是骨胶原蛋白，使骨具有韧性和弹性。无机质主要是磷酸钙、碳酸钙、氯化钙等，使骨具有硬度和脆性。二者的结合使骨既有弹性又很坚硬。成人的骨组织中有机质约占1/3、无机质约占2/3，而婴幼儿的骨组织中有机质和无机质各占1/2，与成人相比有机质较多，弹性大、硬度小，长期体态不端正就容易发生变形。

婴幼儿的骨骼生长包括加长和增粗。婴幼儿的骨干与骨骺间有一层骺软骨，不断地增生新的骨组织，使骨加长。到了20～25岁，软骨逐渐骨化，人也就停止长高了。骨膜内层有成骨细胞，它们不断形成新的骨质，使骨的表面增厚，从而使骨长粗。骨内还有一种破骨细胞，能破坏和吸收骨髓腔周围的骨组织，使骨干中央的骨髓腔变大。骨的生长需要钙、磷等元素；同时，还需要维生素D，促进肠

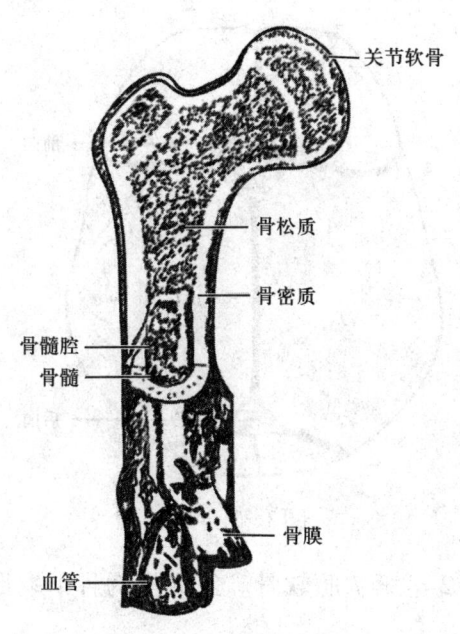

图2-2 骨的结构

道对钙的吸收。阳光照射皮肤可以产生维生素D，故婴幼儿在生长过程中需要光照及补充适量维生素D和钙等，以预防佝偻病。

婴幼儿一旦发生骨折，容易出现和植物青枝相似的折而不断的"青枝骨折"现象，即骨折部位仍有骨膜相连。这主要是因为婴幼儿的骨膜较厚，骨的再生能力较强，当骨受损伤时，因血液供应丰富、新陈代谢旺盛，愈合得较快。

2）颅骨。颅骨共23块，彼此之间借骨连结形成颅，保护与支持脑，还具有感觉器的作用。颅骨分为脑颅骨和面颅骨。脑颅骨有8块，包括不成对的额骨、枕骨、蝶骨和筛骨，成对的颞骨和顶骨；面颅骨共15块。

新生儿颅骨没有发育完全，颅顶各骨之间有间隙，由结缔组织膜封闭，称为颅囟，并分为前囟和后囟，如图2-3所示。前囟在矢状缝与冠状缝相交处，呈菱形；后囟在矢状缝与人字缝相交处，呈三角形。囟门大小和骨缝闭合的情况反映了颅骨的发育状况。前囟一般在出生后12~18个月时闭合，后囟一般在出生后6~8周闭合，最晚在出生后2~4个月闭合。

在颅骨侧面，额骨、顶骨、颞骨、蝶骨的会合处，骨质薄弱，内有血管经过，此处骨折易引起颅内出血。

3）胸骨。胸骨位于胸前正中，是扁骨，分为胸骨柄、胸骨体和剑突三部分。胸骨柄是胸骨上部较宽的部分，上宽下窄，接第1肋软骨。胸骨体是胸骨中部呈长

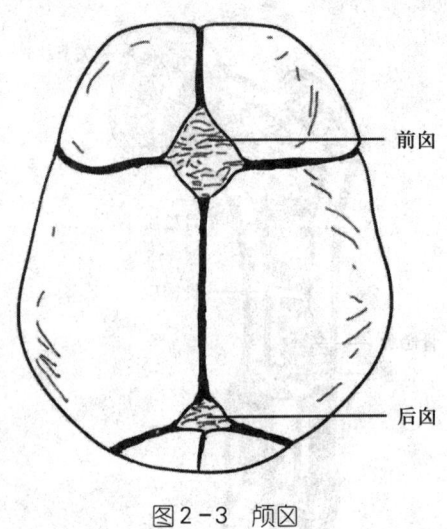

图 2-3 颅囟

方形的部分，外侧接第 2 至第 7 肋软骨。剑突指胸骨下端形状不定、窄而薄的骨片，呈游离状。

婴幼儿胸骨骨骺未完全闭合，三部分之间连接不牢固，易受呼吸道疾病、维生素 D 缺乏等影响而造成畸形。

4）脊柱。人体的脊柱由许多块椎骨连结而成。上承头颅，下接骨盆，肋骨连在它上面，脊髓从它内部的空腔中通过。脊柱有 4 个生理性弯曲，即颈曲、胸曲、腰曲、骶曲，其中颈曲、腰曲向前凸，胸曲、骶曲向后凸，如图 2-4 所示。它们维持身体平衡，减轻走路和跳跃时脑受到的冲击和震荡。

新生儿的脊柱由软骨组成，几乎是直的、没有弯曲。随着婴幼儿的动作发育，脊柱的弯曲逐渐形成：婴儿出生后 2~3 个月开始抬头，颈曲形成；6~7 个月时开始坐，胸曲形成；开始学走路后，腰曲形成。但是，这些生理弯曲还不固定，仰卧时会消失，直到个体发育成熟才能完全固定下来。

在脊柱未完全定型之前，不良姿势可能导致脊柱变形，进而影响脊柱的功能。

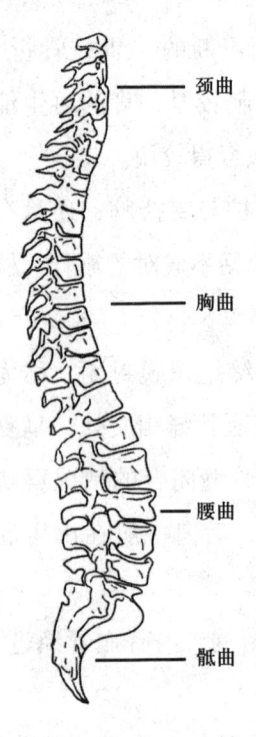

图 2-4 脊柱（右侧面观）

5）腕骨。新生儿的腕骨全部是软骨，之后按一定顺序出现骨化。正常婴儿出生4~6个月后，出现第一批骨化点；在2~3岁时有3个骨化点；在4~6岁时有6个骨化点；在5~8岁时有7个骨化点；在9~13岁时有8个骨化点；整个腕骨在10~13岁左右骨化完成；女孩一般比男孩早两年完成骨化。掌指骨18岁前骨化完成。

幼儿腕部骨的发育程度决定了其腕部力量有限，因此不宜让幼儿手拎重物，而且手的动作不宜时间过长，成人在组织幼儿活动的时候要充分考虑这一点。

6）骨盆。骨盆是人体中骨化最迟的部位，由脊柱下段的骶骨、尾骨和两侧的髋骨组成。骨盆保护着膀胱、生殖器官等重要脏器。

婴幼儿的髋骨不是一块严丝合缝的骨头，而是由髂骨、坐骨、耻骨这3块骨借助软骨连结而成，并不牢固，容易在外力作用下产生移位，影响骨盆的形态。直到20~25岁，人的髋骨才会完全愈合。因此，不正确的运动方式（如从高处跳到硬地上，或在硬地上进行大量的蹦跳动作等），都可能使组成髋骨的3块骨发生移位，影响成年后骨盆的大小和形状。

7）足骨。足骨借足底的韧带联结起来，形成突面向上的足弓。由于有足弓的存在，人体以足跟、第1和第5趾三点着地站立，而不是全部足底着地。这就增强了人体活动时的稳定性和弹性，有利于跳跃并减少震荡，并保护足底的血管和神经免受压迫。

婴幼儿足弓的骨化尚未完成，足踝部肌肉、肌腱和韧带发育不完善，如果过于肥胖，走路、直立时间过长或负重过度，都可导致足弓塌陷，形成扁平足。扁平足弹性差，长时间站立或行走时，足底神经和血管受压，人很容易疲劳或足底疼痛。要注意保护婴幼儿的足弓，促进其正常发育。

（2）骨连结。骨连结是指骨与骨之间的连接装置。骨连结有直接连结和间接连结两种。

骨的直接连结是指骨之间由纤维结缔组织、软骨或骨直接相连，其间没有间隙，活动范围小或完全不活动。例如，颅骨之间的骨缝、椎骨之间的椎间盘等。

骨的间接连结即关节，骨之间由结缔组织囊相连，是骨连结的主要形式。相对的骨面之间有间隙，内含滑液，具有较大的活动性，活动范围大。每个关节由关节面、关节囊、关节腔构成，如图2-5所示。

关节面是组成关节的相邻两骨的接触面，一凸一凹，相互适应。关节面上有一层薄而光滑的关节软骨，使关节面光滑而富有弹性，以减缓运动时的摩擦、冲

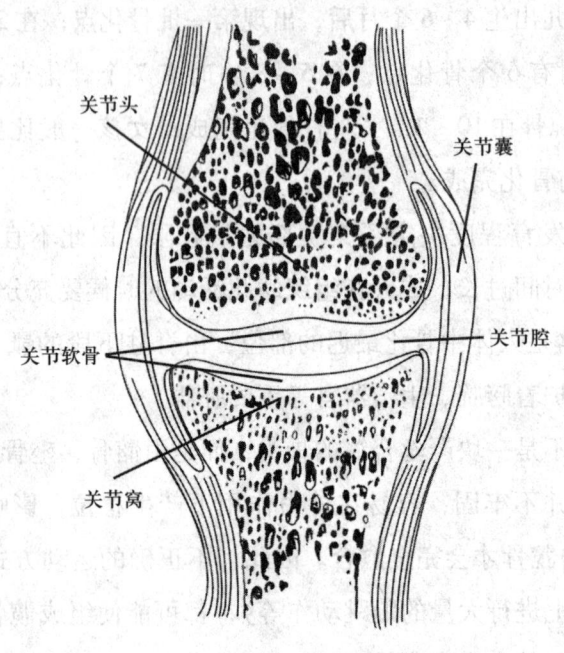

图2-5 关节

击和震动。关节囊是附着在关节面周围及其附近骨面上的结缔组织囊，它把两块骨联结起来。囊壁内层的结缔组织能分泌滑液，润滑关节，减少摩擦。关节腔是由关节囊围成的密闭空腔，含少量的滑液。关节腔内为负压，有助于关节的稳固。

婴幼儿的关节窝较浅，关节囊、韧带薄而松弛，关节周围肌肉的力量差，所以关节的伸展性和活动范围均大于成人，但是牢固性较差。当受到强大外力作用（如用力过猛或跌倒）时，易脱臼。脱臼后的关节囊松弛，如治疗不当，容易造成重复脱臼（习惯性脱臼），婴幼儿的桡骨小头最容易造成习惯性脱臼。脱臼时常伴有关节囊撕裂和韧带的损伤，脱臼部位出现肿胀、疼痛，并失去运动功能。成人应注意不要猛力牵拉或提拎婴幼儿手臂，不和他们做类似动作的游戏。

（3）骨骼肌。人体中共有600多块骨骼肌，在成人中约占体重的40%。肌肉中75%是水分，25%是固体成分。新生儿肌肉仅占体重的1/5，随年龄的增长，肌肉比例升高，5岁时达到约1/3。

1）肌肉的形态。肌肉由于功能和位置不同，形态也多种多样，总的说来可以分为长肌、短肌、阔肌和轮匝肌四种。长肌多分布于四肢，收缩时能引起大幅度运动；短肌多位于躯干深部，收缩时运动幅度较小；阔肌长在胸、腹壁及背部浅层，收缩时引起躯干的运动，有保护和支持内脏的作用；轮匝肌多分布于孔裂周围，收缩时关闭孔裂。

2）肌肉的结构。每块肌肉由肌腹和肌腱两部分组成。肌腹位于中间，由肌纤维构成，色红、柔软而富有弹性，有收缩性；肌腱在肌腹的两端，由致密结缔组织构成，色白而坚韧，没有收缩性。

根据所在部位的不同，骨骼肌可分为躯干肌、头颈肌和四肢肌（包括上肢肌和下肢肌），主要组成情况见表2-1。

表2-1 肌肉组成情况

部位	组成部分	说明
躯干肌	背肌、胸肌、膈肌、腹肌和会阴肌	膈肌参与腹式呼吸
头颈肌	头肌和颈肌	胸锁乳突肌纤维化引起挛缩与变短，进而引起婴儿斜颈
四肢肌	上肢肌：分布于手臂部位，包括上肢带肌、上臂肌、前臂肌、手肌	主要功能是支持手臂的动作
	下肢肌：髋肌、大腿肌、小腿肌、足肌	主要功能是维持人体直立姿势、支持体重和行走等

3）肌肉的发育。肌肉发育的顺序是不平衡的。支配上、下肢活动的大肌肉群（如肱二头肌、肱三头肌、胸大肌、背阔肌、斜方肌等）先发育，因此，婴幼儿躯干及上下肢活动能力发展较快；小肌肉群（如手指及手腕部的肌肉）则后发育，精细动作能力的发展较慢、较晚。例如，三四岁的幼儿路已走得很稳，但拿筷子或握笔画一条直线则很费劲，而且直线也不容易画直；5岁以后，儿童大小肌肉发育迅速，肌肉结实，能完成比较灵巧、细致的动作。

4）肌肉的活动。肌肉的活动是由神经调节的。由于婴幼儿神经系统发育不够完善，对肌肉的调节有所限制，肌肉的协调性、灵活性较差。

持久活动会引起肌肉工作能力逐渐下降甚至停顿，即出现疲劳。婴幼儿肌纤维较细，间质相对较多，肌腱宽而短，肌肉中所含水分较多，蛋白质、脂肪及无机盐相对较少，因而肌肉的收缩力、力量和能量储备都较差，易出现疲劳和损伤。但是，婴幼儿代谢旺盛，氧气供应充足，疲劳的消除也很快。适宜的收缩节律和负荷，可以延缓疲劳的发生；合理休息可以消除疲劳；经常进行劳动和体育锻炼可以增强肌肉抗疲劳的能力。

二、呼吸系统

1. 呼吸系统的基本组成

人体的新陈代谢会不断消耗氧气、产生二氧化碳。机体从外界吸入氧气、呼出二氧化碳的过程就是呼吸,主要由呼吸系统负责完成。

呼吸系统是由呼吸道和肺组成,如图2-6所示。呼吸道是气体的通道,由鼻、咽、喉、气管、支气管组成。临床上一般将鼻、咽、喉称为上呼吸道,把气管、支气管称为下呼吸道。肺是主要的呼吸器官,为气体交换提供场所。

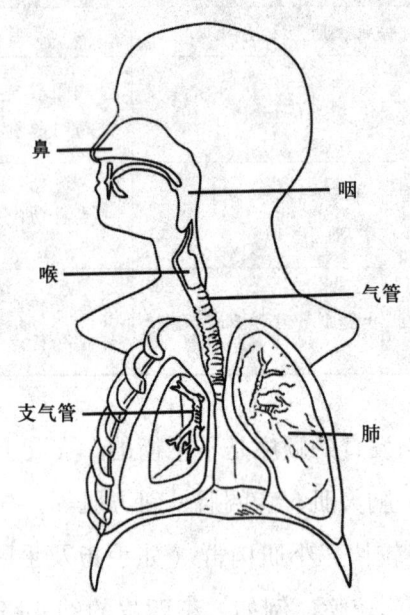

图2-6 呼吸系统的组成

2. 呼吸系统的主要特点

(1)鼻。鼻是呼吸道的起始部分,包括外鼻、鼻腔和鼻旁窦。外鼻位于面部中央、双眼间下方,就是我们通常所说的鼻子,可分为鼻根、鼻背、鼻尖、鼻翼等部分。鼻内部为鼻腔,被鼻中隔分为左右两腔,内有鼻毛和鼻黏膜等。鼻腔与鼻旁窦(又称鼻窦)相通,所谓鼻旁窦就是鼻周围颅骨内的空腔,其中含有空气。

鼻是呼吸系统的第一道"防御工事",能过滤、净化、加温和湿润吸入的空气,减少对呼吸道和肺的刺激。鼻腔内有粗硬的鼻毛,能阻挡较大的尘粒,初步过滤空气。鼻腔中的鼻黏膜部位有丰富的血管和黏液腺,能分泌黏液以粘住空气中的灰尘、细菌,还能湿润、温暖空气——干燥的凉空气经其处理,能达70%左右的湿度和20 ℃左右的温度。此外，鼻旁窦也具有温暖和湿润空气的作用。

鼻也是嗅觉器官。当气味分子随空气飘散到鼻腔中，会刺激位于鼻黏膜中的嗅细胞，引发其产生神经信息，传导到大脑皮层产生嗅觉。在刺激强度持续不变的情况下，感受器对该刺激的感受性会下降，即感受器的适应。嗅觉的适应一般都很快。

婴幼儿的鼻腔相对较短，也比较狭窄，无鼻毛，鼻腔内部的血管比较丰富，鼻黏膜柔嫩，阻挡脏东西的能力比较差，容易感染。感染会引起鼻黏膜充血肿胀、鼻腔阻塞，导致呼吸困难，使婴幼儿不得不张口呼吸。同时，鼻腔一旦感染，甚至还可能波及鼻旁窦、耳、喉、眼等其他部位，引起鼻窦炎、扁桃体炎、喉炎、中耳炎、泪囊炎等炎症。

（2）咽。咽是呼吸系统和消化系统的共有通道，分为鼻咽、口咽和喉咽三部分，鼻咽部通鼻腔，口咽部通口腔，喉咽部通喉腔和食管。鼻咽部的侧壁上有咽鼓管的开口；鼻咽部的后上壁黏膜内左右各有一团淋巴组织，称咽扁桃体。口咽中还有腭扁桃体，也是淋巴组织。

（3）喉。喉位于颈前部正中，上通咽腔、下通气管，是一个不规则的管形腔。喉的支架由软骨构成。其中，环状软骨是唯一完整的软骨环，对保持呼吸畅通有重要作用；喉腔前上部有一块叶状的会厌软骨，在吞咽时，喉上升，会厌软骨会遮住喉的入口，防止食物进入气管；最大的是甲状软骨，其向前突出的部分叫喉结。男孩在3岁以后甲状软骨骨板的角度变锐，一般在10岁喉形成明显的喉结。

婴幼儿的喉腔狭窄，黏膜柔嫩，分布有大量的血管和淋巴组织，发炎肿胀时易引起喉阻塞，出现呼吸困难，甚至需要端肩、张嘴以帮助喘气。

喉既是呼吸器官，又是发音器官。一方面，空气经喉部进入气管再进入肺部；另一方面，声带位于喉部，气流经过时使声带振动，产生声音。婴幼儿的声带短而薄，声调较成人高而尖。由于还不够坚韧，声门肌娇嫩，易于疲劳及充血、肿胀变厚，需要注意保护嗓子，避免出现声音嘶哑。

（4）气管及支气管。气管是连接喉和肺的管道，位于食道前方，由半环状的气管软骨和连于其间的韧带组成。气管分岔为左、右主支气管。左主支气管细而长、走向较水平，右主支气管短粗、走向较陡直，故有异物时更易误入右主支气管。

气管黏膜及其上纤毛共同构成呼吸系统的第二道"防御工事"。气管与支气管分泌黏液，其中的免疫球蛋白具有抑菌、抗病毒的作用。黏膜上皮细胞的纤毛能够快速运动，将尘粒与细菌等随黏液一起运送到咽部，经咳嗽吐出体外，这就是人们咳出的"痰"。

婴幼儿气管与支气管管腔相对窄小，软骨柔软，肌肉发育不完善，缺乏弹性组织，纤毛摆动能力差，分泌黏液少。因此，清扫呼吸道的能力差，不能很好地排出微生物及黏液，易引起感染，导致呼吸道狭窄，出现呼吸困难，发病后的症状也相对较重。

（5）肺。肺是呼吸系统中最重要的器官，位于胸腔内，左右各一。肺近似圆锥状，结构上具有"一尖"（肺尖）、"一底"（肺底，又称膈面）、"两面"（贴近肋的肋面，贴近纵膈和脊柱的纵膈面）、"三缘"（前缘、后缘和下缘）。右肺下近肝脏，宽而短；左肺贴心脏，窄而长。肺由肺叶组成，而每个肺叶由许多肺小叶组成，肺小叶则由细支气管与无数的肺泡组成。肺泡表面布满了毛细血管，在此进行气体的交换。

3. 呼吸系统的机能

（1）呼吸运动。呼吸包括吸气和呼气，是指胸腔有节律地扩大和缩小。人的呼吸运动由胸、腹部多块肌肉的收缩和舒张而引起，包括肋肌运动和膈肌运动。以肋肌运动为主的是胸式呼吸，以膈肌活动为主的是腹式呼吸，婴儿的呼吸主要是腹式呼吸。

肺活量可以反映人呼吸机能的强弱，是体格检查中的常用指标。肺活量是一个人尽力吸气后再尽力呼出的气体量，是个体一次呼吸中的最大通气能力。肺活量的大小随年龄、性别及健康状况而异。

气体在人体内的交换，是从分压较高处向分压低的方向扩散。肺泡中的氧分压高于毛细血管中的氧分压，这样氧气就会从肺泡进入毛细血管中的血液，二氧化碳则会从血液进入肺泡。相反，组织细胞中的氧分压低于血液中的氧分压，氧气就会从血液进入组织细胞，而二氧化碳则从组织进入血液。

（2）婴幼儿呼吸的特点。婴幼儿的呼吸总体具有浅而快的特点。

婴幼儿的体格特点限制了肺的扩张。成人胸廓呈扁圆形，而婴幼儿的胸廓呈桶状，膈肌的位置较高，胸腔容积相对较小。同时，婴幼儿的呼吸肌发育较差，呼吸时胸廓运动差。

婴幼儿的气体交换能力也相对较弱，肺容量较小，虽然会随着年龄增长而逐渐加大，但一次呼吸的呼吸量较成人少。新生儿肺泡数约2 500万个，而成人一般为2亿~6亿个。肺泡的发育可在2岁以前完成，之后主要是肺泡面积的增加。此外，婴幼儿肺的弹性组织发育较差，特别是肺泡周围和肺毛细血管缺乏弹性组织。总体来看，婴幼儿较成人而言，气体交换单位少，且肺泡小，年龄越小呼吸频率越高。

但是，婴幼儿新陈代谢旺盛，耗氧量与成人相近。为了满足机体需要，只能增加呼吸的次数，因此婴幼儿的呼吸浅而快，年龄越小呼吸越快。例如，新生儿每分钟呼吸40~44次，1岁以下的婴儿每分钟呼吸约30次，1~3岁的幼儿每分钟呼吸约24次，幼儿园阶段的幼儿每分钟呼吸约22次。另外，由于婴幼儿支配呼吸运动的中枢神经发育不完善，迷走神经兴奋性占优势，因而容易出现深、浅呼吸交替，或呼吸节律不齐、间隙、暂停等现象。

如果发现2个月以下婴儿安静状态呼吸频率超过每分钟60次，2~12个月的婴儿呼吸频率超过每分钟50次，1~5岁幼儿呼吸频率超过每分钟40次，就需要提高警惕，及时就医。此外，若出现锁骨上窝、胸骨上窝和肋间隙在吸气时有明显凹陷的"三凹征"，并伴有鼻翼翕动、口唇发绀等，则提示其存在呼吸困难，属于危急情况，严重时甚至会出现呼吸衰竭乃至窒息，要紧急处置。

三、循环系统

1. 循环系统的基本组成

循环指各种体液不断流动和相互交换的过程，包括血液循环和淋巴循环。

血液循环是血液在密闭的心血管系统中的流动，该系统由心脏和血管组成。血液循环的功能是为机体输送氧气和营养、排出二氧化碳和废物，以保证机体新陈代谢的正常进行。

淋巴循环是淋巴液在淋巴系统中的运行。它能维持机体内的环境稳定，参与免疫应答和防御功能，辅助静脉引流组织液，是血液循环的补充。淋巴系统由淋巴管道、淋巴器官和淋巴组织组成，淋巴器官包括淋巴结、胸腺、扁桃体和脾等。

2. 血液循环的主要特点

在血液循环中，心脏提供动力，血管是管道，瓣膜发挥着对方向和流量的调控作用。人体的血液由心脏搏出，经动脉、毛细血管、静脉，最后返回心脏，如此循环往复、持续不停。在循环全身的过程中，血液携带氧气和营养物，将其运送给组织细胞,并把二氧化碳和代谢废物运送到肺及排泄器官。肺呼出二氧化碳,肾、皮肤等将代谢废物排出体外。

(1)心脏。心脏位于胸腔纵膈内、两肺之间,是中空的肌性器官,约2/3位于身体正中线的左侧,1/3位于右侧,形似倒置的、前后略扁的圆锥体,大小与本人拳头相似。

1)心脏的内部结构。心脏内有四个腔,如图2-7所示,上面两腔叫左心房和右心房,下面两腔叫左心室和右心室。左右心房被心中隔完全隔开,左右心室也是如此。不过,心房和同一侧的心室则是相通的。心脏的内部结构特点及其节律性的收缩和舒张,确保了心内血液的定向流动。

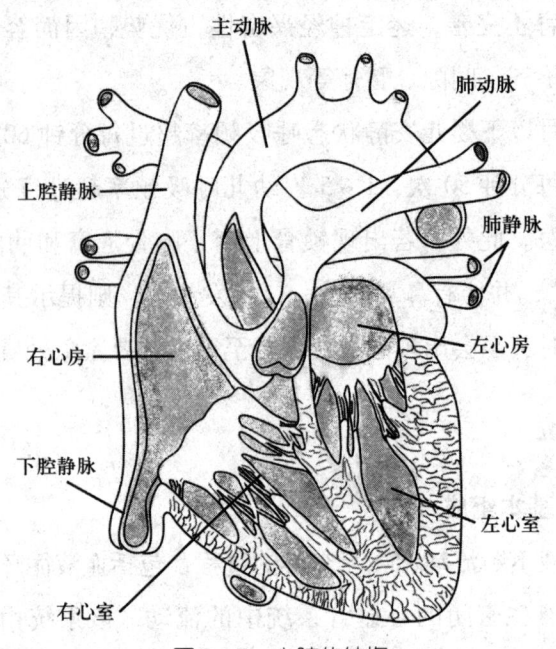

图2-7 心脏的结构

右心房有三个入口,即上腔静脉口、下腔静脉口和冠状窦口。血液从这些入口进入右心房,并从右房室孔流入右心室。

右心室的入口即为右房室孔,附有三尖瓣。当心房收缩时,瓣膜开启,血液由心房流向心室;当心室收缩时,瓣膜关闭,防止血液逆流回到心房。右心室的出口为肺动脉口,附有肺动脉瓣,只向动脉开启,可防止血液由肺动脉逆流回到右心室。

左心房有四个入口,即左右、上下四个肺静脉口,肺静脉血液从这些入口进入左心房,并从左房室孔流入左心室。

左心室的入口即为左房室孔，附有二尖瓣，功能和右房室孔的三尖瓣类似，可防止血液逆流回到心房。左心室的出口为主动脉口，附有主动脉瓣，只向动脉开启，可防止血液由主动脉逆流回到左心室。

婴幼儿的心脏发育不如成人，机能也较弱。胎儿时期右心房有卵圆孔，出生后半年左右会闭合，如果出生后1年仍未闭合，则成为一种先天性心脏病，即卵圆孔闭锁不全。心脏重量在出生时为20~25 g，并随年龄增加而增加，但增长速度不均等，青春期后增长到出生时的12~14倍，达到成人水平。心脏的容积在出生时仅为20~22 mL，2岁半之后的增长会相对比较缓慢，至青春期时又会迅速增长，至青春期后增长了约12倍。

2）心率。心率是指安静状态下每分钟心跳的次数。婴幼儿的心率较快，并随着年龄增长而逐渐变慢。婴幼儿的新陈代谢旺盛，但心肌力量较弱，心脏容积较小，为满足机体的需要，只有增加心跳的次数，才能补偿不足。婴幼儿时期，心脏交感神经支配占优势，自主神经系统不成熟，对心脏的抑制作用较弱。

一般而言，年龄越小，心率越快，如新生儿的心率达到每分钟120~140次，婴儿的心率可达每分钟110~130次，3岁以下幼儿的心率可达每分钟100~120次，4~7岁幼儿的心率可达每分钟80~100次。

（2）血管。血管是血液流过的一系列封闭式管道，分为动脉、静脉和毛细血管，几乎遍及全身。动脉起自心脏，不断分支，最后形成毛细血管，毛细血管再会合形成静脉，最后返回至心脏。动脉、静脉是输送血液的管道，毛细血管是进行物质交换的场所。血液在血管中周而复始、循环往复流动，运输营养物质。

血液由心脏射出后进入动脉，流往全身各器官。动脉的管壁较厚。口径较细的中、小动脉在神经和体液的调节下，能改变口径的大小，发挥调节血压的作用。静脉负责把全身各器官的血液导回心脏，其管壁较薄，管腔相对较大。毛细血管分布于身体各组织细胞之间，连通最小的动脉和静脉。毛细血管壁仅由一层细胞组成，通透性极大，血流速度慢，有利于血液与血管外的组织液进行物质和气体交换。

儿童动脉、静脉的内径相差较小，而成人静脉的内径则比动脉大约1倍，因此可以说儿童动脉相对而言比成人粗。婴幼儿血管壁相对较薄且柔软，弹性纤维较少，至12岁时达到成人水平。婴幼儿毛细血管内径也比成人的更大，毛细血管丰富，血流量大，供给机体各部分的氧气和养料充足，有利于新陈代谢。

（3）血液。血液存在于心脏和血管里，包括血浆和血细胞。血浆是血细胞生存的环境，其主要功能是运载血细胞，运输养料和废物。血细胞分为红细胞、白细胞和血小板三种。

1）红细胞。红细胞的主要成分是血红蛋白，呈红色。红细胞数量因个体的年龄和生活条件的不同而不同。例如，新生儿红细胞数量较成人多，在个体剧烈运动时比安静时多，高原居民的红细胞数量相对较多。血红蛋白是由球蛋白和含铁的血红素结合而成，有运输氧气的功能。但是，血红蛋白更容易跟一氧化碳结合，如果空气中一氧化碳浓度过高，随呼吸进入肺部，红细胞会立即脱离氧气与其结合，而无法运输氧气，进而造成组织缺氧乃至机体死亡。因此，在室内煤气泄漏后，人就容易煤气中毒。

2）白细胞。白细胞中的中性粒细胞和单核细胞如同人体卫士，能在人体内游走，吞噬侵入人体的微生物和人体本身的坏死细胞，在抵御病毒、细菌等微生物及毒素和肿瘤细胞等病原体的过程中发挥着重要的作用。白细胞的数量随生理状态的改变而发生较大波动。例如，从婴儿时期到3岁，白细胞数量容易因哭闹、进食、肌肉紧张、疼痛等情况而发生波动。

婴儿出生时，白细胞数为1.5万~2万个，后逐渐下降为4~5岁的0.8万个，8岁左右接近成人水平。在发育过程中，与淋巴细胞的比例发生变化。出生时，中性粒细胞占65%、淋巴细胞占30%，4~6天后两者几乎相等，以后整个婴儿期均是淋巴细胞占优势；4~6岁时两者又相等。6岁以后，中性粒细胞增多，逐渐达到成人水平。由于小儿白细胞中中性粒细胞数量比成人少，吞噬细菌的能力比成人差，因此小儿的抗病能力差，易感染疾病。

3）血小板。血小板有加速凝血和促进止血的作用。血液中血小板的数量随人体状况而变动。例如，饭后、运动剧烈、组织损伤或大量出血后，血小板的数量均有增加。若机体血小板减少，则出血时间延长，皮肤上会出现淤点、紫斑。

婴幼儿血液中血小板数目与成人相近，但血浆中的水分较多，凝血物质（纤维蛋白、钙等）较少，因此一旦出血，凝血较慢。

4）血容量。血容量指存在于循环系统中的全部血量。儿童的血容量，相对身体整体的比例而言比成人大。

婴幼儿血容量增加较快。新生儿的血容量约300 mL，1岁时加倍，10岁时为新生儿的6~7倍。血容量的快速增加，需要从饮食中摄取更多的造血原料如铁和蛋白质，以及与红细胞发育成熟密切相关的维生素 B_{12} 和叶酸等。

（4）体循环与肺循环。人体血液循环包括体循环和肺循环两部分，两者同时进行、相互连通。

1）体循环，又称大循环。血液由因左心室收缩而射出后，经主动脉及其各级分支，到达全身各处的毛细血管，进行气体和物质交换；再经各级静脉，到上、下腔静脉和冠状窦，流回右心房。血液从左心室射出时，内含大量的氧，呈鲜红色；进行物质交换后，变成了暗红色的静脉血。体循环中血液流经全身，范围广、路程长。

2）肺循环，又称小循环。血液因右心室收缩而进入肺动脉，经肺动脉各级分支到达毛细血管网，进行气体交换后，经肺静脉流入左心房。需要注意的是，肺动脉中流的血是静脉血；血液经肺泡内的气体交换后，含氧量增加，静脉血又变成了动脉血，因而肺静脉中流的是动脉血。肺循环中，血液仅经过肺脏，流经的路程短。

（5）血压。血压是血液在血管中流动时作用于单位面积血管壁的侧压力，体现了血液流动的动力。血压是最基本的生命体征之一，在不同血管内，血压分为动脉血压、静脉血压和毛细血管血压。一般所说的血压指的是动脉血压，分为收缩压和舒张压。收缩压是心脏收缩时动脉血压所达到的最高值，舒张压是心脏舒张时动脉血压所达到的最低值。

一般来说，年龄越小血压越低。血压高低取决于心排出量和外周血管的阻力。婴幼儿的心肌力量较弱，心脏收缩时射出的血量少；同时，血管口径较粗，管壁薄且柔软，血液在血管中流动的阻力较小。

3. 淋巴循环的主要特点

淋巴循环始自血液流经毛细血管动脉端时，部分成分经毛细血管壁进入组织间隙，形成组织液。组织液与细胞进行物质交换后，大部分被毛细血管静脉端吸收进入静脉，小部分进入毛细淋巴管，形成淋巴液。淋巴液经毛细淋巴管、较大的淋巴管和淋巴结等，最后汇入静脉。淋巴循环在将过剩的组织液及组织液中的蛋白质回流静脉的同时，其中的淋巴结、脾等还能清除体内异物、生成淋巴细胞。

（1）淋巴结。淋巴结为圆形或椭圆形小体，大小不一，存在于淋巴管经过的地方，遍布全身。正常浅表淋巴结很小，不易触及，直径多为 2~5 mm，表面光滑、柔软、无压痛。在人体表面容易摸到的淋巴结有耳后、枕、颌下、颈部、腋窝、腹股沟淋巴结等。

淋巴结是身体的免疫防御器官，是与外来抗原相遇发生免疫应答的场所。当机体受到致病因子侵袭后，会将信号传递给淋巴结，使淋巴细胞产生淋巴因子和抗体，以杀伤致病因子。两者"斗争"的结果是淋巴结内的淋巴细胞和组织细胞发生反应性增生，使淋巴结肿大，有的时候会疼痛。在浅表淋巴结区域触及直径大于 10 mm 的淋巴结，即为淋巴结肿大；若伴有红、肿、热痛等症状，可考虑为淋巴结炎。若淋巴结进行性增大，应及时就医。

（2）扁桃体。扁桃体位于消化道和呼吸道的交会处，是经常接触抗原引起局部免疫应答的部位。根据分布部位，可分为腭扁桃体、咽扁桃体和舌扁桃体。

1）腭扁桃体。一般说的扁桃体是指肉眼可见的腭扁桃体，是一对呈扁卵圆形的淋巴器官，位于口腔上壁的后部两侧，在 1 岁末逐渐增大；4~10 岁时发育达到最高峰，这也是咽峡炎高发的时期。扁桃体可以产生淋巴细胞和抗体，具有免疫防御功能，能有效预防止上、下呼吸道疾病。

2）咽扁桃体。又称腺样体，位于鼻咽部，不借助工具不可见。腺样体出生时即存在，随年龄增长而逐渐变大，6~7 岁时达到最大，之后开始萎缩，约至 10 岁以后完全退化。要注意腺样体肥大时，常并发鼻炎、鼻窦炎，出现鼻塞、流涕、张口呼吸、睡眠打鼾等症状。长期张口呼吸，可影响婴幼儿面骨发育，出现上颌骨狭长、腭弓高拱变窄、牙齿外突、唇厚、鼻唇沟变窄等情况，还可能有精神萎靡、表情呆滞，呈现"腺样体面容"。腺样体肥大还可能使咽鼓管咽口受阻，并发中耳炎，引起听力减退。

3）舌扁桃体。位于舌根部，呈颗粒状，大小因人而异，含有丰富的黏液腺。

婴幼儿的淋巴系统发育迅速，淋巴结的防御和保护机能较敏感。经常检查婴幼儿淋巴结和扁桃体的情况，有助于及早发现异常、及时治疗。婴儿出生时扁桃体较小，1~3 岁时迅速增大，6 岁以下婴幼儿的扁桃体肥大多为生理性的。由于婴幼儿时期上呼吸道淋巴组织的保护作用显著高于成人，同时扁桃体还参与免疫系统，所以不宜随意切除，以免影响免疫功能的发挥。

（3）脾。脾是人体中最大的淋巴器官，位于腹腔的左上部，前方被肋骨遮盖，呈椭圆形、暗红色、质软而脆，受暴击后易破裂。在正常情况下，一般不易触及脾脏；如果可触及，则提示脾脏肿大。

脾主要具有造血、储血、滤血、参与免疫反应等功能。在人类胚胎期，脾为造血器官之一；出生后，脾只产生白细胞（淋巴细胞和单核细胞）。如果大量失血或因某种疾病身体迫切需要血液时，脾可恢复胎儿时期的造血功能，制造各种血细胞。

四、消化系统

1. 消化系统的基本组成

人体要维持生命活动,必须从外界不断摄取营养物质,以提供给组织细胞进行生命活动。消化系统的功能就是消化食物、吸收营养和排出废物,以保证人体新陈代谢正常进行。其中,消化是指食物通过消化管道的运动和消化液的作用,被分解为可吸收成分的过程;吸收是指经过消化的食物成分通过消化道壁进入血液循环的过程。

消化系统由消化道(消化管)和消化腺组成,如图2-8所示。消化道包括口腔、咽、食管、胃、小肠、大肠、肛门等。消化道消化食物包括物理消化和化学消化。物理消化指食物经牙齿咀嚼和胃肠蠕动后被磨碎、搅拌,并与消化液混合;化学消化指通过消化液中的消化酶作用,将食物分解成为可吸收物质。消化腺是分泌消化液的腺体,主要包括唾液腺、胃腺、肝脏、胰腺和肠腺等。消化腺有导管与消化道相通,使消化液流入消化道。

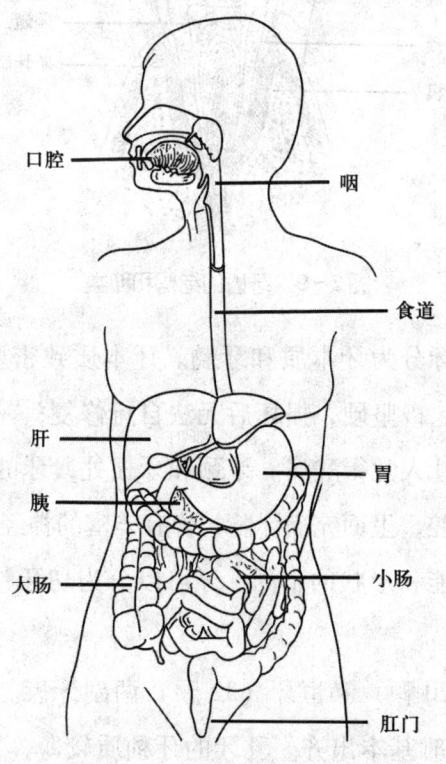

图2-8 消化系统的基本组成

2. 消化系统的主要特点

（1）口腔。口腔是消化道的开始部分，包括唇、舌、牙齿、腭和唾液腺等。口腔内的消化以物理消化为主。咀嚼可以对食物进行机械加工。同时，咀嚼食物产生的刺激，还能引起消化道下段的胃肠蠕动，以及胃腺、胰腺和肝脏等消化腺分泌消化液，为食物的进一步消化作准备。所以，吃东西时一般应细嚼慢咽。

1）牙齿。牙齿是人体中最坚硬的器官，其主要功能是切断及磨碎食物、辅助发音。

牙齿可分为牙冠、牙颈和牙根三部分，如图2-9所示。牙齿中直接可见的部分是牙冠，露在牙龈外面；埋在牙槽骨内的部分是牙根；牙冠与牙根交界处的稍细部分称为牙颈。

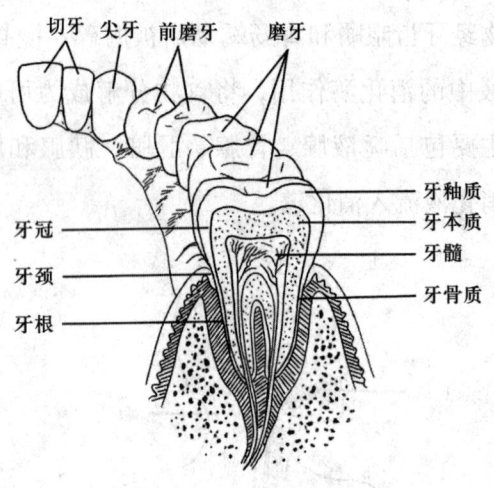

图2-9 牙齿的结构和种类

从构成成分来看，牙分为牙本质和牙髓。牙本质致密坚硬。在牙冠处，牙本质外覆乳白色的牙釉质，极坚硬，损坏后无法自行修复；一旦牙釉质破损，遇冷、热、酸、甜等刺激，会让人觉得酸痛。牙颈和牙根处，牙的表面包有一层牙骨质。牙齿中心的空腔为牙髓腔，里面充满牙髓，含有丰富的神经、血管和淋巴管。

根据牙齿位置、功能和形状的不同，牙可以分为切牙（门牙）、尖牙（犬牙）和磨牙（臼齿）三类。

人的一生有乳牙（20颗）和恒牙（32颗）两副牙齿。乳牙一般在6～7个月龄时开始萌出，2～3岁时基本出齐。乳牙的牙釉质较薄，牙本质松脆，牙髓腔较大，易受伤害，出现龋齿。残留齿缝间的食物残渣会产生细菌，容易腐蚀牙齿。

乳牙受到忽冷忽热的刺激或者咬硬东西时，也可能出现牙釉质产生裂缝或脱落的情况。乳牙的牙髓腔较大，外层组织较薄，一旦龋坏就很容易脱落，牙神经裸露在外引发疼痛。如果幼儿不能充分地咀嚼食物，就会加重胃的负担，容易造成消化不良；同时，出现龋齿时，牙周围组织也容易受到感染，病菌会从患处侵入机体，进而引起胃炎、风湿病、心脏内膜炎等疾病；龋齿还会影响正常的换牙，阻碍恒牙的萌出，或者使其错位，造成牙列畸形。

人的第一颗恒牙（第一恒磨牙）约在6~7岁时开始萌出，此时开始进入换牙期，一般在12~14岁时出齐恒牙。第一恒磨牙长在乳磨牙的里面，不与乳牙交换，又称六龄齿；在其萌出后，乳牙先后松动、继而脱落，逐渐换上恒牙。

2）舌。舌位于口腔底，是一个可随意运动的肌性器官，有协助咀嚼和搅拌食物、吞咽、辅助发音和感受味觉的功能。舌面布满味蕾，它是味觉感受器，在感受到食物分子的刺激时，会向大脑发送神经信息，这样人就能辨别出味道。

3）唾液腺。人体有腮腺、下颌下腺和舌下腺三对大唾液腺，以及唇腺、颊腺等小唾液腺。唾液腺的主要作用是分泌唾液，其经导管进入口腔。唾液是无色透明液体，具有湿润口腔黏膜、清洁口腔、消化淀粉以及抑菌杀菌等作用。例如，唾液中含有溶菌酶，具有杀灭细菌的作用。唾液中还有淀粉酶，可以把食物中的淀粉分解成麦芽糖，因此人在细嚼淀粉类食物时会觉得有甜味。食物分子只有溶于唾液中才能被味蕾感受。此外，唾液还能湿润食物，使人不觉得口干舌燥，便于吞咽。

新生儿的唾液腺分化不全，唾液的分泌量较少，容易口腔干燥。在大约3~4月龄时，婴儿的唾液腺逐渐发育，分泌的唾液量会明显增加。但是，此时婴儿的口腔深度不够，处于牙齿萌出状态，无法及时咽下所有唾液，导致唾液经常流出口外，这种情况被称为生理性流涎。不过随着年龄增长，婴幼儿学会调节口内唾液量，牙齿也会萌出，口腔深度逐渐增加，流涎现象会逐渐消失。

(2) 食道。食道是一条前后扁平的肌性管道，连接咽喉至胃部，是消化道中最窄的部分。食道有三个窄部，分别为食道起端、食道与左支气管交叉处、食道穿过膈肌处。

新生儿时期食道长度为90~115 mm，至成年时期约为出生时的2倍。婴幼儿食道短而窄、黏膜娇嫩、管壁薄、弹性差，易受损伤。

(3) 胃。胃是消化道最膨大的部分，上端连食道，下端通十二指肠。胃分为四部分，其入口叫贲门，其出口叫幽门，中间部位分为胃体和胃底。食物由贲门从食道入胃进行初步的消化，形成食糜后再逐步由幽门推送进入十二指肠。同时，胃还能吸收少量的酒精和水分。

胃壁主要由平滑肌构成，有很强的伸展性。当有食物胀满时，胃伸长可达原来长度的两三倍。胃壁的黏膜中有胃腺，胃腺可分泌胃液，成人一昼夜可分泌胃液 1.5~2.5 L。胃液中含有胃蛋白酶，可以将蛋白质初步分解为小分子物质，以便小肠的进一步吸收和利用，这是蛋白质消化的第一步。胃液中的盐酸，能为胃蛋白酶创造合适的酸性环境，还能杀灭胃内的细菌，并在进入小肠后刺激肠液、胆汁等分泌，促进铁等矿物质的吸收。黏液还能在胃黏膜表面形成了一层保护层，保护胃黏膜免受酸的侵蚀。

胃的主要运动形式是蠕动，使胃液和食物得到充分混合而形成食糜，便于消化。如果食物在口腔的咀嚼不够，胃就要更多时间来让胃液渗透到食物中，使之变得足够小、足够软，才能进入十二指肠。食物在胃里完全排空一般需要 4~6 h。胃排空之后不久，会出现强烈的空胃运动，产生饥饿感。

新生儿的胃呈水平位，即贲门、幽门几乎水平。同时，贲门括约肌发育较差、关闭作用不强，而幽门括约肌发育良好。因此，"易进不易出"，新生儿过多吞咽空气后，就容易出现溢奶。

婴幼儿胃的容量较小，并随年龄增长而逐渐增大。出生 3~6 天的新生儿胃容量为 30~50 mL，成年时胃容量约为 1 200~1 600 mL。胃壁组织处于发育中，胃壁黏膜薄、嫩，胃壁肌肉组织、弹性组织及神经的发育都未完善，胃的伸展、蠕动能力差，分泌的消化液量小、消化酶少、酸度低。总体来看，胃的消化能力较弱。

(4) 肠道

1) 小肠。小肠是消化吸收的最主要部位，是消化道最长的一段，千回百转地盘曲于腹腔中，上接幽门，下通盲肠（大肠的一部分）。小肠包括十二指肠、空肠和回肠三部分。十二指肠内有胆总管和胰管的开口。空肠的口径大于回肠，而回肠的长度则长于空肠（约为后者的 1.5 倍）。小肠壁上有许多环状的皱襞，是由小肠壁黏膜和黏膜下层向肠腔突起而形成的，皱襞表面还有更多细小突起，叫做绒毛。这样的结构，大大增加了小肠的吸收面积。

小肠中汇集了胆汁、胰液、肠液等多种消化液。其中，胆汁由肝脏分泌，胰液由胰腺分泌，肠液分泌自肠腺。肠液中有肠脂肪酶、肠淀粉酶、肠肽酶等多种消化酶。各种消化液在小肠中对食糜进行消化，使之成为可吸收的细小分子。

这些细小分子被小肠绒毛一一吸收。水、葡萄糖、氨基酸、水溶性维生素和某些脂肪酸，经小肠绒毛的毛细血管进入血液循环。脂肪和脂肪类物质经小肠绒毛的毛细淋巴管，进入淋巴循环，然后再进入血液循环。

2）大肠。大肠是消化管道的末段，上接回肠，下通肛门，由盲肠、结肠和直肠等组成。盲肠上有一段细小盲管，叫阑尾，食物残渣、寄生虫卵或细菌侵入其中可引发阑尾炎。结肠分为升结肠、横结肠、降结肠和乙状结肠四部分，呈"门"字状排布于腹腔中。

大肠的主要功能是吸收水分、维生素和无机盐，将食物残渣形成粪便，排出体外。食物残渣如果在大肠内停留过久，水分被充分吸收，就会变得干燥，容易形成便秘。粪便含有一些有害物质，若长时间不排出体外对健康不利。大肠内有大量细菌，可利用肠内简单物质合成维生素B、维生素K和复合物，被吸收后对机体营养和凝血有一定意义。

3）婴幼儿的肠道特点。成人肠道的总长度为躯干的8~9倍，儿童肠道的总长度相当于其躯干的12~13倍。与成人相比，幼儿的肠管较长，消化道面积较大；肠壁肌层薄、管径宽，肠壁上绒毛数与成人基本相等；黏膜上的血管和淋巴管都非常丰富、通透性强。所以，婴幼儿肠壁的吸收能力较强。但是，一旦发生消化道感染，肠内的细菌或毒素也容易进入血液，加重病情。

同时，婴幼儿肠壁肌肉和弹性纤维发育不够完善，肠蠕动较差，肠的内容物通过较慢，容易发生便秘、粪中毒、肠道功能紊乱等。此外，升结肠附于腹后壁，活动性小，由于结肠壁薄，升结肠、直肠与腹后壁的固定性较差，易发生肠套叠（一段肠子套进另一段里无法松开）和脱肛。

（5）肝脏。肝脏是人体最大的消化腺，呈棕红色，质软而脆，易受外力打击而破裂出血。肝脏大部分位于右上腹腔，一般不可触及，但2岁以下婴幼儿的肝脏较大，在肋下缘较易触及。

肝脏具有分泌和排泄胆汁的功能。胆汁经肝脏分泌后，流入附着于肝下面的胆囊内储存。当人们在进餐时，胆囊收缩，胆汁经胆总管流入十二指肠。胆汁含有胆盐，能将脂肪乳化为极细小的微粒，从而增加与脂肪酶的接触面积，同时还能激活脂肪酶，有利于脂肪的分解和吸收，也有利于脂溶性维生素A、维生素D、维生素E、维生素K的吸收。人体红细胞被破坏后产生的胆红素也随胆汁排入消化道。

肝脏还参与物质代谢和生物转化的过程，具有代谢、储藏养分和解毒的作用。食物中的淀粉在肠道分解为葡萄糖，进入血液，到达肝脏，当血糖浓度超过正常值时，多余的葡萄糖经肝细胞加工变成肝糖原储存在肝细胞中。当血中葡萄糖由于消耗（如空腹或剧烈运动等）而减少时，肝糖原就分解成葡萄糖进入血液，供给人体需要。此外，在胃、小肠被吸收的一些有毒物质，随血液流经肝脏而转化为无毒物质，经肾脏随尿排出，或同胆汁流入肠里、随粪便一起排出。

婴幼儿的新陈代谢旺盛，肝脏相对较大，但肝糖原储备少。成人肝糖原储存量正常约150 g，6~8 h的较轻劳动量可消耗大部分肝糖原。但是，婴幼儿肝糖原储存量相对较少，饥饿时可临时使用的葡萄糖量少，容易出现头晕、心慌、出冷汗等"低血糖症"，严重时还会出现低血糖休克。同时，婴幼儿的肝细胞发育不全、胆囊小、胆汁较少，消化脂肪的能力也较差。此外，婴幼儿肝脏的解毒能力也在发展中，相对成人来说，抗感染能力较差。不过，婴幼儿肝细胞代谢旺盛，再生能力强，若患肝炎则能较快恢复，不易产生肝硬化。

（6）胰腺。胰腺位于胃后方，是人体第二大消化腺，由内分泌部和外分泌部组成。内分泌部会分泌胰岛素，主要调节糖的代谢。外分泌部会分泌胰液，含有胰蛋白酶、胰脂肪酶、胰淀粉酶等消化酶，经胰管排入十二指肠后，参与蛋白质、脂肪和碳水化合物的消化吸收。婴幼儿胰液的分泌易受炎热气候及各种疾病的影响而被抑制，常引起消化不良。

婴幼儿的胰腺还不发达。新生儿期，分泌的胰液中已有较多的胰蛋白酶、胰脂肪酶和胰淀粉酶，但胰淀粉酶在3个月以下的婴儿身上活性较低。因此，不宜过早地喂食婴儿淀粉类食物。

五、泌尿系统

1. 泌尿系统的基本组成

泌尿系统的作用是排泄机体的代谢产物，由肾、输尿管、膀胱和尿道组成，如图2-10所示。其中，肾脏是形成尿液的器官，输尿管、膀胱和尿道是排尿通道，膀胱还能暂时储存尿液。

人体在新陈代谢过程中，不断产生二氧化碳、尿素、尿酸、水、无机盐等代谢物。它们大都是无用的，而且在体内积累过多会给人体带来危害，必须及时排

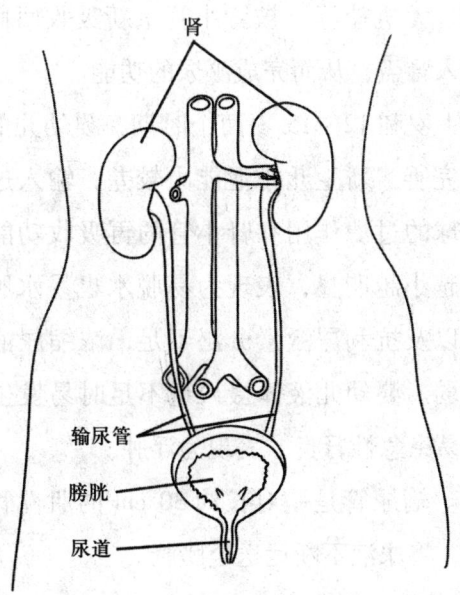

图 2-10 泌尿系统的基本组成

出体外。人体通过泌尿系统排尿，不仅能排出代谢过程中产生的废物，还能调节体内水分和电解质的含量，有利于保持体内环境的相对稳定，从而维持组织细胞的正常生理机能。

婴幼儿泌尿系统有储尿能力和主动控制排尿能力差、易感染、肾功能差等特点，保育人员在照护过程中要注意保证婴幼儿充足饮水、预防感染等，根据婴幼儿发育实际情况适时培养其及时排尿的习惯。

2. 泌尿系统的主要特点

（1）肾脏。肾脏是成对的实质性器官，位于腹腔后壁、腰部脊柱的两旁，左右各一，其中右肾因肝脏占位比左肾略低。肾脏的位置因性别、年龄等因素而不同，女性比男性低，儿童比成人低。

肾脏的主要功能是形成尿液，排泄体内代谢产物，调节水和电解质平衡，维持内环境稳定，还具有分泌肾素、前列腺素等内分泌功能。

肾脏为红褐色，形似蚕豆，外缘凸出、内缘凹入，凹入的部位是肾脏大门，肾的血管、神经、输尿管由此出入。肾脏内部由肾实质和肾盂两部分组成。肾实质由 100 多万个肾单位构成，肾单位是组成肾脏结构和机能最基本的单位，包括肾小球和肾小管。当血液流经肾小球时，除血细胞和大分子的蛋白质外，其他大部分物质都被肾小球过滤形成原尿。原尿流经肾小管，其中对身体有用的物质（如大部分的水分、葡萄糖、无机盐等）被肾小管重新吸收回血液中，剩下的水分及对身体有害的物质等流入肾盂，从而完成泌尿的功能。

肾脏发育最快的是1岁和12～15岁两个时期，婴幼儿的肾脏总体上处于生长发育过程中，但功能不完善。新生儿排泄能力较差，输入过多钠后，易出现钠潴留和水肿。婴幼儿肾小球的过滤作用和肾小管的再吸收功能较差，对尿的浓缩和吸收能力较差，且年龄越小越明显，表现为易脱水也易水肿。例如，因肾小管的髓袢短，尿素形成量少以及抗利尿激素分泌不足，浓缩尿液功能不足，在应激状态下保留水分的能力较弱。婴幼儿液体摄入量不足时易发生脱水，甚至诱发急性肾功能不全。有些幼儿易患急性肾炎，表现为浮肿。

（2）输尿管、膀胱。输尿管是一对长约30 cm的肌性管道，上连肾盂，在腹腔后壁沿脊柱两侧下行，将尿液不断运送至膀胱。

膀胱成囊袋状，由平滑肌构成，富有伸缩性，用于暂时储存尿液。其形状、大小、位置和壁的厚度与尿液的充盈程度、年龄及性别等有关。

膀胱位于盆腔中，上连输尿管、下通尿道。当其中无尿液时，内部压力接近于零；当其中尿液逐渐增多时，内压上升，刺激膀胱壁上的感受器，信号经神经传到骶髓的排尿中枢，同时上传至大脑皮层排尿中枢，引起尿意。一旦环境合适，大脑皮层就下达排尿指令，膀胱肌肉收缩，将尿从尿道排出体外；如果环境不适合排尿，大脑皮层就会抑制尿意。

婴幼儿新陈代谢旺盛、水分需求大。然而，婴幼儿的膀胱容量较小，黏膜柔弱，肌肉层及弹性组织不发达，储尿能力差。所以，个体的年龄越小，每天排尿次数就越多。例如，1岁时每日排尿10～20次，学龄前和学龄期每日排尿6～7次。婴幼儿由于大脑皮层发育不完善，正常排尿机制由脊髓反射完成，对排尿的主动控制力非常弱，一旦膀胱被尿液充满，就会马上发生排尿反射。随年龄增长，排尿机制由脑干—大脑皮层完成，主要由膀胱逼尿肌控制排尿。幼儿一般要到3岁左右可自主控制排尿，若3岁以后不能控制膀胱逼尿肌收缩，则会出现遗尿及尿失禁的表现。

（3）尿道。尿道起于膀胱，止于尿道外口。男性的尿道细长，长约20 cm，兼有排精的功能。女性的尿道短而直，长约3～5 cm，开口处靠近肛门，容易受到感染，甚至可能引起膀胱炎或肾盂肾炎。

刚出生的男孩，尿道长5～6 cm，生长速度慢，直至青春期才显著增长，13～14

岁时尿道长约 12~13 cm。女孩的尿道更短，刚出生时才仅有 1~2 cm，15 岁才长到 3~5 cm。在保育工作中要注意婴幼儿私密处的清洁卫生，引导婴幼儿养成良好的卫生习惯。

六、生殖系统

1. 生殖系统的基本组成

生殖系统主要承担繁殖后代、延续种族和保持第二性征等功能。

男性和女性的生殖系统由不同的生殖器官组成，但都可以分为内生殖器和外生殖器两部分。

2. 生殖系统的主要特点

（1）男性生殖系统的基本组成。男性的生殖系统主要包括睾丸和阴茎等器官。

睾丸位于阴囊内，左右各一，是产生精子和分泌性激素的器官。在胚胎阶段，睾丸位于腹腔后上方。胎龄 7~9 个月时，睾丸已下降至阴囊；若不下降或不完全下降，则为隐睾。

阴茎由两条阴茎海绵体和一条尿道海绵体组成，外包深、浅筋膜和皮肤。婴幼儿包皮较长，包裹整个龟头，包皮口较小。随着年龄增长，包皮口逐渐增大，龟头显露在外。若成年后，龟头仍被包皮覆盖，或包皮口较小，不能充分暴露阴茎头，则称为包皮过长或包茎。

（2）女性生殖系统的基本组成。女性的生殖系统主要包括卵巢和子宫等器官。

卵巢为成对的实质性器官，呈扁的卵圆形，位于盆腔内，是产生卵子和分泌雌性激素的器官。

子宫是产生月经和孕育胎儿的肌性器官，其形态、结构、大小位置与年龄、月经和妊娠相关。成年未孕的情况下，子宫呈前后稍扁、倒置的梨形，位于骨盆的中央、膀胱与直肠之间。

七、内分泌系统

1. 内分泌系统的基本组成

内分泌系统的主要功能是调节人体的新陈代谢、生长发育、生殖等生理活动，与神经系统相辅相成，共同维持机体内环境的平衡与稳定，影响人的各种行为。

内分泌系统由内分泌腺和内分泌组织组成，如图 2-11 所示。内分泌腺又被称为"无管腺",就是没有导管的腺体。它们和有导管的腺体(如唾液腺、胰腺等)不同,其分泌物直接进入腺体的毛细血管当中,通过人的血液循环输送到全身各处。主要的内分泌腺有垂体、甲状腺、甲状旁腺、肾上腺、胸腺和松果体等。与内分泌腺不同,内分泌组织是分散在其他器官内的内分泌细胞团块,如卵巢内的卵泡和黄体、胰腺内的胰岛等。

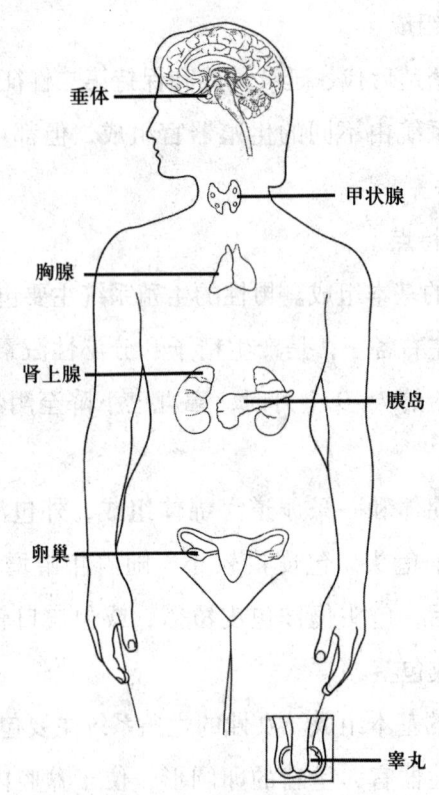

图2-11 内分泌系统的基本组成

内分泌腺和位于下丘脑、肾脏、睾丸等具有内分泌功能的细胞能分泌一种特殊的化学物质——激素。激素通过体液运输到目的地,对相应的组织细胞发挥调节作用。人体内的激素量少,但作用非常大。如果因某些原因人体分泌的激素过多,就会出现内分泌功能亢进;如果分泌过少,就会出现内分泌功能不足。激素分泌过多或过少都会引起疾病,这些疾病有的会影响机体的新陈代谢,有的会影响生长发育及组织分化,造成机体形态、功能的改变以及性发育不正常,还有的会影响个体的智力发育。

激素对人体的调节作用是通过血液循环来实现的,在分泌后主要通过血液运输到目的地,进而发挥调节作用。因此,内分泌调节又称体液调节,与神经系共同组成人体统一的调节和控制系统。

2. 内分泌系统的主要特点

（1）脑垂体。垂体是人体最重要的内分泌器官，结构复杂，分泌的激素种类多。它不仅能直接调节组织细胞的活动，还能调节其他内分泌腺的活动。在4岁以前和青春期，垂体生长最为迅速，机能最为活跃。

垂体位于颅腔底部的垂体窝内，倒悬于间脑的下面，呈椭圆形，体积较小（大小如豌豆），分为腺垂体和神经垂体两部分。腺垂体是分泌生长激素、促甲状腺激素、促肾上腺皮质激素、促性腺激素、催乳素等多种激素的场所，影响相应内分泌腺的功能。神经垂体是储存和释放抗利尿激素和催产素的场所。

生长激素直接作用于组织细胞，可以增加细胞的体积和数量，具有促进生长和调节代谢的作用，对婴幼儿的生长发育特别重要。生长激素呈脉冲式释放，于夜间深睡眠后分泌最多。养成良好的睡眠习惯，保证充足、安稳的睡眠，对少年儿童的生长发育有促进作用。

如果生长激素分泌不足，会出现身材矮小、牙齿萌出延迟、骨龄落后等表现，但不影响智力发育。例如，侏儒症患者，即儿童身高较同年龄者低30%，或成人时身高不及130 cm，虽然身材矮小，但身体匀称、智力正常。侏儒症患者在出生的时候大多正常，而在2岁以后逐渐显现出生长发育迟缓，且年龄越大差距越明显。同时，出牙、囟门闭合等也明显延迟。

相反，若生长激素在儿童和青少年期间分泌过多，会导致长骨的骨骼和软组织异常生长，使得身高异常明显地超过同龄人，称为"巨人症"。如果生长激素在成年期分泌过多，身高不会再增长，但会引起骨骼和软组织增生，出现手大、脚大、指粗、鼻高等现象，称为"肢端肥大症"。这类病变不仅会影响人体的外观，还可能导致一些严重的健康问题，需要及早诊断治疗。

（2）下丘脑。下丘脑位于脑部第三脑室的周围和底部，含有多种神经内分泌细胞，合成和释放生长激素释放激素、生长抑素、促甲状腺素释放激素、促肾上腺激素释放激素、促性腺激素释放激素等多种激素。这些激素作用于垂体，进而影响各个靶器官，形成下丘脑—垂体—靶腺轴。下丘脑通过该结构控制和调节内分泌腺的活动。

抗利尿激素是由下丘脑视上核和室旁核的神经细胞分泌，经神经垂体后叶储存和释放。它是浓缩和稀释尿液的关键性调节激素，当其分泌或释放异常时，会出现以多饮、多尿、排出稀释性尿为特征的尿崩症。

（3）松果体。松果体是一个圆锥形的小腺体，位于间脑顶部。

松果体能分泌褪黑素，抑制性腺的活动和两性性征的出现，防止性早熟和生殖器官过度发育。松果体的活动还显示出明显的昼夜周期性，褪黑素的分泌量随光照增多而减少、随光照减少而加多，可能会影响睡眠和觉醒等活动。

松果体和机体的认知能力无关，不是所谓的"天眼"。

松果体在幼儿期发育最快，在七八岁到达发育顶峰后开始退化，并逐渐萎缩、钙化。

（4）甲状腺。甲状腺是人体最大的内分泌腺，位于颈部气管前下方，分左、右两叶和峡部，形似蝴蝶状包裹在气管前面，又类似盾甲而得名。吞咽时，可随喉上下移动。其主要由许多呈腺状的滤泡组成，滤泡间有少量的结缔组织和丰富的毛细血管。

甲状腺可分泌含碘的甲状腺激素，受下丘脑和垂体调控，能调节人体的新陈代谢、促进生长发育，尤其对婴幼儿的骨骼发育和神经系统的发育有着显著的影响。

当甲状腺功能亢进、激素分泌过多时，人体代谢过于旺盛，食量大增，但身体却会逐渐消瘦、乏力。神经兴奋性增高，容易激动、紧张和烦躁，有多语、失眠等现象。通常会出现甲状腺肿大，有的还导致突眼性甲状腺肿，表现为脾气急躁、好动、易饥饿、多汗等。

当甲状腺功能不足、激素分泌过少时，人体代谢缓慢，体温偏低、畏寒，同时神经兴奋降低，反应迟缓、智力下降、记忆力减退、言语活动减少，有嗜睡现象。对于婴幼儿来说，甲状腺功能低下可导致克汀病（呆小症），表现为智力低下，生长发育迟缓，身材矮小，身体比例不匀称，上身长、下身短，并有不同程度的听力障碍。

（5）胸腺。胸腺位于胸骨后方。在胚胎第6周时开始发育，在出生后头两年内迅速生长。之后，随着年龄的增长，胸腺继续增长，但在青春期后逐渐退化，最终被脂肪组织所替代。

胸腺与机体的免疫机能密切相关。由骨髓产生的淋巴干细胞并不具备免疫机能，但当这些细胞通过血液循环到达胸腺时，会在胸腺内停留一段时间，在其作用下获得免疫功能。

胸腺的功能在胚胎期和新生儿期最为活跃，此时对免疫功能的建立起主要作用。如果幼年时胸腺发育不全,可能会影响免疫功能的正常运作,导致反复发生呼吸道感染和腹泻,甚至可能引发其他免疫缺陷病。

此外,胸腺还具有造血功能,能够产生淋巴干细胞,并将其运送到淋巴结和脾脏等处。

八、神经系统

1. 神经系统的基本组成

人体的生命活动主要由神经系统进行调节。各器官和系统在神经系统的统一调节下互相影响、相互协调,成为一个完整的统一体。同时,人体通过各种感受器接受内、外环境的刺激,并与多变的外界环境保持相对平衡和统一。神经系统在人体各系统中处于支配地位,起着主导作用。

神经系统包括中枢神经系统和周围神经系统两部分,如图2-12所示。脑和脊髓组成中枢神经系统;脑神经、脊神经及植物神经组成周围神经系统,将脑、脊髓同身体其他器官联系起来。

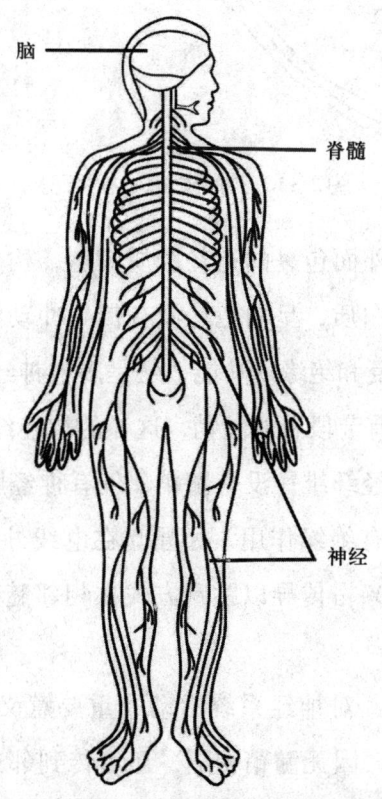

图2-12 神经系统的基本组成

神经系统结构与功能的基本单位是神经细胞，也被称为神经元，如图2-13所示。神经元包括胞体和突起两部分。胞体是神经细胞的主干，维持神经细胞存活，提供神经活动的能量，是神经元接收信息和处理信息的部位。神经元胞体有多个突起部分，具有感受刺激和传导神经冲动的功能。胞体的突起中有一根最长，其末端有分支，被称为轴突，是神经元传出信息的部位。其他突起都相对较短，分支数目较多，状如树枝，称为树突，是神经元接受信息的部位。一个神经元可有一个或多个树突。

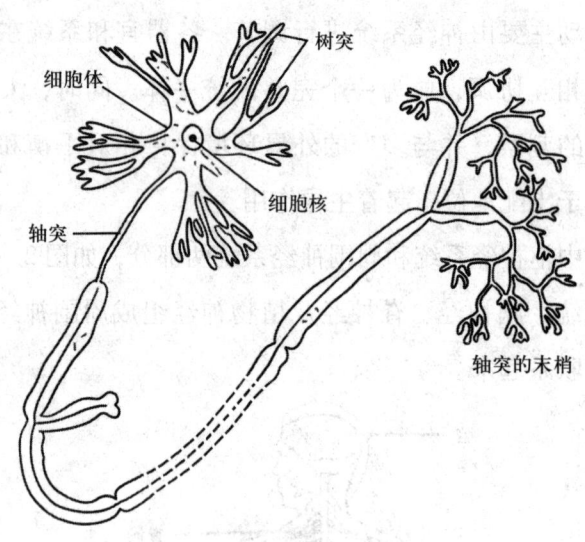

图2-13 神经细胞（神经元）

神经元的长突起加上外面包裹的神经胶质细胞，构成了神经纤维。神经胶质的主要成分是类脂质和蛋白质，呈白色，没有传导冲动的功能，但对神经细胞具有支持、营养、保护、修复和绝缘的功能，还是多种神经递质的受体和离子通道。若所包裹的神经胶质细胞有节段状的髓鞘，这样的神经纤维被称为有髓神经纤维，脑和脊髓神经多为有髓神经纤维；没有髓鞘、仅有神经膜包裹轴突的神经纤维被称为无髓神经纤维。髓鞘有绝缘作用，如同套在电线外的绝缘层能防止"跑电""串电"，有髓神经纤维的兴奋传导以跳跃方式在相邻髓鞘间传导，信息传递的速度较快。

神经纤维髓鞘的形成，对神经系统活动有重要意义。在髓鞘未完全形成时，外界刺激由神经传入大脑，因无髓鞘相隔，还可传到邻近神经纤维，在大脑皮层内无法形成一个明确的兴奋区域；同时，兴奋在无髓鞘的神经纤维中传导较慢，导致对外来刺激的反应慢而不精确。因此，婴幼儿对刺激的反应较慢，容易引起全身泛化反应，例如，新生儿听到铃声会全身抖动。到6岁左右，幼儿大脑半球神经传导通路完成髓鞘化，对刺激的反应日益迅速、准确，条件反射的形成日益精确。

中枢神经系统的不同部位可以分为灰质、白质和网状结构。神经元胞体和树突的聚集部位富有血管，在新鲜标本中色泽灰暗，称为灰质；其中，大脑和小脑的灰质集中于表层，又称为皮质。神经纤维在中枢神经系统内聚集的部位，因其外包有髓鞘、色泽亮白，称为白质；其中，大脑和小脑的白质位于皮质深部，称为髓质。灰质、白质混杂交织的区域被称为网状结构。

2. 神经系统的主要特点

（1）脑。脑位于颅腔内，由大脑、间脑、中脑、脑桥、延髓、小脑六部分组成，如图2-14所示，通常将中脑、脑桥、延髓合称为脑干。

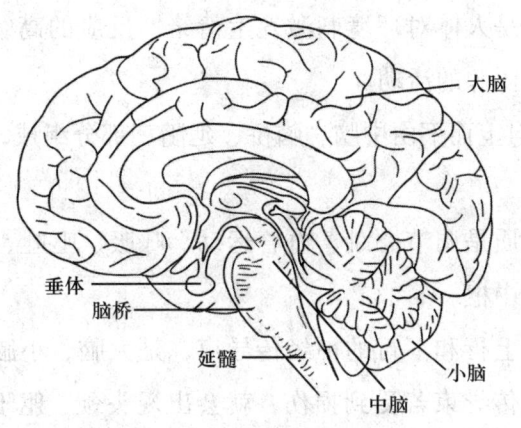

图2-14 脑的组成

1）大脑。大脑是中枢神经系统最高级部分，是进行思维和意识活动的器官。大脑由左右两个半球借助胼胝体连接而成，胼胝体由神经纤维构成。大脑半球表面凸凹不平，凹陷处称为脑沟（较深的可称为裂），凸起处称为脑回，合称为沟回，大大增加了大脑的表面积。

大脑包括灰质和白质。大脑灰质（皮质）是高级神经活动的物质基础。大脑白质（髓质）由神经纤维聚集而成，其中有些神经纤维连结大脑半球内部的不同部分，有些神经纤维连结大脑两半球（形成胼胝体），还有一些神经纤维把大脑皮层与小脑、脑干、间脑和脊髓联系起来。

大脑皮层各部位的机能是不同的，据此可将大脑皮层划分为不同的机能区，或称为中枢。大脑的功能分区是相对的，中枢是执行某种机能的核心部位，但其他区域也参与执行这种机能,离开其他区域的参与,一个中枢的机能也是不完善的。例如,大脑皮层中央前回是运动中枢,它的职责是调节随意运动的,但任何一个随意运动的发动都需要首先在大脑皮质编制有关的动令程序,然后集中到运动区,由运动区的神经元按程序发放运动"命令"。除上述分工外,人的大脑皮层还有很大一部分区域功能相当复杂,其分工至今还不十分清楚。

2)间脑。间脑被大脑覆盖,由丘脑和下丘脑两部分组成。

丘脑是人体传入信息的中转站,对经由脊髓、脑干传入的信息进行较粗糙的分析和选择后,投射到大脑皮层的相应部位。丘脑是皮层下较高级的感觉中枢。来自全身的传入神经纤维在到达丘脑以前已交叉到对侧,因此,一侧丘脑受伤时,对侧肢体的感觉将会丧失。

下丘脑是大脑皮层以下调节植物神经较高级的中枢,调节内脏活动、干渴感觉、体温、摄食等,是人体对环境刺激发生情绪性反应的高级调节部位,还通过脑垂体影响其他内分泌腺的活动。

3)脑干。脑干自上而下由中脑、脑桥、延髓三部分组成,上接间脑,下连脊髓,背负小脑。

脑桥和延髓的灰质是调节心跳、血管运动、呼吸、呕吐、吞咽和唾液分泌等重要生理活动的反射中枢。

脑干的白质里有上行和下行的神经传导束,是大脑、小脑和脊髓相互联系的重要通路。这些神经传导束若受到损伤,就会出现头颈、躯干、四肢的感觉和运动障碍。在脑干的中央部位,神经纤维纵横穿行,交织成网状,神经细胞分布其间,与其他中枢有双向的纤维联系,其中上行系统有助于维持大脑皮层兴奋,下行系统主要使肌肉运动协调。

4)小脑。小脑位于脑干的背面、大脑的后方。小脑通过神经纤维与脑干相连,进而连接大脑和脊髓。小脑的功能主要是维持人体平衡、调节肌张力和协调随意运动。小脑若发生病变,随意运动的协调即发生障碍,表现为肌肉收缩的强度与其要完成的动作性质很不相称,如步行时腿抬得高、迈步不稳、指物不准等。

5)脑的发育特点。脑重变化快。脑重量的变化与神经细胞的数目、神经细胞的体积有很大关系。婴儿一出生,大脑皮层的神经细胞数目不再增加。大脑的发育主要体现为神经细胞体积的增大、树突的增多、突起变长和不断深入、髓鞘的形成、功能的增强等方面。例如,新生儿的大脑已有沟回,比成人的浅,但随年龄增长会不断加深。脑内部的这些变化体现为脑重量的增加：新生儿的脑平均重量约为370 g，1岁时脑平均重量约为900 g，成人的脑平均重量约为1 500 g。由于婴幼儿脑的增长十分迅速，因此需要丰富的优质蛋白质、磷脂等营养物质。在此期间如果营养不充足，会影响脑细胞的发育及髓鞘的形成，使高级神经活动发生障碍，不易建立条件反射，外在表现为注意力涣散、记忆力减退、反应迟缓、语言发育缓慢等。

此外，脑组织代谢所需能量是由葡萄糖氧化供给的，不像体内其他组织还可以利用蛋白质和脂肪供能。因此，脑组织对血糖变化极为敏感。要保证婴幼儿主食充足，如果婴幼儿主食吃得少或处于饥饿中，血液中葡萄糖含量不足，会使脑功能紊乱，出现注意力不集中、头晕、出冷汗等现象。

在基础代谢状态下，婴幼儿脑的耗氧量为全身耗氧量的50%左右，而成人为20%。婴幼儿脑组织对缺氧十分敏感，对缺氧的耐受力也差。所以，保持婴幼儿生活环境空气的清新，对于神经系统的正常发育和维持良好状态十分重要。

脑的不同部位发育并不同步。婴儿出生时，延髓已基本发育成熟，但是，婴幼儿小脑发育相对较晚、脑沟不深、半球小。因此，一旦婴幼儿的延髓受到损伤，可能危及生命。小脑发育较晚是个体早期肌肉活动不协调的主要原因，要到3岁后才能逐渐较好地维持身体平衡，准确、协调地完成各种动作。

（2）脊髓。脊髓位于椎管内，由相互连续的31个脊髓节组成。上端与延髓相连，下端达第一腰椎，每个脊髓节与一对脊神经相连。脊髓由位于外周的白质和位于中央的灰质构成，最中心的部位是容纳脑脊液的中央管。

脊髓是中枢神经系统的低级部位，主要功能是传导和反射。来自躯干、四肢、内脏器官的大部分神经冲动，要先入脊髓才能传达到脑。如果脊髓受到横断损伤，损伤面以下的身体部位将失去与脑的联系，发生感觉和运动障碍，称为截瘫。

在脊髓中有许多低级的神经中枢，可以完成一些简单、低级的反射活动，如排便、排尿等内脏反射及膝跳反射等躯体反射。在正常的情况下，脊髓的反射活动要受到高级中枢的控制，如排尿、排便反射是受意识控制的。

（3）神经。周围神经系统由大量神经组成，包括与脑相连的12对脑神经和与脊髓相连的31对脊神经，它们分布到全身，管理皮肤的感觉、运动器的感觉和运动，组成躯体神经系统。此外，还有主要分布于内脏、心血管和腺体的自主神经系统（又称内脏神经系统或植物神经系统），支持和调节内脏运动。

1）脑神经。脑神经共12对，分别为嗅神经、视神经、动眼神经、滑车神经、三叉神经、外展神经、面神经、位听神经、舌咽神经、迷走神经、副神经、舌下神经（可参考下面的口诀记忆："一嗅二视三动眼，四滑五叉六外展，七面八听九舌咽，迷副舌下十二全"）。

这12对神经从脑发出后，主要连接头、面部各器官，其中迷走神经连接胸、腹腔的内脏器官。第1、2、8对脑神经只把外周感受器的信息传至中枢（感觉神经），第3、4、6、11、12对脑神经只把中枢的命令传到外周效应器（运动神经），而第5、7、9、10对脑神经兼具上述两种功能（混合神经）。

2）脊神经。脊神经有31对，其中颈神经8对，胸神经12对，腰神经5对，骶神经5对，尾神经1对。

每对脊神经连于脊髓的根部，都分成前根、后根两部分。后根由传入纤维组成，负责把感受器传来的刺激输送到脊髓；前根由传出纤维组成，负责把大脑下达到脊髓的"命令"输送到效应器。

3）自主神经系统。内脏运动一般不受意识控制，主要受分布于心肌、平滑肌和腺体的自主神经系统调控。自主神经系统的功能是调节机体的呼吸、循环、分泌、排泄、生殖等机能活动，并影响全身组织的新陈代谢。

自主神经系统包括交感神经和副交感神经，两者作用相互对抗。如交感神经使心跳加快、血压上升、血糖升高、汗腺分泌增多，同时减弱胃肠活动，减少消化腺分泌；副交感神经使心跳减慢、血压下降，同时加强胃肠道活动，增加消化腺的分泌。一般而言，当机体处于应激状态或进行比较强烈运动时，交感神经兴奋占优势；当身体保持在安静状态的生理平衡时，副交感神经兴奋占优势。

人体的内脏器官一般都接受交感神经、副交感神经的双重支配。功能相反的双方，在中枢神经系统的控制下密切配合、相辅相成，共同调节内脏活动，以适应机体的整体活动需要。

3. 神经系统的活动方式

（1）反射与反射弧。神经系统的基本活动方式为反射，指在中枢神经系统的参与下，机体对内、外环境刺激作出的规律性的反应。反射可分为非条件反射和条件反射。

反射的结构基础是反射弧。如图2-15所示，一个典型的反射弧包括感受器、传入神经、神经中枢、传出神经和效应器五部分。感受器能接受刺激，并把刺激转变为神经信息,是反射弧的起始部分;传入神经负责把感受器传来的神经信息传送到神经中枢;神经中枢是在中枢神经系统内与某一种反射活动有关的细胞群,对传来的神经信息进行分析,并发布"命令";传出神经负责把神经中枢的"命令"传送到效应器;效应器是反射弧的最后一部分,它依"命令"行事。例如,当手指不小心被针戳了一下,就会立即弹开,这是由于痛感刺激引发神经中枢发出"命令",引起肌肉收缩反应。只有在反射弧完整的情况下反射才能完成,若任何部分发生病变,反射活动都将减弱或消失。

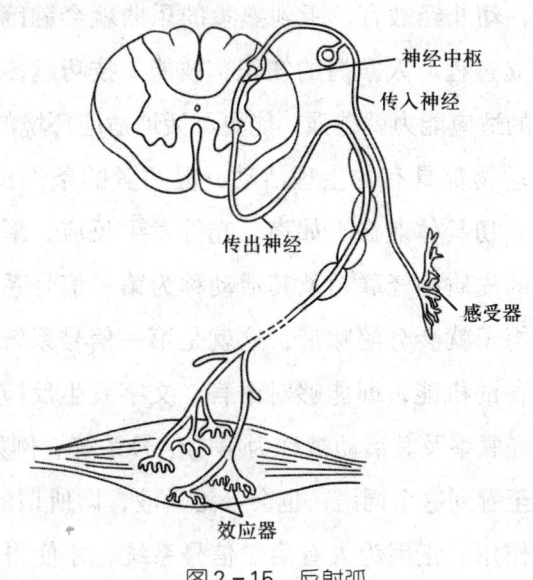

图 2-15 反射弧

(2) 非条件反射。非条件反射是机体先天形成的本能反射,比较恒定,反射弧是固定的。只要反射弧完整,并具有合适的机能状态,不需要后天的学习和训练,当刺激物一接触相关部位就能引起反射。例如,刚出生的婴儿,当乳头一接触其嘴唇,就会立即出现吸奶的动作;用棉花纤维轻触眼球,就会立即产生眨眼反应;膝跳反射,当敲击膝盖下的韧带时,会导致小腿自动抬起。

非条件反射是一种较低级的神经调节方式,其神经中枢位于大脑皮层以下的脑的部位,在正常情况受大脑皮层调节。非条件反射是人类赖以生存的基础,能使机体适应简单的、固定的环境,但是,对于复杂多变环境的适应,却有赖于机体在非条件反射基础上建立的数量众多的条件反射。

新生儿一出生时,一般具有一些暂时的原始神经反射行为,这是新生儿机体是否正常的标志。原始反射是指婴儿具有的先天反射,不受意识控制,其神经中枢位于脊髓、延髓和脑桥。

原始反射的出现标志着婴儿运动发育的开始。随着月龄的增长，神经系统逐渐成熟。原始反射自出生后 2~6 个月起逐渐消失，标志着中枢神经系统发育分化的完成。

(3) 条件反射。条件反射在非条件反射的基础上建立起来，是机体在后天生活中获得的。条件反射的形成需要大脑皮层的参与，是一种高级的神经活动。条件反射的反射弧并不固定，既可建立，也会消退。引起条件反射的刺激物，被称为条件刺激物。例如，幼儿经教育，听到熟悉的乐曲就会翩翩起舞。人类的学习过程是条件反射的建立过程。人掌握的知识、技能、技巧越多，建立的条件反射数量也越多，对环境的适应能力就越强，能更灵活地适应环境的变化。

条件反射是人和动物都具有的生理活动，但两者的条件反射有本质的区别。人和动物能对自然界一切具体刺激，如声、光等发生反应，形成条件反射。这种以具体刺激作为信号的皮质神经联系及其活动称为第一信号系统。如吃过梅子的人，以后只要一看到梅子就会分泌唾液，这就是第一信号系统的作用。此外，人还有其他动物所不具备的机能，即能够对语言、文字发生反应，这种以语言、文字作为信号的皮质神经联系及其活动被称为第二信号系统。例如，吃过梅子的人，以后只要一谈到梅子甚至看到这个词语，也会分泌唾液，即所谓的"望梅止渴"，这就是第二信号系统的作用。正因为人有第二信号系统，才使得人类的条件反射非常丰富，并在对语言文字建立条件反射的基础上，逐步形成了运用概念来判断和推理的抽象思维能力，这是人区别于其他动物的重要特征之一。

婴幼儿多易激动、好动不好静、自控力较弱，注意力不易集中也不持久，常因新刺激而转移，这些现象反映了其高级神经活动的兴奋过程强于抑制过程。婴幼儿的神经细胞较脆弱，能量储备较少，容易疲劳，但由于新陈代谢旺盛，疲劳的恢复也快。年龄越小，此特点越明显。由于长时间、单调的刺激容易使大脑疲劳，可经常变换活动的内容与方式，注意动静交替，使大脑皮层细胞轮流工作与休息，避免疲劳。

4. 睡眠

睡眠是一种自然的生理现象，是人体的基本生理需求之一。人一生中有三分之一的时间是在睡眠中度过的。对于儿童来说，睡眠质量与身心健康发展密切相关。

睡眠是一种保护性抑制。睡眠时，大脑皮层和某些皮层下中枢进入广泛的抑制状态，能消除神经细胞的疲劳，减少脑组织能量的消耗，加速脑细胞的重要成分磷脂类物质的合成，促进脑垂体分泌生长激素。同时，机体的多种生理活动和新陈代谢均处于较低水平，减少能量消耗，神经系统、感觉器官、骨骼和肌肉等都能得到充分休息。因此，必须保证婴幼儿有充足的睡眠时间和睡眠质量。

婴幼儿神经系统发育不完善，需要较长时间的睡眠。不同年龄的婴幼儿有不同的睡眠时间，年龄越小所需睡眠时间越长。不同个体的睡眠情况也各有差异，不能强求一致，如果婴幼儿白天精神状态很好，饮食、发育正常，那么睡眠时间就应是合适的。

睡眠一般可分为入睡、浅睡、深睡三个阶段。在入睡阶段，呼吸逐渐变慢，肌肉张力下降，身体轻度放松，睡眠者进入初睡状态，较易被外界声音或触动所唤醒；进入浅睡阶段后，睡眠者肌肉进一步放松，已不易被唤醒；进入深睡阶段后，肌张力消失，肌肉充分松弛，感觉进一步降低，更不易被唤醒。婴幼儿在睡眠中一般都能从浅睡自行调节进入深睡。有的婴幼儿调节功能较差，容易从睡梦中惊醒、哭闹，而有的婴幼儿调节功能比较好，可以整夜安稳地睡觉。

新生儿平均每日睡 11~18 h，通常没有规律，也没有一定的模式。一般母乳喂养的新生儿，每次睡眠的时间短于人工喂养的新生儿。在新生儿阶段，睡眠基本没有白天和黑夜的规律。新生儿在睡眠中有时会有各种动作，如笑、扮鬼脸、有吸吮动作、因鼻子堵塞而有很重的呼吸音、不经意地突然抽动一下身体等，这些都是正常的现象。

婴儿在 2~4 月龄时，逐步形成睡眠的昼夜节律。婴儿通常夜间睡 9~12 h，白天睡 2~5 h；2 月龄时，白天睡 2~4 次；12 月龄时，白天通常睡 1~2 次。有时患病、出牙或换环境会打乱婴儿原有的作息规律。发育中的明显进展也可能会打乱原有的作息规律，例如，学会爬或扶站等阶段，都有可能出现暂时性睡眠不安。

在 6 月龄左右，少数婴儿可一觉睡到天亮，但仍有很大一部分的婴儿会有夜醒现象。婴儿在夜间醒来后，不会自我安抚，会用哭闹来唤醒父母以帮助其重新入睡，这种情况被称为"睡眠启动相关障碍"，是婴儿夜醒的最常见原因。

学龄前儿童通常需要 10~13 h 的睡眠。不同幼儿的睡眠时间都不完全相同；但是，对于每名幼儿来说，每天的睡眠时间应该保持相对稳定。大多数幼儿在 3~5 岁期间开始白天不睡觉，在此阶段，幼儿的语言及社交能力快速发展，因此很多入睡前提要求的习惯开始明显增加。有些幼儿在此阶段还会夜醒。

九、免疫系统

1. 免疫系统的基本组成

免疫是机体对识别"自己"与"异己"物质,并通过免疫应答排除"非己"的功能。免疫系统是人体发挥免疫功能的组织系统,由免疫器官、免疫细胞和免疫分子组成,是一个复杂的网络。

免疫系统分为特异性免疫系统和非特异性免疫系统。特异性免疫反应是一种后天获得性免疫,包括细胞免疫和体液免疫。非特异性免疫是人类在长期进化过程中逐渐建立起来的一种防御功能,包括屏障防御机制、细胞吞噬系统及补体系统等。

(1)免疫器官。免疫器官控制和承担免疫功能,分为中枢免疫器官和周围免疫器官。

中枢免疫器官主要有胸腺和骨髓,是免疫细胞产生、发育、分化的场所。胸腺是 T 淋巴细胞分化、成熟的场所,骨髓是 B 淋巴细胞发育的场所。

周围免疫器官主要有脾脏和全身淋巴组织,是免疫活性细胞定居、增殖和对抗原刺激发生免疫应答的场所。

(2)免疫细胞和免疫分子。免疫细胞指参与免疫应答或与免疫应答有关的细胞,包括造血干细胞、淋巴细胞系、单核吞噬细胞系、粒细胞系、红细胞、肥大细胞和血小板等。

免疫分子包括抗体、补体及细胞因子等。这些物质能够调节免疫细胞的活性,增强人体的免疫力,从而更好地抵御外来病原菌的侵害。

2. 免疫系统的结构及主要特点

人在出生时胸腺重 10~15 g,6~13 岁时可达 30 g,之后逐渐萎缩,老年时小于 10 g;出生时脾脏重 5~10 g,成年后为 100~300 g,老年时稍缩小。婴儿出生时免疫器官和免疫细胞已发育成熟,但是因未曾接触过抗原,所以尚未建立免疫记忆反应。

中性粒细胞和单核细胞具有吞噬功能。出生后其在血液中的容量呈现先下降再上升的变化特点。成熟 T 淋巴细胞占外周血中淋巴细胞的 60%~70%,出生时淋巴细胞数目较少,6、7 月龄时超过中性粒细胞数目,至 6~7 岁时两者数量相当,之后随着年龄增长逐渐接近成人水平。在胎儿和新生儿时期,可产生免疫球蛋白 M 的 B 淋巴细胞，但不产生免疫球蛋白 G、免疫球蛋白 A 的 B 淋巴细胞。至 5 岁时 B 淋巴细胞发育成熟。

婴儿皮肤角质层薄嫩，易损伤，屏障防御功能差，对外界刺激的抵抗能力弱，损伤后易出现继发感染。

十、感觉器官

1. 感觉器官的基本组成

感觉器官是人体的感受器及其附属结构的总称。人体通过感受器这一结构接受内、外环境的刺激，将其转变为神经冲动，由感觉神经和中枢神经通路传导至大脑皮层，在大脑皮层产生相应的感觉，以便做出准确反应，建立与内、外环境的联系。

感受器遍布全身，简繁不一。结构简单的感受器如痛觉感受器、触觉感受器、压力感受器等，主要是一些游离的感觉神经末梢。而视觉感受器、听觉感受器等则结构复杂，具有完善的感受装置和复杂的附属结构，这些附属结构都有利于感受刺激。

2. 感觉器官的结构及主要特点

（1）视觉器官：眼

1）眼的结构。眼由眼球及眼副器构成。眼球为视器的主要部分，眼副器是眼球的附属结构。

眼球位于眼眶内，呈球形，由眼球壁和内容物组成，如图 2-16 所示。眼球的功能是接受光刺激，并将其转变为神经冲动，经视神经传入大脑中枢，进而产生视觉。

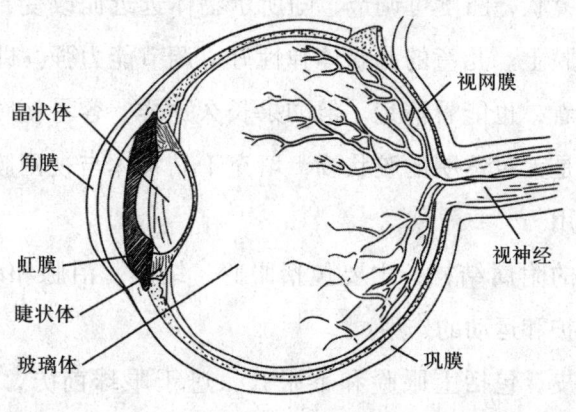

图 2-16　眼球

眼球壁由外至内分三层：眼球纤维膜、眼球血管膜和视网膜。

眼球纤维膜包括两层，最外面是无色透明的角膜，角膜上有丰富的感觉神经末梢，感觉敏锐，微小刺激就能引起迅速的眨眼反应。其后是白色不透明、厚而坚韧的巩膜（白眼球），对维持眼球外形和保护内容物有重要作用。

眼球血管膜是眼球壁的中间层，由前向后可以分成虹膜、睫状体和脉络膜三层。虹膜因所含色素细胞数量不同而呈现不同颜色，如黄种人所含色素较多，虹膜多呈棕色或黑色，即俗称的黑眼球。虹膜中央为圆形的瞳孔，是光线进入眼球的通路。瞳孔大小可改变，以调节入眼光线的强度：光线弱时瞳孔张大，光线强时瞳孔缩小。睫状体具有调节视力和产生房水的作用。脉络膜含有丰富的血管，为眼球供给营养；还有不透光的色素细胞，如同照相机的暗箱，避免外部光线的干扰，以保证成像清晰。

视网膜是眼球壁最内层，上有视锥细胞和视杆细胞两种感光细胞。视网膜上的黄色小区为黄斑，其中央有一凹陷为中央凹，是感光最敏锐的地方。视锥细胞接受强光和色光的刺激。视杆细胞对弱光敏感，但不能分辨颜色，所以人在黑夜只能看到东西轮廓而看不清颜色。在视神经穿出眼球的地方，视网膜没有感光细胞，称为盲点。

眼球的内容物包括房水、晶状体和玻璃体，它们均透明而无血管，具有屈光作用，和角膜共同组成屈光装置，光线通过它们到达视网膜。房水充满于角膜和晶状体之间的空腔，清澈、透明，除具有屈光作用外，还能维持一定的眼内压，使角膜具有一定的曲度和紧张度，并具有营养角膜和晶状体的作用。当房水过多或回流受阻，会产生青光眼。晶状体透明、有弹性，位于瞳孔后方，与睫状体相连。晶状体呈凸透镜状，曲度可调节，随所示物体远近而改变，使得远近物体的成像都能落在视网膜上。儿童的晶状体弹性好，调节能力强。即使把图画书放在离眼睛很近的地方看，也能看清楚。但如果长久这样，容易使睫状肌疲劳，引起假性近视。玻璃体是无色透明的胶状物，填充于晶状体与视网膜之间，具有屈光和支撑视网膜的作用。

眼副器是眼球的附属结构，主要包括眼睑、结膜、泪腺和眼球外肌等部分，对眼球起支持、保护和运动的作用。

眼睑，俗称眼皮，包括上眼睑和下眼睑，遮于眼球前方，有保护眼球的作用。眼睑边缘长有睫毛，可阻挡灰尘入眼；眼睑内有腺体，产生油脂样分泌物，具有润滑和防止泪液外流的作用。由于婴幼儿的脸颊部较丰满、鼻根部较扁平，有些婴幼儿的下眼睑皮肤容易内卷，睫毛向眼球方向生长，形成倒睫。另外，有些婴幼儿患结膜炎后，哭闹或者用手揉眼睛时，引起眼睑痉挛，也容易形成倒睫。

结膜是联结眼睑和眼球的透明薄膜，其上有丰富的血管。衬在眼睑内面的是睑结膜，贴在巩膜表面的为球结膜。结膜能分泌黏液，润滑眼球表面以减少与角膜的摩擦。结膜炎和沙眼是常见的结膜疾病。

泪器由泪腺和泪道组成。泪腺位于眼眶的外上方，分泌的泪液有湿润眼球、冲洗微尘异物、抑菌和维持眼球清洁作用。泪道由泪点、泪小管、泪囊和鼻泪管组成，具有排泄泪液的作用，过多的泪液可经泪道流入鼻腔。感冒时常有流泪现象，是因为鼻塞时鼻泪管下口闭塞，泪液不易流向鼻腔。新生儿鼻泪管下端在鼻腔的开口处因先天性的黏膜皱襞封闭，如果出生后4周左右该膜仍没有破裂，就容易造成鼻泪管堵塞。不过，这是一种并不罕见的现象，多数婴幼儿的鼻泪管堵塞会随婴幼儿成长而自行疏通，个别需要治疗。

眼球外肌是视器的运动装置，能支持眼球进行多方向的运动。当眼肌平衡失调或眼球位置不正时，会出现斜视。当双眼注视物体时，物像只能落在其中一只眼的黄斑中心凹上，另一只眼则会偏离目标。

2）眼的成像与屈光调节。光线自外界进入眼球，经过由角膜、房水、晶状体、玻璃体等所组成屈光系统的折射，在视网膜上聚成焦点、形成物像。物体依靠眼的调节作用，才能在视网膜上形成清晰物像，其中主要是晶状体的调节。正常人的眼，看远方物体时，无须调节即可在视网膜上清晰成像，此时睫状肌松弛，晶状体表面弯曲度减小、变扁平，外界物体反射光线正好在视网膜上成像。当眼看近物时，睫状肌收缩，晶状体因自身弹性而凸起，屈光能力增强，使近处物体能在视网膜上清晰成像。物体距眼越近，睫状肌的收缩程度越大，晶状体凸度的增加程度越大。随着年龄增长，晶状体自身的弹性越来越小，眼的屈光调节能力也逐渐变弱。

眼的屈光异常包括近视和远视。出现近视时，由于眼球的前后径过长或晶状体屈光力过强，远处物体的成像落在视网膜之前，当光线到达视网膜时已发散，无法清晰成像。造成近视的原因大多是不良用眼习惯，如近距离阅读、用眼时间过长、光线太暗等。长时间近距离阅读会使睫状肌长期处于紧张工作的状态，得不到放松休息，久而久之就不能灵活调节，以致在看远物时也处于紧张的工作状态而无法看清，这种情况称为假性近视。在此阶段，如能及时采取保护视力的措施，消除引起调节紧张的因素，视力就能好转或恢复正常。如果仍不讲究用眼卫生，则会因睫状肌痉挛，造成眼球持续充血，眼压不断升高，眼膜组织变软，最终使眼轴向后方伸展拉长，变成真性近视。这时视力就很难恢复，只能配戴合适的凹透镜加以矫正。

出现远视时，远处物体的光线经晶状体折射后，成像于视网膜之后，需要运用眼的调节机能，才能使之落在视网膜上，很容易引起眼的疲劳；在看近物时，常常就已超过眼的调节能力，因而看不清。远视主要是因眼球发育不正常，造成眼球的前后径短引起的，矫正办法是配戴合适的凸透镜。

婴儿眼球的晶状体在出生后最初6个月较为凸起，以后逐渐变得扁平。幼儿眼球的晶状体比成人扁，眼球前后径短，容易形成生理性远视。随着年龄的增长，眼球的前后距离变长，一般到5岁左右，就可成为正视。

(2) 位听器官：耳。耳有双重功能，既能感受声音，又能感受身体在空间中的位置。耳包括外耳、中耳和内耳三部分，如图2-17所示。外耳和中耳是收集和传导声波的装置，内耳有听觉和位觉感受器，接受相关刺激。

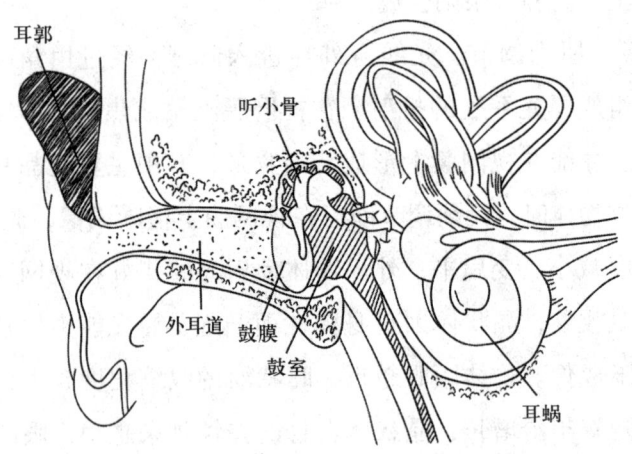

图2-17 耳的基本组成

1) 耳的结构。外耳包括耳廓、外耳道和鼓膜。耳廓大部分由弹性软骨组成，外覆皮肤，有收集声波的作用。外耳道是一个略为弯曲的管道，外部三分之一为软骨段，内部三分之二为骨段。软骨段皮肤上有耳毛、皮脂腺和耵聍腺。耵聍腺的分泌物叫耳耵聍（俗称耳屎），是一种黏稠的液体，逐渐干燥凝成块状，具有保护外耳道皮肤及黏附灰尘、小虫等异物的作用，在咳嗽、打喷嚏或睡觉翻身时会自动脱落。鼓膜位于外耳和中耳之间，是一个椭圆形的半透明薄膜，厚约0.1 mm，能随声波振动将其传入中耳。

婴幼儿耳廓的皮下组织非常少，血液循环较差，易生冻疮。婴幼儿的外耳道壁在5岁以前尚未发育成熟，还没有完全骨化和愈合，外耳道塌陷，皮肤娇嫩、易受刺激，眼泪、脏水流入外耳道或挖耳朵等可使外耳道感染，一旦感染还容易扩散到邻近的组织和器官。

中耳主要由鼓室和咽鼓管等组成。鼓室是位于鼓膜和内耳间的不规则空腔，内含锤骨、砧骨和镫骨共三块听小骨，借关节相连为听骨链，一端贴鼓膜、一端连内耳，放大声波振动并传向内耳。咽鼓管则连接鼓室与鼻咽部。平时，咽鼓管通向鼻咽部的开口关闭，只有当吞咽或打哈欠时才张开，使空气进入鼓室，以平衡鼓膜两侧的压力，保证鼓膜的正常振动。

内耳由结构复杂的管腔组成，又称为迷路，分为骨迷路和膜迷路两部分。骨迷路分为耳蜗、前庭和骨半规管，膜迷路是套在骨迷路内的膜性管和囊，包括椭圆囊、球囊、膜半规管和蜗管，相互连通，内部充满淋巴。

婴幼儿的咽鼓管比成人短粗、平直、宽敞，鼻咽部感染后，细菌很容易经咽鼓管进入鼓室，引起中耳炎。由于婴幼儿的硬脑膜血管与鼓膜血管相连，若中耳发生炎症，可能会通过这些血管引发脑膜炎。因此，对于婴幼儿来说，保持耳朵和鼻咽部的清洁非常重要。

2）听觉与位觉的形成。外界声波经外耳道传到鼓膜振动鼓室中的三块听小骨，它们把声音扩大，再传到内耳，刺激耳蜗的听觉感受器产生兴奋，再将神经冲动传到大脑的听觉中枢，形成听觉。

内耳中的椭圆囊底部有位觉感受器——前庭器，能感受头部静止的位置、直线加速或减速运动以及旋转变速运动的刺激，产生神经信息并传至中枢神经系统。中枢神经根据传来信息，产生位觉，并反射性地调整躯干、四肢、肌肉的紧张度，以维持身体的平衡。某些人的位觉感受器非常敏感，在变速运动时会引起一系列植物性功能反应，出现恶心呕吐、皮肤苍白、眩晕、心率减慢等现象，生活中的晕车（船）现象多是这个原因引起的，通过锻炼可以克服。

十一、皮肤

1. 皮肤的基本组成

皮肤是人体最大的器官。皮肤覆盖于人体的表面，由表皮和真皮组成，其下为皮下组织，还有毛发、皮脂腺、汗腺和指甲等附属结构，如图 2-18 所示。

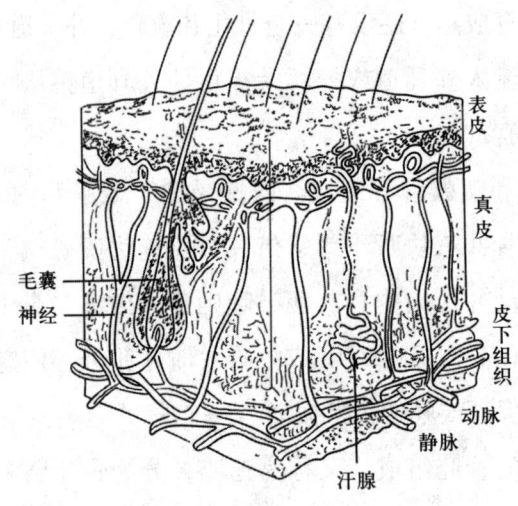

图 2-18 皮肤的基本组成

表皮是皮肤的最外层，含有多层上皮细胞。表面是由已经角化的细胞构成的角质层，形成一道屏障，避免细菌轻易进入人体内，防止内部水分蒸发，对深层组织有保护作用。表皮的浅层细胞经摩擦脱落后形成皮屑。表皮底部的上皮细胞具有很强的增生能力，能产生新的表皮细胞。

真皮位于表皮下面，比表皮厚。真皮层含有大量血管、淋巴管、神经、肌肉，以及毛发毛囊、皮脂腺、小汗腺等各种皮肤附属器官。真皮具有一定的韧性和弹性，能够经受一定的摩擦与挤压，起到保护内部组织的作用。

皮下组织紧贴于真皮下方，主要由脂肪和结缔组织构成。它联结皮肤和肌肉，能够保温和缓冲外界压力，具有储存能量（保温）和支撑皮肤结构的作用。皮下脂肪的厚度因年龄、性别及身体部位的不同而不同。婴幼儿在 3 岁以前，皮下脂肪的增长速度较快；3~8 岁，皮下脂肪的增长处于停止状态；8 岁以后，皮下脂肪又逐渐增长起来。女孩皮下组织增长比男孩快。

毛发、皮脂腺、汗腺和指甲等附属结构由皮肤变化而来。毛发具有保温和保护皮肤的作用；皮脂腺开口于毛囊，分泌皮脂，可以保护皮肤和润滑毛发；汗腺位于真皮深部或皮下组织内，开口于表皮汗孔，分布于全身，以手掌和足底最多，能分泌汗液，具有调节体温的作用；指甲是表皮角质层的变形物，其根部的生发层不断增生，使其不停生长。

2. 皮肤的主要功能

（1）感觉功能。皮肤内含有丰富的感觉神经末梢，是人体最大的感受器。皮肤对冷、热、触、压痛等刺激敏感，还可以感受粗糙、细腻、光滑、柔软、坚硬等刺激。

（2）保护功能。皮肤表皮近表面的细胞已经角化，彼此间紧密联结而坚韧，使细菌不易侵入。表皮细胞中的黑色素能吸收紫外线，防止阳光中的紫外线穿透皮肤、损伤内部组织。表皮内还含有一种脱氢胆固醇，在紫外线的照射下能转化生成维生素D，有助于预防佝偻病。真皮的皮下脂肪和结缔组织能防御和缓冲外界压力、摩擦和挤压等机械性损伤，保护内部脏器。清洁的皮肤表面上可形成具有抗菌作用的物质溶菌酶，可抑制和杀死细菌。要注意保护皮肤的卫生。

婴幼儿皮肤防御功能差。婴幼儿皮肤薄嫩，角质层尚未形成，皮肤抗感染的能力差，对外界刺激抵抗力弱，易受感染。真皮的结缔组织和弹性纤维发育差，皮下脂肪较少，皮肤抗击外力的作用差，易受损伤。皮肤中各种神经末梢不发达，对刺激的反应不够敏感，感觉功能较弱，容易造成皮肤损伤。此外，婴幼儿皮脂分泌少，秋冬季节皮肤易发生皲裂。

（3）体温调节功能。体温的相对恒定是维持生命的重要条件，皮肤在体温恒定方面具有重要作用。当皮肤受到冷的刺激时，血管收缩，减少散热；受到热的刺激时，血管舒张，汗腺分泌增加，促进体热散发。

皮肤散热的方式有辐射、传导、对流和蒸发四种。人体热量的75%～85%经皮肤发散。

婴幼儿皮肤散热和保温功能远不如成人。婴幼儿皮肤角质层薄，毛细血管丰富、血管腔大，血液循环相对旺盛，流经皮肤的血量相对比成人多，皮肤表面积相对比成人大，皮下脂肪少，所以，婴幼儿皮肤散热快而多。婴幼儿汗腺发育不完善，出汗机能不足，同时，神经调节功能不健全，对血管运动的调节作用不稳定，体温调节功能较差。因此，婴幼儿不能很好地适应外界温度的变化，气温骤变时容易感冒。

（4）分泌与排泄功能。汗腺能分泌汗液，具有调节体温的作用，体内的一些代谢废物能随汗液排出体外。皮脂腺能分泌皮脂，可以滋润和保护皮肤。

（5）吸收功能。皮肤可通过角质层、毛囊、皮脂腺和汗管口吸收外界物质，被称为经皮吸收。婴幼儿皮肤角质层薄，血管丰富，对于皮肤表面的物质有较强的吸收和渗透能力。有机磷农药、苯、酒精、化妆品等都可经皮肤被吸收到体内，引起中毒。

（6）免疫功能。皮肤是机体免疫的第一道防线，可以防止外界有害物质的入侵，保持机体内环境的稳定。体表上皮细胞的正常脱落与更新，可清除大量黏附于皮肤上的细菌。皮脂腺分泌的脂肪酸、汗液中的乳酸具有杀菌作用，汗液的酸性可抑制细菌的繁殖。皮肤中的巨噬细胞对突破表皮屏障的病原微生物具有吞噬和杀灭的作用。皮肤中的黑色素可吸收较多紫外线，保护深层组织。

皮肤不仅是被动防御器官，也具有主动参与免疫反应的功能。如朗格汉斯细胞是皮肤的抗原呈递细胞，在启动免疫反应中起到核心的作用。

培训项目 2　婴幼儿心理学知识

培训单元1　婴幼儿心理发展理论

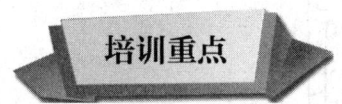

1. 掌握婴幼儿依恋的对象、类型与发展路径。
2. 掌握婴幼儿自我发展的阶段和主要任务。
3. 掌握婴幼儿认知发展的阶段。

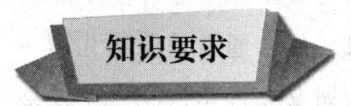

一、依恋理论

1. 依恋的概念

依恋是指婴幼儿和其主要照护者之间存在的一种特殊情感纽带。20世纪50年代，心理学家做了著名的恒河猴实验，把小恒河猴和两个"代育妈妈"关在同一个笼子里。一个"代育妈妈"是用铁丝做的，可以提供食物；另一个"代育妈妈"是用毛巾做的，它虽然不能提供食物，但是柔软的毛巾就像恒河猴妈妈的皮毛，为小恒河猴提供了温暖和舒适。观察发现，尽管小恒河猴会到"铁丝妈妈"那里寻找食物，但是大部分时间它依偎在"毛巾妈妈"身边（见图2-19）。这表明，温暖、舒适、爱抚等与食物同样是生存所必需的。此结果后来被扩展应用到人类身上。研究者认为,眼神的接触、皮肤的触摸、温柔的照料等亲子互动会让婴幼儿产生和照护者的特殊情感联结,他们将这种联结称为依恋。依恋不仅提高人类在婴幼儿阶段生存的可能性,而且可帮助个体一生向更好地适应生存的方向发展。

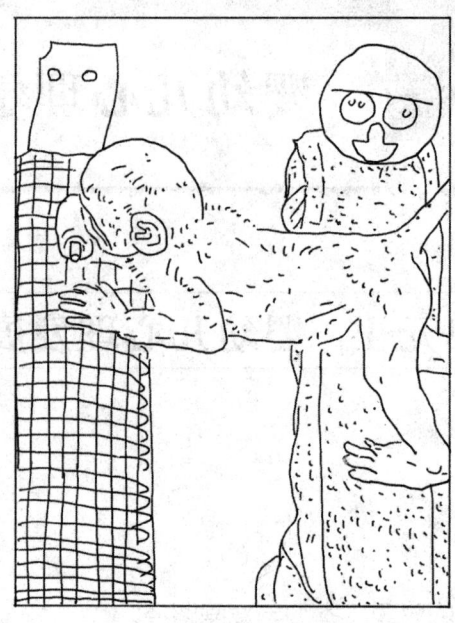

图2-19 恒河猴实验

2. 依恋的对象

最初认为婴幼儿的依恋对象是母亲,现在则普遍认为婴幼儿能够与多个照护者建立起多重依恋。大多数婴幼儿都会依恋自己的父母,母亲通常是婴幼儿第一个也是最主要的依恋对象,随后婴幼儿会越来越强烈地对父亲产生依恋,尤其是母亲需要外出工作时。婴幼儿与父母会建立长期甚至终生的亲子依恋。

如果婴幼儿长时间离开父母,对其他照护者(如祖辈、保育人员)的次级依恋就会使他们格外受益。次级依恋是亲子依恋的补充,并不会代替亲子依恋。建立良好次级依恋关系的婴幼儿会更加爱他们的父母,所以父母和保育人员应互相支持,共同合作养育和照料婴幼儿。

3. 依恋的类型

根据婴幼儿与母亲分离时的表现和反应,研究者将依恋关系划分为安全型、回避型、矛盾型和混乱型四种类型(见图2-20)。

(1)安全型依恋。母亲在身边时,婴幼儿就能感到安全,会自主去探索周围的环境;感到不安全的时候,婴幼儿会自然地寻求母亲的安慰。当婴幼儿与照

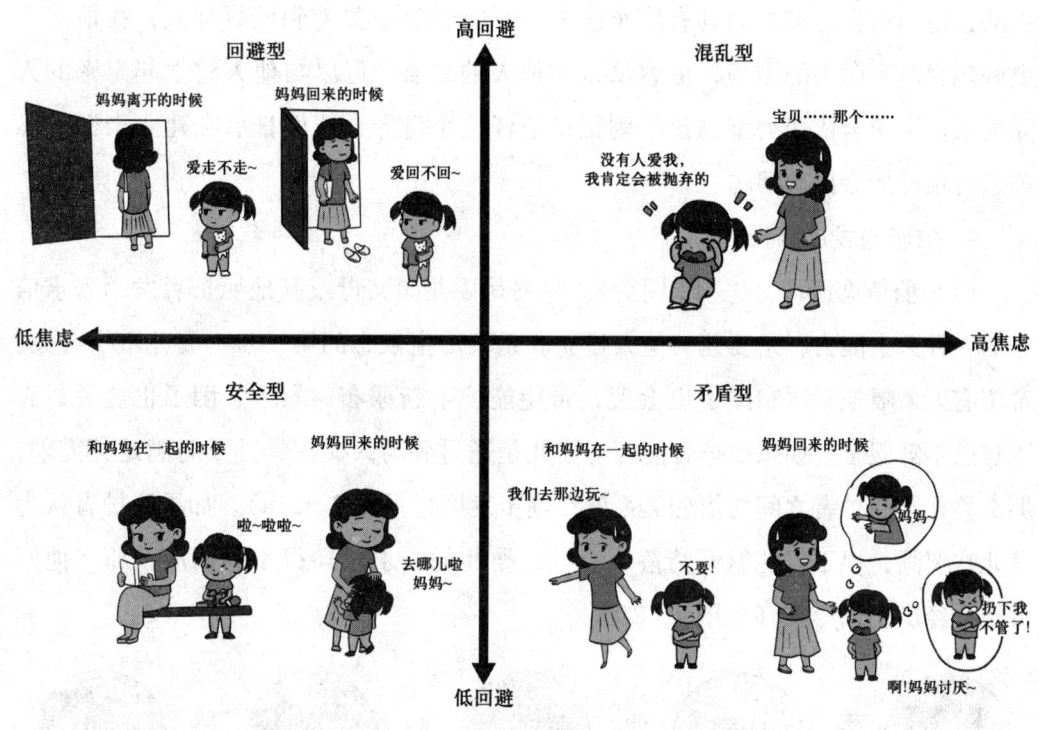

图2-20 依恋关系的四种类型

护者建立起安全的依恋关系时,照护者就像是婴幼儿的"安全基地",婴幼儿会觉得自己是被关爱的,自己很重要、很有能力,这让婴幼儿有更多能量去自主探索。

(2)回避型依恋。婴幼儿对母亲的离开和返回反应冷漠,不会到母亲那里寻求安慰和照顾。从某种程度上来讲,他们认定了母亲不会满足自己想要被安慰的需求。

(3)矛盾型依恋。母亲在身边时,婴幼儿紧紧挨着母亲,几乎不去探索;当母亲离开又回来时,他们又想接触母亲又想愤怒地踢打母亲,重聚并不能缓解负面情绪。这类婴幼儿不确定母亲是否会安慰或照顾他们,表现出一种既想亲近又想回避的矛盾态度。

(4)混乱型依恋。这是最不常见的一种依恋类型。遭受创伤的婴幼儿,如被虐待、严重忽视和孤立,最有可能形成混乱型依恋。这类婴幼儿的反应不可预测,时而平静,时而愤怒,试图接近,又不敢眼神接触,可能出现恐惧或怪异行为。早年遭受的心理创伤让他们容易焦虑和抑郁,甚至出现更严重的心理问题。

依恋能够帮助婴幼儿树立一生的世界观。安全型依恋的孩子乐观自信、积极主动,他们更容易成长为具有安全感的人,能够学会关爱和照顾他人,在情绪上更好地面对生命中的困境,更容易接纳他人的缺点,可以与他人建立起亲密的人际关系。不安全依恋类型的孩子则很难信任这个世界,他们日后在建立亲密人际关系时很可能会出现问题。

4. 依恋的发展路径

(1) 前依恋阶段(0~12周龄)。啼哭是婴儿向父母或其他照护者发出需求信号的一种天生能力,是婴儿与他人建立联系、产生依恋的第一步。婴儿饿了会哭,希望有人来喂他;尿布湿了也会哭,希望能换上新尿布;累了、困了也会哭,表达自己不舒服了。如果照护者能理解婴儿是通过哭与人交流,并及时满足其需求,那么婴儿与照护者之间的依恋关系就在逐步发展(见图2-21a)。如果照护者认为婴儿在哭闹,恨不得能躲开清静一会儿,婴儿的需求长期得不到回应,那么他们可能会经历负面影响(见图2-21b)。

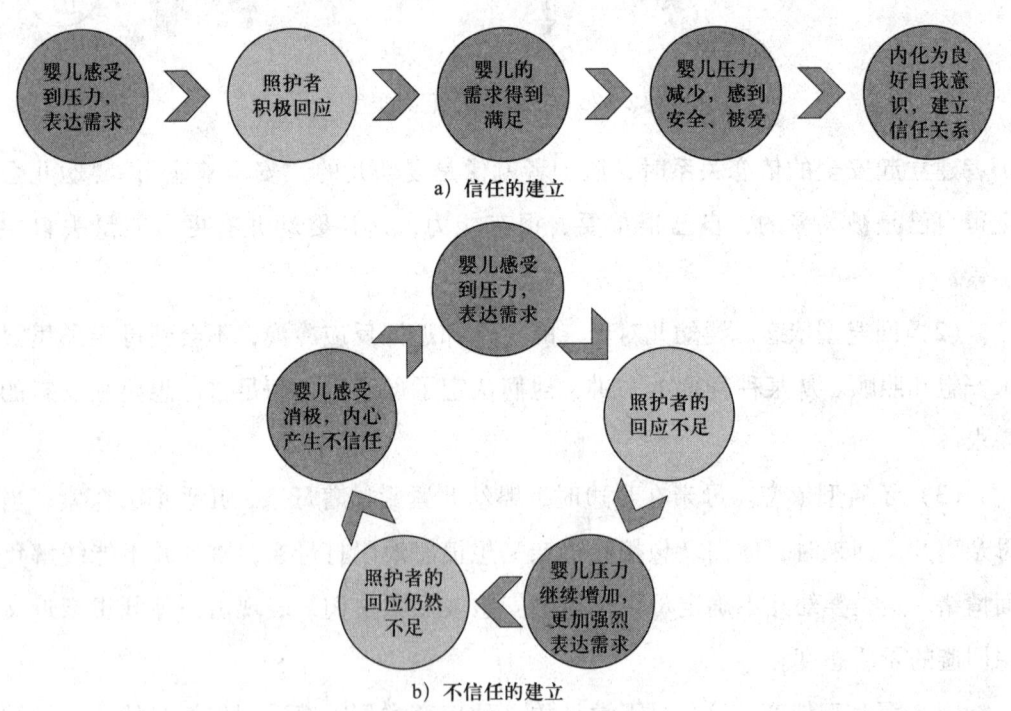

图2-21 前依恋阶段依恋关系的发展

婴儿除了通过哭、微笑等表情,还可以通过眼神注视、抓握、咿呀学语等吸引照护者的关注,与照护者互动。互动会影响依恋的安全性,它取决于照护者是否能敏感地、恰当地回应婴儿的心理和情感状态。在互动过程中,婴儿往往起到主导的作用,他们不断发出信号来影响照护者对待自己的行为方式。如果照护者没理解婴儿的意思,婴儿就会继续发出信号来调整互动。当照护者读懂了婴儿的信号并做出适当回应时,婴儿就会表现得很高兴或很感兴趣。婴儿的高兴情绪对照护者是一种奖励,照护者会更积极地来观察和回应婴儿的需求。这种健康的互动逐渐为双方建立起稳定的情感纽带。

(2)依恋建立阶段(12周龄~8月龄)。婴儿开始对依恋对象有不同的反应。他们会向亲密的照护者微笑、咿呀学语、玩耍互动等。如果照护者起身离开婴儿的视线,他们就会哼哼唧唧甚至大哭,希望照护者能回到自己身边。等到他们会爬了,他们就会向照护者爬去。这些迹象表明婴儿与依恋对象之间的"信任"正在逐步建立。

(3)依恋明确阶段(8月龄~2岁)。逐渐地,婴儿从与照护者的依恋关系中获得安全感,并发展出自主性。婴幼儿把照护者作为"安全基地",从照护者身上获得安全感后,他们就会离开"基地"探索周围环境。其间,婴幼儿会不时回望,确认照护者是否还在附近,一旦发现照护者在视线范围内,就能获得勇气去继续探索。如果婴幼儿受到惊吓,他们会跑回"基地"寻求安慰,获得鼓励后重新出发。

(4)互惠互利期(2岁以后)。当幼儿获得同一个照护者的持续照料时,他们会逐渐认识提供照料的人,并获得信任感和安全感。照护者与幼儿的亲密互动为幼儿提供了丰富的感官体验、语言输入、无尽的乐趣和享受,这也是幼儿学习社会技能、锻炼动作技能和发展认知的好机会。照护者也会从依恋关系中受益,他们与幼儿的交流更顺畅,更容易理解幼儿的需求。

依恋理论具有划时代的意义。此前,人们通常相信依恋来自母亲的喂食行为及人类性的驱力。现在,我们知道照护者与婴幼儿是需要通过互动来建立亲密联结的。虽然依恋在整个生命过程中都存在,但是在婴幼儿早期最明显。无论婴幼儿有何种需求,可能是需要照料、交流,也可能是想要锻炼生活技能,照护者都应该积极地、恰当地给予回应,以帮助婴幼儿获得满足。安全的依恋关系也正是通过这些一点一滴的互动逐渐建立起来的。

二、埃里克森自我发展理论

美国心理学家埃里克森认为,人的一生共有八个自我发展阶段(见表2-2),

每个阶段都有一个重要的心理冲突和发展任务。如果某个阶段的心理冲突能得到解决，个体就会获得理想的发展、优良的品质，否则就会出现各种问题。

表2-2 埃里克森自我发展理论

阶段	危机	解决	未解决	获得品质
出生到12~18月龄	信任—不信任	信任感，安全感	不信任，不安全	希望
12~18月龄到3岁	自主—羞怯	目的性行为	自卑，犹豫	意志力
3岁到6岁	主动—内疚	主动，好奇，有责任感	退缩，缺乏价值感	目的
6岁到青少年期	勤奋—自卑	求学，待人处事的基本能力	缺乏能力	能力
青少年期	同一性—同一性混乱	明确的方向	迷茫	忠诚
成年早期	亲密—孤独	与人有亲密感	没有亲密关系，孤独	爱
成年中期	繁殖—停滞	热爱家庭，有社会责任感	不关心他人，生活无意义	关心
成年晚期	整合—失望	满足感，随心所欲	失望而悔恨	智慧

1. 信任与不信任的冲突（出生到12~18月龄）

婴儿柔弱无力，需要成人的照料才能生存，其自我发展的重点是获得信任感。照护者对婴儿的需求保持敏感和倾听，与婴幼儿进行积极的互动，会使他们产生归属感和安全感，认为自己是被喜爱的，世界是值得信任的，并逐渐形成安全型依恋。如果照护者对婴儿的回应不足或不当，那么婴幼儿可能会觉得周围的人对自己不友好，自己所处的环境是不安全的。

2. 自主与羞怯的冲突（12~18月龄到3岁）

幼儿的能力相较于婴儿，已经有了翻天覆地的变化。一方面，幼儿逐渐掌握了抓握、爬、走、说话等最基本的能力，他们感觉自己可以做得更多，什么都想自己来，"不要"成为他们的口头禅。如果照护者还是以养育婴儿那样对待他们，事事包办代替，一味制止幼儿的主动行为，就会压抑他们自主能力的发展。这个阶段，照护者需要给幼儿自主探索的机会和空间，让他们感受到自己有力量解决生活中遇到的问题。另一方面，幼儿的能力还不足以支持他们独立地吃喝拉撒睡，更不能按成人的标准做很多事情，如按时吃饭、睡觉，不洒落饭菜，不弄脏衣服，不随地大小便等。如果照护者要求幼儿必须按照自己的标准去做，那么即使允许幼儿自己去解决生活中遇到的问题，也会让他们充满失败感，对自己产生怀疑和害羞感。

怎么做才能促进幼儿自主能力的发展呢？尊重并理解他们的自主愿望，允许并鼓励幼儿尝试，提供适当的帮助和支持让幼儿取得成功。例如，当幼儿想自己吃饭时，提供方便手抓的块状食物或易握的勺子等，给幼儿机会自主进食。若孩子反握勺子，不要立刻纠正，给他充足的时间去尝试，可以在他舀不起来饭菜而感到着急时，示范如何正确使用勺子。不断积累小的成功经验，可以给幼儿带来积极的反馈，帮助他们发展自主能力。

3. 主动与内疚的冲突（3岁到6岁）

这个阶段，幼儿从自主行为发展为主动探究，主动性是这个时期最关键的发展任务。主动性的发展可以为幼儿成为具有自信心、富有责任感和创造力的人奠定基础。相反，经常被管理和压制，没有主动的机会，也没有获得鼓励的幼儿则会产生内疚和自卑。相比上一个阶段，幼儿能做且想做的事情越来越多，与此同时，他们也开始明白其中一些事情是社会允许的，一些事情则是不被允许的。这种冲突将幼儿的人格分为两部分：一部分仍是孩子，拥有充沛的精力和好奇心去尝试新事物；另一部分正逐渐向成人转变，不断地确认自己的想法和行为是否符合社会的标准与规则。那些学会调节这两部分的幼儿就获得了新的优良品质：有勇气追求目标，不会因为内疚和害怕惩罚而止步不前。

发展幼儿的主动性，要求保育人员创设适宜的环境，以引发幼儿的自由游戏。保育人员还需要组织各类活动，如户外活动、区域活动等，让幼儿在互动中发挥主动性。此外，还可以在一日生活中寻找机会锻炼幼儿。例如，在进餐环节，可以让较大年龄幼儿摆桌椅碗筷，根据自己的需要盛饭菜，并在结束进餐后帮忙收拾碗筷、打扫卫生。同时，注意用积极的语言鼓励幼儿，给他们以正面的反馈。

埃里克森的自我发展理论不仅考虑了自我意识的出现、同一性的获得，阐述了性格、兴趣、动机等社会化人格特征的产生和发展，还强调个体一生中与他人的相互作用对个体发展的影响，有助于保育人员理解不同发展阶段的婴幼儿所面临的冲突类型，从而采取相应的措施，因势利导、对症下药。但是，自我发展理论是建立在弗洛伊德所提出的"自我"（ego）概念基础上，对其探讨大多在思辨领域开展，相关实证研究较少。

三、皮亚杰认知发展阶段理论

瑞士心理学家皮亚杰认为，个体的认知发展表现为四个阶段：感知运动阶段（0~2岁）、前运算阶段（2~7岁）、具体运算阶段（7~11岁）、形式运算阶段（11岁~成人）。这四个阶段是一个从量变到质量的连续发展过程，每个阶段都区别于其他阶段，但又有一定的交叉重叠。

1. 感知运动阶段（0~2岁）

这个阶段，婴幼儿主要通过感知觉和动作来认识世界。他们喜欢啃咬东西，甚至喜欢吸吮手指、脚趾，喜欢扔东西，喜欢漫无目的地走来走去，经常运用试误法来解决问题，这其实都是他们认识世界的过程。感知运动阶段的认知发展见表2-3。照护者应该创造适宜的环境，提供足够的机会，让婴幼儿可以通过感知觉和动作探索周围世界，发展自己的认知能力。

表2-3 感知运动阶段的认知发展

年龄	表现	举例
0~1月龄	各种反射行为是新生儿认知活动的中心	吮吸反射让婴儿吮吸放在他们嘴里的任何东西
1~4月龄	开始协调整合感觉信息，重复那些让自己感到愉悦的行为	婴儿一边盯着物体看，一边触摸它；吮吸拇指让婴儿感到愉快，就重复吮吸
4~8月龄	开始对外部环境更感兴趣，会重复一些产生有趣结果的行为	把积木一块一块地从桌子边缘推下，观察每块积木落到地板上
8~12月龄	行为更具目的性，能够预测日常生活中简单事件的结果	反复按发声玩具上播放儿歌"一闪一闪小星星"的那个按钮，但是对其他按钮不感兴趣
1~1.5岁	开始有目的地探索周围环境，会尝试新行为，并用试误法来解决问题	玩配对积木时，会试图把方形积木放到圆形孔洞中，并反复调整角度进行尝试

续表

年龄	表现	举例
1.5~2岁	开始出现真正的思维，不再局限于试误法，可以在行动前进行思考	玩配对积木时，会先观察积木和孔洞的形状，把积木放到对应形状的孔洞里

2. 前运算阶段（2~7岁）

这个阶段，幼儿通过感知觉和动作，在大脑中积累了很多经验和认识，并利用符号来表征他们的种种发现。符号是指个体有目的地用某物（如实物、动作、声音、图片、模型、视频、数字、词语等）来表达其他事物。例如，幼儿拿一块积木贴在耳朵上，假装打电话，"积木"就是表示"手机"的符号。"打电话"这个动作符号，反映出幼儿知道手机的用途。最常见的符号是词语，它是人类约定俗成且普遍通用的抽象符号。随着年龄增长，幼儿越来越多地通过词语进行交流，表达自己的感受、想法和记忆等。当幼儿的符号表征能力快速发展时，其认知就有了质的飞跃。例如，幼儿不用直接地观察大象，就可以把大象画出来，编与大象有关的故事。

这个时候的幼儿好奇心和探究欲望强烈，照护者应提供充足的机会，让他们积累有益的直接经验和感性认识。同时，幼儿的符号表征活动急剧增加，照护者应根据幼儿的兴趣，投放丰富多样的材料，以支持幼儿逐渐发展空间、数字、分类与排序等概念。值得注意的是，这个阶段幼儿对事物的认识是表面的、局部的，缺乏逻辑性。以自我为中心，无法站在别人的立场上看问题。常常混淆想象与现实的边界，如看到其他孩子拿着自己喜欢的玩具，会想象"我家也有"（事实上并没有）。照护者不能因此认为幼儿是自私的、爱撒谎的，而要从孩子的视角看待问题，努力理解和接纳他们。

3. 具体运算阶段（7~11岁）

7岁左右，孩子进入具体运算阶段。他们能够多方面地综合思考问题，开始具有抽象逻辑的能力。例如，前运算阶段的幼儿还不能理解守恒，一个黏土球被揉成细长的香肠形状，他们会认为黏土变长了，这意味着黏土变多了。到了具体运算阶段，孩子能够同时考虑长度和粗细，他们知道黏土虽然变长了，但是它也更细了，尽管形状改变了，黏土还是原来那块黏土。虽然，这个阶段孩子的思考开始具有逻辑性，但是他们的思维仍局限于当前的具体情境。

皮亚杰被视为"认知革命"的先驱，提出了很多惊人的发现。此前，人们倾向于认为婴幼儿的思维是成人思维的微缩版。皮亚杰让我们对不同年龄孩子的认知发展有了期望基准，可以帮助保育人员设计不同的课程以适应各种发展水平的孩子。但是，皮亚杰的理论也面临挑战。现代研究显示，皮亚杰在一定程度上低估了婴幼儿的认知能力，而且思维发展并不是单一的、阶段性的过程，而是渐进的、连续的过程。

培训单元2　婴幼儿心理发展

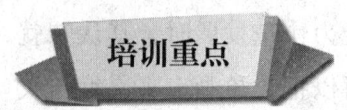

1. 掌握婴幼儿心理发展的连续性和阶段性。
2. 掌握婴幼儿心理发展的普遍性和差异性。
3. 掌握婴幼儿心理发展的整体性和不均衡性。

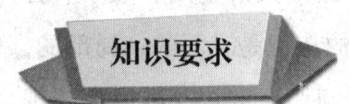

一、连续性和阶段性

连续性是指婴幼儿心理发展表现为一种连续、渐进的变化过程，就像是爬斜坡。当某一种心理活动在发展变化之中而又未出现新质变时，它就正处于一种量变的积累过程，或者当新质变的特征占据主要地位之后，往往仍有旧特征的量变，这些都表现为心理发展的连续性。例如，3岁以下婴幼儿更多借助于感知觉和动作进行某些思维活动，即直观动作思维。随着年龄的增长，幼儿记忆中的外界事物形象越积累越多，可以依靠表象来进行思维活动，产生了具体形象思维，但是其仍然保有直观动作思维的特点。

婴幼儿心理发展还可以被分解为一个个不连贯的步骤，就像是爬楼梯。在婴幼儿心理发展的连续过程中，量变积累到一定程度便发生质变，表现出典型的阶段性特点。例如，婴幼儿在不会说话阶段与会说话阶段之间、在不能独立行走阶段和能够独立行走阶段之间、在直观动作思维阶段与具体形象思维阶段之间，都具有显著的、本质的差异，这也是成人有时会突然感觉孩子近来"长大了""懂事了"的缘故。

保育人员在对婴幼儿进行早期发展支持时，需要遵循从简单到复杂、从具体到抽象、从笼统到分化、从低级到高级的趋势，循序渐进，不能拔苗助长（如托班幼儿园化、幼儿园小学化等），否则不但不能收到应有的效果，还会损害婴幼儿的身心健康。

二、普遍性和差异性

普遍性是指不同婴幼儿在心理发展的时间和内容上表现出共同的特点和规律。例如，婴幼儿的动作发展通常按照 3 个月抬头、4 个月翻身、6 个月独坐、8 个月会爬、9 个月扶站、1 岁会走、2 岁跑跳的顺序；言语能力发展一般都经历了 1~1.5 岁的单词句阶段、1.5~2 岁的双词句阶段和 2~3 岁的完整简单句阶段。

差异性是指在具有整体共同特征的前提下，每个个体在心理发展速度、心理活动内容、心理发展水平等方面都有着不同于他人的独特之处。例如，有的孩子对音乐有特殊的敏度；有的孩子对色彩有深刻的感受。在性情方面也是如此，有的孩子活泼、喜欢与人交往，言语表达流畅；有的孩子喜欢安静、独处，表达略显生涩。

保育人员在实施早期发展支持时，既要考虑婴幼儿的年龄特征具有一致性，又要考虑婴幼儿的个体差异，不能用同一种方法对待不同孩子，要尽量做到因材施教，促进孩子的个性化发展。

三、整体性和不均衡性

整体性是指在婴幼儿心理发展的过程中，各种心理因素之间并不是孤立的，一种心理因素的发展必然与其他心理因素的发展之间有着直接或者间接的联系，各种心理因素是相互联系、相互制约的整体发展过程。例如，幼儿的语言发展与情绪发展有着非常密切的联系。语言发展使幼儿可以表达自己的感受，与他人谈论情感话题又促进了幼儿的情绪理解能力。

不均衡性是指婴幼儿心理发展的不同阶段和不同方面呈现不匀速、不均衡的发展状态。主要表现在两个方面：一是在不同的年龄阶段发展速度是不同的，年龄越小，发展的速度就越快。例如，新生儿的心理可以说一周一个样，满月以后一个月一个样，1岁以后三个月一个样，2岁以后半年一个样，3岁以后发展速度就缓慢下来。二是不同方面的起始时间、发展速度、达到的成熟水平也是不同的。例如，感知成熟在先，思维成熟在后，情感成熟更晚。

保育人员在实施早期发展支持时，一方面需要考虑促进婴幼儿的全面发展，不能人为割裂动作、语言、认知、情绪与社会性等领域的发展；另一方面，抓住婴幼儿发展的敏感期，引导孩子形成良好的行为习惯，促进其心理健康发展。

培训单元3 婴幼儿动作发展

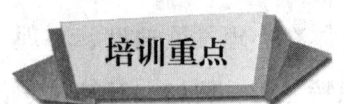

1. 掌握婴幼儿动作发展的基本规律。
2. 掌握婴幼儿动作发展的注意事项。
3. 掌握婴幼儿动作发展的里程碑。

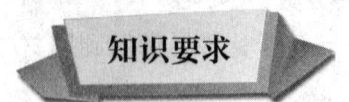

一、动作发展规律

1. 早期反射

当遇到强光时，人会不自主地闭眼，这种与生俱来的对刺激的自动反应就是反射行为。反射行为往往与生存、安全等本能需要有关，在促进中枢神经系统、肌肉组织早期发展方面具有重要作用。据估计，婴儿有27种主要的反射行为，大部分反射在出生时或出生后不久就会表现出来（见表2-4）。

表2-4 婴儿的一些早期反射

典型月龄	早期反射	刺激	婴儿行为
0~3月龄	张口反射	同时按压婴儿两侧手掌	张嘴
0~3月龄	拥抱反射	婴儿突然下落或听到巨大的声响	腿、手臂、躯干伸直，手指呈扇形张开，然后手臂屈曲内收呈拥抱状态
0~3月龄	握持反射	触摸婴儿的手掌	握紧拳头。如果婴儿握紧一根棍棒，可以提起棍棒使婴儿站立起来
0~4月龄	足底反射	触摸婴儿的足底	张开脚趾，脚蜷曲
0~5月龄	击剑反射	婴儿仰卧	头转向一边，呈现"击剑"姿势，一侧张开手臂和腿，另一侧弯曲

续表

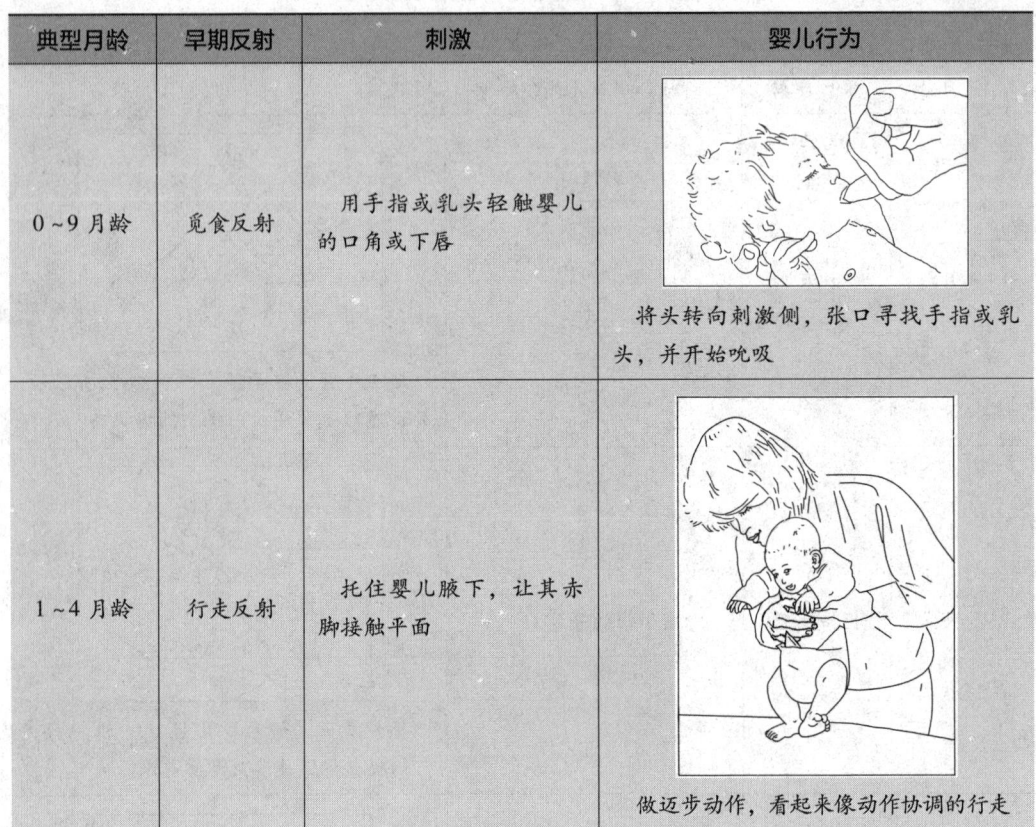

典型月龄	早期反射	刺激	婴儿行为
0~9月龄	觅食反射	用手指或乳头轻触婴儿的口角或下唇	将头转向刺激侧，张口寻找手指或乳头，并开始吮吸
1~4月龄	行走反射	托住婴儿腋下，让其赤脚接触平面	做迈步动作，看起来像动作协调的行走

出生后半年内，大部分早期反射逐渐消失，但是一些具有保护性功能的反射行为会保留下来，如瞳孔反射（瞳孔大小随光照强度而变化），那些不再需要的反射适时消失，表明大脑皮层的运动神经通路已经逐渐发育。典型月龄未出现反射或反射延迟消失均提示可能存在发展异常。当然，某些反射行为会延续较长时间，例如个别孩子的足底反射要到2岁才能消失，这也是正常生理现象。

2. 动作

婴幼儿动作发展主要包含粗大动作和精细动作的发展。

（1）粗大动作。粗大动作发展遵循由上到下、由近到远的顺序：先抬头，后抬胸，然后翻身、坐、爬、站、走、跑跳等（由上到下）；从臂到手，从腿到脚（由近到远）。3岁以后，幼儿的骨骼和大肌肉更加强壮，肺活量增大，因此他们跑得更快，跳得更高，爬得更远。

（2）精细动作。精细动作主要指手以及手指等部位小肌肉或小肌群的运动，包括伸手取物、手掌大把抓握较大物品、拇指与其他手指分开拾取较小物品等。

精细动作的发展遵循由粗到细、由简单到复杂的顺序：从全手掌抓握到手指拾取（由粗到细）；先画直线，后画圈、图形（由简单到复杂）；从无意识抓握到随意抓握。

3 岁以后，幼儿可以不断整合已经获得的动作技能，从而掌握更加复杂的动作。但是，大部分 6 岁以下幼儿还不适合参与有组织的运动，而是需要在有意义的、非结构化的自由游戏中得到最好发展。

二、动作发展注意事项

1. 利手

1 岁末，幼儿开始偏好用左手或右手的现象被称为利手。由于大脑左半球控制身体的右侧，通常处于支配地位，因此大部分人是右利手。那些大脑机能更对称的个体，其大脑右半球处于支配地位的，通常是左利手，俗称"左撇子"。利手的区分并非总是清晰可辨的，在不同任务中，有些个体并不是只偏好某只手。男孩比女孩更可能是左利手。左右利手并无优劣之分，不必对其强行纠正。在精细动作发展的过程中，应留意左利手孩子的特点，为其提供更切实有效的引导与支持。

2. 文化环境对动作发展速度的影响

研究显示，文化对动作发展的速度有一定影响。在某种文化下看似"正常"的发展速度，在另一种文化下可能就被认为是"不正常的"。例如，非洲地区的婴儿通常更早学会坐立、行走和跑，欧美国家的婴儿要晚一些才能学会上述技能，亚洲的婴儿似乎更晚。在某种程度上，这种不同可能与种族间的气质差异有关，或者也反映了各种文化在养育孩子方面的差异。

有些文化会积极地鼓励孩子发展动作技能。在许多非洲国家，成人会采用弹跳和跨步等练习，来提高婴儿肌肉的强度。与未接受过类似训练的婴儿相比，这些非洲婴儿能更早学会坐立、爬行和走路。有些文化并不鼓励婴儿过早地发展动作。例如，在位于巴拉圭的阿契族部落，当婴儿四处爬行时，母亲总是把他们抱回来放在膝盖上，保护孩子远离游牧生活中的各种危险。所以，阿契族孩子在 18~20 月龄大时才开始学习走路。然而，到了 8~10 岁时，这些孩子要学会爬高树、砍树枝，并参加一些增强动作技能的锻炼。

由上可见，如果孩子在家中被保护过度，缺少充足锻炼，导致动作发展速度比同龄孩子略有延迟（没达到预警征程度），对此无须惊慌。经过足够锻炼，孩子完全可以跟上其他人的发展速度。正常的发展不需要遵循相同的速度，也可以取得相同的结果。

三、动作发展里程碑

动作发展遵循的顺序具有普遍性（见表2-5）。虽然男孩多数比女孩体形大且更好动，但是在动作发展上并不存在性别差异。

表2-5 婴幼儿动作发展里程碑

年龄	粗大动作（含平衡）	精细动作	保教重点
0~1月龄	（1）头能从一边转向另一边 （2）在身边摇响铃，手脚会向中间抱紧	—	（1）让新生儿仰躺，不放在摇椅等限制性设备中或进行束缚性包裹，让其可以自由活动手脚、四肢 （2）偶尔让新生儿体验宽敞开放的空间，如地板
1~3月龄	俯卧时能抬头，抱坐时头稳定	（1）能把小手放进嘴里 （2）能手握手	（1）允许婴儿通过看、吮吸、伸手够等方式自由地探索周围环境 （2）可尝试让婴儿俯卧，每次3~5 min，以提高颈部力量 （3）满2月后，每日做1~2次被动操：上肢伸屈肘，下肢伸屈腿
4~6月龄	（1）能翻身 （2）靠着东西能坐或能独坐	（1）会紧握手摇铃，主动拿玩具，拿着东西就放嘴里咬 （2）玩具能在两只手间交换	（1）可尝试将婴儿一侧下肢屈曲放置对侧下肢上，用玩具引导婴儿翻身 （2）每日做1~2次被动操 （3）用玩具引导婴儿主动抓物
7~9月龄	（1）能自己坐 （2）扶着成人或床沿能站立 （3）扶着成人的手能走几步 （4）会爬	（1）能用一个玩具敲打另一个玩具 （2）能用手抓东西吃，能用拇指、食指捏起细小物品	（1）投放枕头、矮平台或斜坡，设置不同难度的运动场景 （2）提供更加开放自由的环境，及方便幼儿移动、抓取的物品 （3）以婴儿爬行锻炼为主，把婴儿放在他们能独立返回的位置，或把玩具放到离婴儿远一些的地方，让他们想办法去拿 （4）用玩具引导婴儿对敲、拾取物品等

续表

年龄	粗大动作（含平衡）	精细动作	保教重点
10~12月龄	(1) 能熟练地爬 (2) 扶着家具或别的东西能走	(1) 能滚皮球 (2) 喜欢反复拾起东西再扔掉 (3) 会搭1~2块积木	(1) 仍以婴儿的爬行锻炼为主，让婴儿自行决定何时结束爬行 (2) 提供围栏或矮家具，让婴儿可以扶着独站或沿走，不要刻意让婴儿学走路 (3) 不要干涉婴儿的探索，鼓励他们运用自己的操作技能，如滚皮球、玩积木、开门等
1~1.5岁	(1) 能独站、独走 (2) 能蹲下再起来，会抬一只脚做踢的动作 (3) 走路时能推、拉或者搬运玩具	(1) 能玩简单的打鼓、敲瓶等音乐器械 (2) 能从杯子中取出或放进小玩具 (3) 能堆起2~3块积木	(1) 以幼儿独站、独走锻炼为主 (2) 可尝试让幼儿边走边玩推拉玩具 (3) 在成人扶持下，可尝试让幼儿进行有节奏的活动 (4) 引导幼儿玩敲打类音乐器械
1.5~2岁	(1) 能向后退着走 (2) 能扶栏杆上下楼梯 (3) 在成人照顾下，能在宽的平衡木上走 (4) 能踢球、扔球	(1) 喜欢手指游戏、玩沙、玩水 (2) 模仿成人，试图拉开和闭合普通的拉链以及翻书、折纸、捏面团等 (3) 能试图堆4~6块积木	(1) 提供更大的空间，让幼儿可以走和跑 (2) 这个阶段幼儿很享受闲逛的过程，不必限定路线和目标 (3) 鼓励幼儿进行多元化锻炼，如攀爬、走宽平衡木、踢球、扔球等 (4) 可尝试开展音乐操 (5) 引导幼儿玩手指游戏、捏面团或黏土、玩沙、玩水等
2~3岁	(1) 会骑三轮车 (2) 能两脚并跳 (3) 能爬攀登架 (4) 能独自绕过障碍物（如门槛） (5) 能走较宽的平衡木 (6) 能自己上下楼梯	(1) 能用手指捏取细小物品 (2) 会折纸 (3) 能拧开或拧紧盖子 (4) 能握住大的蜡笔在大纸上涂鸦 (5) 喜欢倒、装、搬运东西	(1) 在保证安全的前提下，鼓励幼儿用喜欢的方式自由活动，允许幼儿之间友好地追逐打闹 (2) 可尝试让幼儿骑三轮车或平衡车；爬矮的攀登架、爬梯、滑梯、斜坡、楼梯等；独走宽平衡木、荡秋千 (3) 开展简单的美工活动，如涂鸦、折纸、串大珠子等

续表

年龄	粗大动作（含平衡）	精细动作	保教重点
3~4岁	（1）能交替迈步上下楼梯 （2）能倒着走，能原地蹦跳 （3）能短时间单脚站立	（1）能画横线、竖线、圆圈 （2）喜欢堆积木、拆装简单拼插玩具	（1）这个阶段幼儿仍然喜欢2~3岁孩子的所有运动器械，但是需要提供更高级的版本来增加挑战，如滑大滑梯、玩跷跷板、走窄平衡木等 （2）条件允许的话，把大肌肉运动的设备移到室外（每天室外活动不少于2 h，其中体育活动时间不少于1 h），室内环境有更多限制性 （3）注意幼儿的体态，帮助他们形成正确的站、坐、走等姿势 （4）可尝试让幼儿做操、跳舞等 （5）鼓励幼儿参与锻炼精细动作的活动，如堆积木、玩简单拼拆玩具、串小珠子、用剪刀等
4~5岁	（1）能熟练地单脚跳 （2）能沿着一条直线行走 （3）能轻松地起跑、停下，绕过障碍物	（1）能正确地握笔 （2）能画出简单的图形和人物 （3）能串较小的珠子	（1）让幼儿自如跑跳、钻爬、攀登、投掷、拍球等，促进其动作的协调性和灵活性 （2）让幼儿沿直线或田埂行走、蒙眼走路、走平衡木、跳房子、踢毽子、踩小高跷、坐转椅、拉手转圈等，使其适应轻微的摆动、颠簸、旋转，促进平衡官机能的发展 （3）可尝试让幼儿玩跳竹竿、滚铁环、打沙包、丢手绢等传统体育游戏 （4）提供条件和机会，促进幼儿手的动作灵活协调。如画、剪、折、粘、串小珠子、拼图等美工活动；择菜叶、做面食等家务劳动；自己用筷子吃饭、扣扣子等生活自理活动
5~6岁	（1）学习交替单脚跳 （2）会翻跟头 （3）能快速、熟练地骑三轮车或有轮子的玩具	（1）能使用笔 （2）能用各种图形的材料拼图	（1）可让幼儿尝试跳绳，但不要过于要求数量，更不能机械训练 （2）可让幼儿尝试球类运动，如拍球、踢球、边跑边拍球、边跑边踢球等，但不要过于要求数量，更不能机械训练 （3）与幼儿一起观看体育相关的赛事或电视节目，培养其运动兴趣

培训单元 4　婴幼儿语言发展

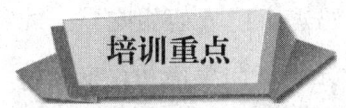

1. 掌握婴幼儿语言发展的基本规律。
2. 掌握婴幼儿语言发展注意事项。
3. 掌握婴幼儿语言发展里程碑。

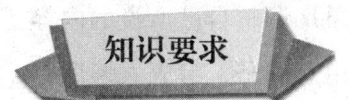

一、语言发展规律

1. 语音

婴儿在能够使用词语之前，已经可以通过声音表达自己的需要和感受——从哭到咯咯笑，再到咿呀学语，都是语音获得的敏感期表现。此时，孩子充满兴趣，不断尝试自己能发出的语音。照护者发现婴儿可以咿呀学语（如发出"ba ba"等音）通常非常兴奋，与婴儿积极互动。其实，咿呀学语不是真正的语言，这些音节并没有被婴儿赋予实质意义。但是，在温馨美好的互动中，婴儿逐渐掌握规范化语音。

2. 语义与肢体表达

在熟悉语音的过程中，婴儿逐渐认识和理解语音，并开始使用肢体语言。6月龄婴儿可以把语音和语义相联系。例如，让6月龄婴儿看不同图片，当他听到"妈"的读音时，会更长时间地注视妈妈的图片。肢体表达通常出现在婴幼儿掌握词汇之前，9~12月龄婴儿学会了一些传统的社交动作。例如，摆手表示"再见"，点头表示"是"，摇头表示"否"。1岁左右，孩子会使用一些更精细的动作。例如，伸出一根手指表示"1岁"，吹气表示"热"。这些肢体动作与词语的作用类似，在孩子学会用词语表达肢体动作的意思后，这些动作一般便会自动消失。

3. 词汇与短句

通常，幼儿在1岁左右可以有意识地说出第一批词汇，最初的词语只是"爸爸""妈妈"等。他们会用一个简单的词表达多种意思。例如，"那"也许意味着"我想要那个""我想要去那儿""爸爸在那里"等。到了1.5~2岁，有些幼儿会出现一段"词汇爆炸期"，口语词汇量经历快速的增长，词语再认速度和准确性明显提高。这个阶段的幼儿开始以短句的形式说话，如"妈妈亲！""姐姐吃！"。此后，2~3岁幼儿的语言能力不断增强，可以说一些较为完整的简单语句，也逐渐意识到交流的目的，开始关注别人是否理解自己所说的话。

4. 句法与语用意识

到3岁时，幼儿的语句更长、更流畅、结构更复杂。尽管幼儿会忽略语句中的一些词，但别人已经可以很好地理解他们想表达的意思了。4~5岁幼儿可以使用陈述句、否定句、疑问句或祈使句等，并能根据交谈对象来调整自己所说的内容。例如，5岁的孩子与2岁的孩子讲话时，其语言更加简单。但是，与成人谈话时，他们能更多使用礼貌用语，较少用直接命令式的语言。6岁幼儿可使用更长、更复杂的句式，谈话越来越成人化，但是仍需学习很多语言的精细特征。

二、语言发展注意事项

1. 儿化语

成人不用特意说"儿化语"，即与婴幼儿说话时，刻意放慢声调，故意抑扬顿挫、加强重音或经常使用叠词等。许多研究者认为，"儿化语"能通过清晰易认的语音特征来帮助婴幼儿快速掌握母语发音。但是，另一些研究者对"儿化语"的价值提出了质疑。他们坚信，如果婴幼儿能听到更复杂的成人间对话，并对其作出反应，那么婴幼儿会更早学会说话，而且说得更好。对于这两种观点的对错，还不能轻易下结论。可以确定的是，婴幼儿更喜欢听简单的语言。

2. 自言自语

自言自语在幼儿中很普遍。自言自语不是为了和他人交流，而是大声和自己说话。例如，3岁的幼儿一边推着玩具车前进，一边嘴里嘟囔着："车来了，车来了。过大桥了。"2~3岁幼儿喜欢模仿重复他人的声音和话语，4~5岁幼儿通过自言自语来表达想象和情绪，更大一些的孩子会以几乎听不到的声音喃喃自语。

皮亚杰认为，自言自语是一种认知不成熟的表现，幼儿不能进行有意义的交流，只能说出自己心中的东西。但是苏联心理学家维果茨基认为，自言自语是幼儿交流的一种特殊形式，它对于幼儿的社会语言发展具有重要作用。许多研究证实，善于交际的幼儿往往更喜欢自言自语。还有一些证据表明，自言自语具有自我调控的作用，幼儿可以通过自言自语控制自己的情绪和行为。尤其是在没有照护者指导的情况下，幼儿在解决困难任务时，自言自语的现象更加普遍。总之，幼儿的自言自语或嘟囔不应该被看作一种不良行为。如果幼儿对某个问题比较纠结，他需要发出声音的思维。

3. 社会互动

社会互动能有效促进婴幼儿的语言发展，并提高其早期读写能力。在咿呀学语阶段，照护者通过重复孩子的发音，可以帮助孩子练习调节和控制发音器官的动作，为以后真正的言语表达打下基础。这样做还有助于孩子了解语言的社会功能，让他们知道交谈时每个人要轮流说话，7～8月龄婴儿就能理解这一点。

研究显示，照护者是否喜欢说话，与婴幼儿的词汇量密切相关。照护者使用更多词汇和更长语句，孩子通常会有更大的词汇量。若保育人员能找到合适的机会教婴幼儿新的词语，那么孩子的语言发展会得到良好的促进。例如，当孩子在注视一个球的时候，保育人员告诉他"这是一个球"，相比孩子玩别的东西时，保育人员尝试教给他"球"这个新词语，当然是前者的效果更好。

然而，与照护者所用的词汇量相比，照护者对孩子语言发展水平的敏感度与回应程度发挥着更大的作用。研究显示，那些词汇量最大的婴幼儿通常是照护者对其回应程度最高的孩子。如果保育人员愿意与孩子充分谈论他们感兴趣的话题，那么孩子更可能成为一个好的阅读者和写作者。例如，在生活照料中向孩子讲述照料行为（如"我要涂润肤露了，先涂小手，再涂小脚……"），在餐桌上谈论饮食与营养的相关话题，共同回忆发生的日常事件，户外玩耍时谈论看到的有趣事物等。

4. 早期阅读

照护者对婴幼儿朗读的频率和方式影响着孩子读写能力的发展。很早就能阅读的孩子，一般在他们很小的时候照护者便开始对他们朗读。早期阅读分为三种类型：

（1）直接式朗读。直接式朗读中，照护者通常一口气把整个故事读完。婴儿阶段的故事内容大多非常简单，孩子互动能力也有限，这种阅读方式就比较常见。有时，孩子会跟读词汇或短语，照护者可以重复孩子的话，以帮助孩子掌握正确的语音，并建立交谈的话轮意识。例如，保育人员在读一个关于车的故事，孩子很喜欢车，不断发出"xie"的读音。保育人员不用刻意纠正孩子的发音，只需重复孩子感兴趣的内容："是的，这是 che。"

（2）对话式朗读（或分享式朗读）。对话式朗读（或分享式朗读）中，照护者通常把注意力集中在描述插图里发生的事情，并通过提出开放性、有挑战性的问题，来让孩子进行复述。例如，指着小猫问："小猫是什么颜色的？""她早饭吃了什么？"这是一种很有效的阅读方式，可以鼓励孩子成为故事的讲述者。这种阅读方式对于提升孩子的表达能力效果最好。

（3）理解式朗读。理解式朗读中，照护者在读完故事后会总结主要脉络，鼓励孩子深入理解故事内容，并做出推断和预测。例如，问孩子："你觉得小狮子接下来会做什么？"这种阅读方式对于年龄稍大、掌握了比较大词汇量的孩子效果最好。

不管采用哪种阅读方式，都要大声地、声情并茂地朗读，以吸引孩子的注意力，更好地代入故事情境中。随着孩子年龄的增长，提出的问题应该是开放性的，而不是只有"是"或"否"的简单回答的封闭性问题。例如，"小熊在干什么？"而不是"小熊是不是在散步？"。保育人员应积极耐心地倾听，随着孩子的回答追问更多的问题，重复并拓展孩子的语言，改正错误的答案并提供一些可能的选项，在孩子需要帮助时给予及时的支持。另外，保育人员还要适当地称赞孩子，鼓励他们把故事和自己的生活经验联系起来。例如，"你见过小猫吗？""昨天我们遇到的那只小猫是什么颜色？"

三、语言发展里程碑

婴幼儿的语言发展非常复杂，表现在语音、语义、言语理解、句法获得等方面（见表2-6），而且女孩的语言发展情况通常比男孩要好一些。

表2-6 婴幼儿语言发展里程碑

年龄	语言发展	保教重点
0～1月龄	听到轻音乐、人的说话声时，会安静下来	（1）提供平静、安宁的环境，减少各种声音的刺激。仅让与新生儿有关的人对他们轻轻说话（如照护者、兄弟姐妹等） （2）照料新生儿的时候，要对他们讲话，告诉他们正在或将要做什么，留出时间让他们反应

续表

年龄	语言发展	保教重点
1~3月龄	(1) 会笑出声，会叫，能应答性发声 (2) 能以不同的哭声表达不同的需要	(1) 提供铃铛、摇铃等玩具，让婴儿可用其制造声音 (2) 照料婴儿的时候，对他们讲话 (3) 重复或回应婴儿的咿呀声，与婴儿玩声音游戏
4~6月龄	(1) 会大声笑，会自己发出"o""a"等声音 (2) 喜欢别人跟他说话	(1) 为婴儿提供布书 (2) 照料婴儿的时候，对他们讲话 (3) 重复或回应婴儿发出的声音
7~9月龄	(1) 能发出"ba ba"等音 (2) 能听懂成人的一些话，如听到"爸爸"这个词时，能把头转向爸爸	(1) 为婴儿提供适宜的绘本 (2) 照料婴儿时，要与他们交谈 (3) 游戏中，适当描述婴儿正在做的事情，但注意不要打断他们的游戏 (4) 对婴儿的交流做出回应
10~12月龄	(1) 会用面部表情、手势、单词与成人交流，如微笑、拍手、伸出一个手指表示"1岁"等 (2) 能模仿叫"爸爸""妈妈"	(1) 让婴儿参与到对话中 (2) 鼓励婴儿与其他孩子互动 (3) 问一些婴儿能做出反应的问题
1~1.5岁	(1) 能听懂和理解一些话，能说出自己的名字 (2) 喜欢听儿歌、故事，听成人的指令能指出书上对应的东西 (3) 能用一两个字表达自己的意愿 (4) 能有意识地叫"爸爸""妈妈"	(1) 引导幼儿参与唱歌、讲故事、读绘本、玩游戏等活动 (2) 对幼儿提供简单的语言指导，允许幼儿在游戏中与玩具交谈 (3) 促进幼儿与成人的互动，向成人学习如何交谈 (4) 促进幼儿间的互动，练习交谈
1.5~2岁	(1) 喜欢童谣、歌曲、短故事、绘本等 (2) 能手口一致地说出身体各部位的名称 (3) 能运用自己的名字，如"宝宝要" (4) 能说三个字的短句	(1) 根据幼儿的兴趣，提供更多内容清晰、简单的绘本 (2) 提供不同情境，让幼儿有更多机会运用语言 (3) 向幼儿提出问题，并鼓励幼儿提问题

续表

年龄	语言发展	保教重点
2~3岁	(1) 能说出图画书上东西的名称 (2) 喜欢有人给他念书，能一页一页地翻书，并假装"读书" (3) 能说出6~10个词的句子，能比较准确地使用"你""我""他"	(1) 根据幼儿的兴趣，提供多种类绘本、图片等 (2) 张贴一些图片（注意在幼儿平视看到的高度，并定期更换），供幼儿谈论 (3) 鼓励幼儿间、幼儿与成人间的对话 (4) 提供非日常的环境或事件，与幼儿谈论所见所闻 (5) 鼓励幼儿用语言表达需求、感受，解决争议等
3~4岁	(1) 认真听适合该年龄的故事，喜欢看书 (2) 至少能说出红色、黄色、蓝色的名称 (3) 能用简短的话表达自己的愿望和要求 (4) 问越来越多的问题，如是什么、为什么等 (5) 能简单讲述看到和发生的事情	(1) 在对话、唱歌、读绘本、讲故事、做游戏等各种活动中，增加幼儿使用语言交流的机会 (2) 鼓励幼儿倾听、提问、对话、表达感受、解决冲突等，让幼儿体验语言交流的乐趣 (3) 与幼儿玩简单的语言游戏 (4) 在农村和少数民族地区，积极为幼儿创造用普通话交流的语言环境
4~5岁	(1) 能独自看懂并说出简单图画的意思 (2) 喜欢听有情节的故事、猜谜语 (3) 能回答谁、为什么、多少个等问题 (4) 能说比较复杂的话，例如："我还没看清楚猫的颜色，它就跑过去了。" (5) 能比较清楚地表达自己意愿	(1) 在3~4岁幼儿绘本和图片基础上，增加相关物品的多样性和复杂性 (2) 可尝试鼓励幼儿开展自主阅读，培养良好阅读习惯 (3) 在各种活动中，增加幼儿使用语言交流的机会，引导幼儿清楚地表达，并培养良好的语言行为习惯，如公共场合不大声说话、说话要有礼貌、轮流发言等 (4) 适度地观看电视教育节目，并与幼儿谈论节目内容
5~6岁	(1) 能边看图画边讲熟悉的故事 (2) 能正确地转告简短的口信，能接电话 (3) 能画许多形状和写简单的汉字	(1) 提供的早期阅读材料从绘本逐渐向桥梁书过渡，鼓励幼儿自主阅读 (2) 鼓励幼儿看图片编故事，并引导幼儿将书面语转化为口语 (3) 鼓励幼儿用字母、数字以及类似文字的符号等来乱写乱画，在游戏中为幼小衔接做必要的书写准备

培训单元 5 婴幼儿认知发展

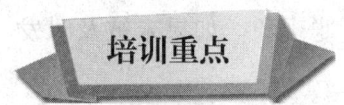

1. 掌握婴幼儿认知发展的基本规律。
2. 掌握婴幼儿认知发展的注意事项。
3. 掌握婴幼儿认知发展里程碑。

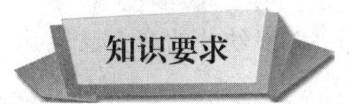

一、认知发展规律

1. 感知觉

（1）感觉。新生儿出生后就具有触觉、嗅觉、味觉、听觉、视觉、运动觉、温度觉等方面的反应，这些反应就是感觉。感觉是对外部刺激的接收、感受过程。例如，耳朵接收到声波刺激，然后沿着传入神经到达大脑中枢引起反应。

1）触觉和痛觉。触觉是胎儿最先获得的感觉。到妊娠后期，胎儿身体的各个部位都能感觉到触碰。过去，我们曾经误以为新生儿感觉不到疼痛或者痛感会一瞬即逝。而事实上，即便是刚出生的婴儿也会感觉到疼痛。随后的几年中，他们对疼痛越来越敏感。长时间或严重的疼痛会对婴幼儿造成永久性伤害，缓解疼痛至关重要。

2）嗅觉和味觉。胎儿在母体内也开始发展嗅觉和味觉了，妈妈所吃食物的气味和味道会通过羊水传递给胎儿。吃母乳的新生儿在出生两天后，就会更喜欢自己妈妈乳垫的气味。婴儿在很大程度上拥有与生俱来的味道偏好。比起酸味和苦味，婴儿更加偏爱甜味。天生好吃甜味有助于婴儿适应子宫外的生活，因为母乳很甜。拒绝苦味可能是出于另一种生存机制，因为很多苦味物质都是有毒的。婴儿期所形成的味道偏好会持续到幼儿时期。例如，一些在婴儿期食用不同奶粉的孩子，在4~5岁时对食物的偏爱也不同。

3）听觉。听觉在出生前也开始发展了。新生儿能识别在子宫内听到的声音和语言，更喜欢妈妈的声音，这会奠定依恋关系的基础。听觉辨别力在出生后快速发展。1个月大时，婴儿能区分"嗒"和"啪"这类相似的声音。听力是语言发展的关键因素。新生儿中每1 000人会有1~3人出现失聪现象。如果未被及时发现，可能会导致婴儿听觉发展的迟滞。

4）视觉。视觉是新生儿发育水平最低的一种感觉。新生儿的视网膜结构不完整，视神经也未充分发育。出生时的视敏度较低，只能看到东西的大概轮廓。新生儿的最佳注视距离大约是30 cm，恰好是一个人抱着婴儿时，其脸部与婴儿的距离。这可能是一种促进依恋关系的生理机制。随后，婴儿的视敏度迅速发展，到8个月大时可以看清6 m外标准视力表上的字母，3岁幼儿的视力已经达到1.0。

婴儿在遇到强光时会眨眼。出生1个月内，婴儿的追踪移动目标和颜色感知能力就开始迅速发展。4个月大的婴儿能区分红色、绿色、蓝色、黄色等基本颜色。5个月左右，婴儿才开始发展双眼视觉，即能够感知深度和距离等。视力的早期筛查至关重要，能够检测出任何可能有损于视觉的问题。

（2）知觉。知觉是比感觉更高级的心理活动。知觉是对感觉信息的解释，对感觉输入的信息赋予意义的过程。例如，婴儿看到母亲的笑脸就会雀跃，是因为他们将母亲与温暖、舒适、快乐相联系，这就不仅仅是对母亲笑脸的感觉，而是一种将母亲笑脸与温暖快乐相连的知觉。

1）0~3岁阶段知觉的发展。皮亚杰认为，各种感官之间在刚出生时是没有联系的，只能通过后天的经验逐渐整合。最新研究显示，这种整合几乎是在孩子刚出生时便开始了，被称为联合知觉能力。新生儿会注视发声的物品，这表明他们能够把听觉和视觉联系起来。1个月大的婴儿能通过闭着眼吮吸（触觉），来获得物体的特征（如软硬、形状等），并在睁眼后将吮吸的物体辨认出来，这表明婴儿将触觉与视觉信息整合了起来。3~5个月大的婴儿看到系在脚腕上的摇铃，会主动摇动身体使摇铃发出声音，感知觉与动作的双向联系逐渐建立。这种双向联系为婴幼儿提供了大量认识自己、认识环境的有用信息。

在一个特定的环境中,感知觉帮助婴儿认识自身的身体特点或能力,以及正在变化的环境特点,快速判断什么能做、什么不能做,从而成功解决问题,更好地适应环境。例如,4~5个月大的婴儿开始伸手抓东西,他们主要依靠的是视觉引导,即利用眼睛去引导手或身体其他部位的动作。除了依靠视觉,婴儿也能够利用其他感觉线索伸手拿东西,如他们能够根据拨浪鼓的声音来确定其大概方向。5~7个月大的婴儿能够在黑暗中抓到移动的发光物体,即便他们看不见自己的手。要做到这一点,婴儿既需要知道自己手的运动情况,也需要清楚物体的运动轨迹和速度,进而提前预测手与物体的接触点。

当婴儿能够伸手抓住物体后,他们的触觉感知能力获得快速发展。这种能力让婴儿不仅通过简单地观察物体来获取信息,而且能够通过触摸来感知大小、形状、纹理、温差等信息。婴儿学会爬行和行走之后,活动范围扩大,有助于形成空间方位知觉、距离知觉等。面对坡度越来越陡的下坡,他们能够更准确地做出深度、距离等判断,使自己保持平衡,并爬得或走得更远。

2)3~6岁阶段知觉的发展。3岁幼儿能辨认上下方位;能分辨物体的远近;能区分几种基本颜色,但不能区分相近色;能分辨物体的大小,具有圆形、方形、三角形的形状知觉;具有白天和黑夜的时间知觉,可以理解早晨起床、晚上睡觉。

4~5岁幼儿的感知觉能力进一步提高,开始辨认前后方位;对远距离物体的辨别力进一步发展;从认识基本色到可以区分混合色;逐渐认识一日内的时间顺序(如早、中、晚)以及昨天、今天、明天。

5~6岁幼儿对颜色、形状、方位、距离、时间等方面的感知更加精确。能以自身为中心辨认左右,但不能区分他人的身体左右;开始逐渐掌握周内时序、四季等概念;同时,观察力有了明显的提高,他们能够有目的、系统地观察感知事物,并能够对自己的观察进行概括。例如,潇潇捡了块石头,拿给李老师看,他告诉李老师:"这是一个鹅卵石。它圆圆的,滑滑的。"

2. 注意

注意是指心理活动对外界事物的指向和集中。注意不是独立的心理过程,它是伴随记忆、思维等心理过程而存在的,是所有认知活动的基础。

(1)注意的作用

1)选择功能。让人们对纷繁复杂环境的所有细节进行反应既不可能,也是没有必要的,因此,人类具有一种本能:摒弃无关刺激,只选择少量刺激进行反应。例如,老师手里拿着几个玩具,颜色鲜艳的玩具通常比较吸引孩子的注意。

2)保持功能。人们通过注意把外界信息保持在意识中,使其得到清晰准确的反应,直至完成任务。例如,孩子专心听故事时,有人叫他名字都听不到。

3)调节和监督功能。根据活动的目标,人们分配和转移注意力,并监督注意力是否偏离了活动预定的方向,一旦偏离立即予以调整,以保证活动的顺利完成。不同于注意分散,注意转移是指有目的地、主动地将注意从一个事物转移到另一个事物。例如,幼儿学完唱歌,然后做手工,孩子能主动将注意从唱歌上转移,做手工时不会因为还想着唱歌而导致心不在焉。注意转移是一种积极的品质,保育人员可以逐步培养婴幼儿的注意转移能力。

(2)注意的类型。根据有无目的、是否需要意志努力,注意可以分为无意注意、有意注意和有意后注意。

1)无意注意。无意注意是指没有预定目的也不需要做出意志努力的注意。它是自然而然发生的,一般不会占用个体的过多精力。例如,保育人员拿出了新玩具,婴幼儿的目光会不由自主地被吸引过去。

2)有意注意。有意注意是指有预定目的、需要付出一定意志努力而主动对事物产生的注意。对婴幼儿来说,活动任务越具体明确,内容越生动有趣,越容易引起和维持他们的有意注意。但是,有意注意会消耗个体的精力,所以长时间的有意注意容易产生疲劳。

3)有意后注意。有意后注意是指有预定目标但不需要付出特别意志努力的注意。有意后注意是一种特殊形式的注意,它兼具无意注意和有意注意的特征。例如,幼儿在学习骑三轮车的时候,往往需要付出一定努力将注意力保持在骑车这件事上。当他们学会骑车后,不需要全神贯注也能完成骑行。

(3)注意的发展

1)0~3岁阶段注意的发展。婴儿早期多为无意注意。例如,婴儿吃奶时,突然出现比较大的声响,他们会停止吮吸,关注下发生了什么事情。除了本能的注意,婴儿还有注意的偏好,例如,对人脸有视觉偏好,特别喜欢看母亲的面孔;更喜欢看简单的、粗线条的图案。随着动作快速发展,婴儿逐渐学会了翻、坐、爬、站、扶走和操作物品,尤其是他们能够通过动作、表情、手势、发声等手段与别人交流,这让他们对周围世界的关注显著增多。这个阶段，好奇是婴儿注意力的主要内驱力，他们会主动捕捉环境中超出其经验的信息。

1~3岁幼儿的无意注意依然占据主体地位，有意注意开始发展。幼儿的注意时间较短，注意范围相对宽泛、发散，符合他们的需求、能引起他们兴趣的事物都会获得关注。同时，语言成为吸引幼儿注意的重要因素，如幼儿听到某个物体的名称时，会相应地注意那个物体。幼儿还可以根据保育人员的指示，在一定程度上分配或转移自己的注意力。例如，幼儿正在专心看路，保育人员说："小心脚下的石头哦。"幼儿就会分配一定注意力到石头上。

2）3~6岁阶段注意的发展。3~6岁幼儿在注意力上逐渐出现了较大变化。这个阶段，幼儿的注意呈现以下特点：

 **知识链接**

注意分散与注意发散

注意分散是指个体被一些无关刺激吸引而导致注意力无法稳定地集中在特定任务上，它是一种消极状态。例如，学生做作业，做了两道题后，开始想看过的动画片。盯着作业很长时间，却连题目都没有看进去，导致无法按时完成作业。

注意发散是婴幼儿尤其是3岁以下婴幼儿的注意特点。成人善于集中注意力，他们的注意就像手电筒的光，照到哪里，哪里就能被关注，这是深度学习的保证（见图2-22a）。相反，婴幼儿的注意力更宽泛、发散，就像灯笼照亮四周，这让他们更善于捕获环境中出现的即时信息，灵活地转换观察对象，扩大学习范围（见图2-22b）。例如，幼儿在玩，成人在一边闲聊，幼儿看似没有听成人的谈话，但是他们有时会在无意中复述成人交谈的内容。

有研究者认为，婴幼儿与成人的注意差别来源于面对的任务不同，成人的任务是利用成熟的心智改造世界，注意力聚焦在某些事物上更有效。婴幼儿的任务是发展心智，学得越多越好，注意发散让他们的学习速度比成人要快得多。而且，婴幼儿更喜欢大肌肉运动，需要不断地变换位置，这也让他们的注意力维持时间比较短。所以，不应将婴幼儿的注意特点视为注意分散，也无须对其进行纠正。

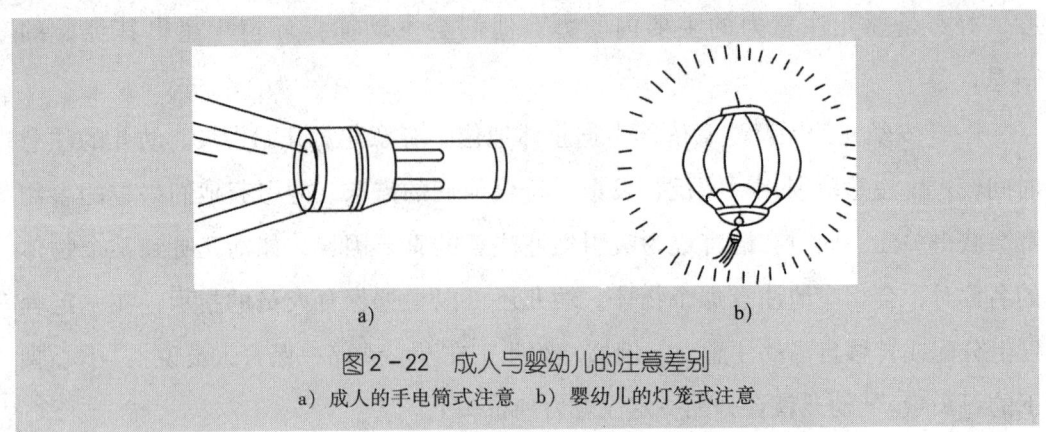

图 2-22 成人与婴幼儿的注意差别
a) 成人的手电筒式注意　b) 婴幼儿的灯笼式注意

①从无意注意向有意注意发展。3~4 岁幼儿的无意注意仍占优势,多注意事物的表面特征,往往不自觉地注意颜色鲜艳、形象鲜明、符合自己兴趣和需要的事物。5~6 岁幼儿能根据成人的引导进行有意注意,观察内容细致化,并可以发现事物间的内部联系。

②有意注意的时间逐渐延长。幼儿大脑皮质易兴奋,不易抑制,注意的时间比较短,3~4 岁幼儿只有几分钟,5~6 岁幼儿能延长到十几分钟。不能苛求幼儿保持长时间的注意力。

③有意注意的能力逐渐增强。有意注意的范围、稳定性、分配和转移能力随着年龄的增长而增长,但是需要照护者在旁组织、帮助和提醒。例如,3 岁幼儿边唱歌边做动作时,经常光顾着唱歌忘记做动作,或者做了动作忘记唱歌,这是注意分配的能力有限所致。5~6 岁幼儿通过练习,基本可以做到边跳边唱。

(4) 注意力的培养。婴幼儿的注意力在心理发展中具有重要意义。研究表明,婴幼儿智力发展和注意力水平有很大关系,而且注意力发展还影响婴幼儿对新知识的接受效果。培养幼儿的注意力,托幼机构可以采取以下措施。

1) 回应幼儿的兴趣。保育人员在组织活动的时候,不要过分追求教育意义,一定要选择适应幼儿的生活经验、能引起他们兴趣的主题与内容。判断活动是否有趣的标准,就是看幼儿是否获得了愉快的情绪体验。即便年龄很小的孩子,如果他们玩得很开心,通常也能专注很长时间。如果活动过程中,有些孩子表现出对相关内容不感兴趣,可以进行适当的语言引导、示范。如果尝试参与后,孩子还是不感兴趣,应允许他们自由探索引发其好奇心的其他事物。

2) 减少无关的干扰。创造安静的环境,空间装饰、物品布置不宜过分杂乱。

保育人员着装宜简洁大方,活动任务设置不宜过多。在任务转换的时候,如果幼儿还是很专注,保育人员应认真考虑是不是必须立刻停止活动。游戏材料要有规律地摆放,特点相同或相似、有内在相互联系的材料要放在一起,这有助于幼儿扩大注意范围,提高注意水平。尤其是,幼儿用自己的方式进行探索时,保育人员不要轻易代劳,或要求幼儿按照设定方式来完成任务。例如,孩子在涂色,保育师突然说:"猫没有紫色的,你可以涂成橘色。"这很容易破坏孩子的专注度,也限制了孩子的想象力。

3)科学安排作息,合理设置活动环节。婴幼儿精力旺盛,玩起来难以停止,保育人员应注意让孩子劳逸结合,避免造成过度疲劳。在组织活动时,保育人员可以采用形象化的语言、夸张的动作、色彩鲜艳的教具等,来吸引孩子的无意注意,然后再调动他们的有意注意,使无意注意和有意注意交替进行,这样容易取得理想的活动效果。

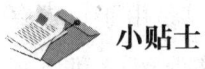 **小贴士**

注意转移三步法

午饭时间到了,王老师叫大家洗手吃饭,4岁的君君沉迷在游戏中,不能主动将注意力转移到吃饭上。面对这种情况,可以采用"注意转移三步法":

第一步,提前告知君君,还有 10 min 就要去吃饭了。有些孩子的注意转移比较困难,需要预留出更长的时间。

第二步,还有 5 min 的时候,提醒君君时间快到了,并与他沟通最后 5 min 玩什么。例如,告知君君:"时间快到了,我们来不及建新铁路。你让小车在市中心转几圈,把乘客都运走后,大家就去吃午饭。我们明天再来玩。"

第三步,提醒君君时间到了。如果孩子配合,就把东西收好,并进行简单的"道别仪式"。例如,说:"我要吃饭了,明天再来玩。"。如果君君还是不愿意走,可以用他喜欢的游戏进行引导:"小车接到任务,要把菜送到小朋友的餐桌上。"或邀请君君从有限的选项中决定以何种方式参与游戏:"你想让卡车去送菜,还是让小拖车来执行任务?"并耐心等待孩子的反应。

3. 记忆

记忆是大脑对客观事物的信息进行编码、储存和提取的认知过程，是人们学习、工作和生活的基本机能。记忆作为一种基本的心理过程，是和其他心理活动密切联系着的，思维、想象等高级心理过程都需要记忆的参与。

（1）婴儿期遗忘症。人们不能回忆起两三岁之前发生的事情，这种现象被称为婴儿期遗忘症。学者们对此给出了多种解释：皮亚杰认为，早期事件不能被存储在记忆中是由于大脑发育不成熟所致。与之相反，奥地利心理学家弗洛伊德认为，早期事件能够被存储在记忆中，只是由于它们会带来情感上的不安而被压抑了。也有学者认为，记忆的提取和回忆都是利用言语实现的，婴幼儿在学会谈论事件之前，无法将事件存储在记忆中。还有一些学者认为，只有在1.5~2岁幼儿形成自我意识后，才能够把记忆作为个人的经验事件进行保存。

现代脑研究支持了皮亚杰的观点，即神经系统的成熟是促进记忆发展的主要因素。婴儿的记忆过程与幼儿甚至成人之间不存在根本的差异，只是由于负责存储记忆的脑区（如海马体、前额叶皮层等）尚未发育充分，记忆保留时间更短而已。所以，保育人员在教育年龄较小孩子的时候，他们经常转头就把规则或告诫给忘记了。这是正常现象，保育人员不要因此认定孩子是不听话、屡教不改。

（2）记忆的类型。按记忆内容保持时间的长短，可以将记忆分为瞬时记忆、短时记忆和长时记忆（见图2-23）。

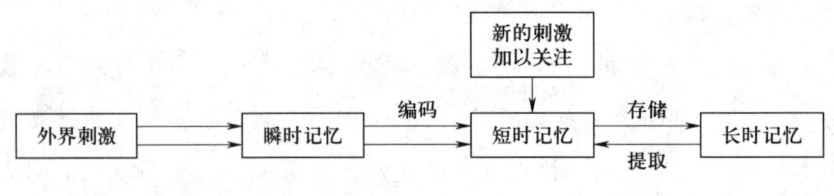

图2-23 记忆加工过程

1）瞬时记忆。瞬时记忆又叫感觉记忆，是指刺激作用于感觉器官所引起的暂时记忆。瞬时记忆时间极短，通常在1 s左右。例如，树枝折断的声音、打针的刺痛。瞬时记忆的内容只有经过注意才能被意识到，进入短时记忆。大量的、没有被编码的感觉信息很容易消失。新生儿的记忆大多是转瞬即逝的。

2）短时记忆。短时记忆是从瞬时记忆到长时记忆的中间环节，其功能是暂时地存储信息,以使信息进入长时记忆,并从长时记忆中提取信息来解决当前的问题。短时记忆的容量是有限的,如果记忆内容得不到及时复述,保存时间通常不超过 1 min。例如,手机上收到的验证码在输入后很快就被忘记了。只有那些被积极加工、处理和编码的信息,才能被转入长时记忆中存储。

3) 长时记忆。长时记忆是指信息经过充分的和有一定深度的加工后,长时间保留下来的记忆。我们平时常说的记忆,主要是指长时记忆。从时间上看,凡是保留时间超过 1 min 的记忆都是长时记忆。长时记忆主要来自短时记忆阶段加以复述的内容,也有由于印象深刻一次形成的。长时记忆的容量是无限的,所存储的信息也都经过意义编码,一般能保持多年甚至终身。

(3) 记忆的发展。研究显示,2~6 个月大的婴儿就有在一定线索提示下的长时记忆能力,表现为他们的模仿和识物行为。婴儿在日常生活中喜欢模仿别人的动作,有些是即时模仿,有些是延迟模仿。延迟模仿是指婴儿在很长时间后,还可以在感知觉刺激下记起来学会的动作。延迟模仿的前提条件是他们能记住这个动作。例如,训练婴儿踢脚,使与脚踝系在一起的床铃发出声音。几天或几周后,当婴儿重新见到床铃,依然表现出踢脚反应,即使床铃并没有系在他们的脚踝上,这说明床铃引发了婴儿的记忆。但是,经过长时间间隔后,他们便不会再出现踢脚现象。间隔时间会随着年龄增长而变化,2 个月大的婴儿可保持几天,1.5 岁幼儿可保持十几周。

3~6 岁幼儿开始形成能保持数年或终身的长时记忆,但年龄较小幼儿的记忆力不如年龄大一些的幼儿。3~4 岁幼儿的记忆大多是暂时性和情绪性的,他们比较容易记住鲜明、生动、有趣好玩的事件细节(如一只漂亮的蝴蝶飞走了),这种记忆是自然而然的,也容易忘记。随着年龄的增长,5~6 岁幼儿记忆的有意性明显发展。他们能够在照护者的引导下复述故事、谈论发生过的事件,并利用复述、组织、联想等策略进行记忆。

(4) 记忆的形成

1) 长时记忆的影响因素。为什么有些幼儿的早期记忆持续时间比较长?第一个影响因素是事件的独特性。第二个影响因素是幼儿的参与程度。与看过的事件相比,幼儿能更好地记住做过的事情。第三个影响因素是周期性地重复相同事件的次数。第四个影响因素是与照护者一起复述过去的事件。

以维果茨基社会文化理论流派为代表的研究者认为,第四个影响因素是幼儿记忆形成的关键。研究显示，在事件发生前或发生过程中，照护者与幼儿谈论事件本身对幼儿记忆几乎没有帮助效果。但是，在事件发生几天后，照护者与幼儿谈论共同参与的事件，对幼儿的记忆可以产生极大影响。在复述事件中，当幼儿遇到回忆困难时，照护者的引导会展示叙事性记忆是如何组织的。当照护者提出情景问题时，例如，"小松鼠什么时间找到了松果？""在哪里找到的？""小松鼠和谁一起？"幼儿很快就知道这些信息有助于事件的记忆，这有效促进了他们记忆策略的发展。

复述事件时，常见的谈论风格有重复式和精加工式两种。重复式谈论中，照护者通常会问："你记得我们是怎样去海南的吗？"如果孩子没有回答，可能会继续问："我们是怎么到那里的？我们是坐……"精加工式谈论中，照护者会谈到事件的更多细节："我们是开车去的，还是坐飞机去的？"留给幼儿补充的空间较小。研究显示，在事件发生几天后，与幼儿进行精加工式谈话，能为事件提供特征标签，帮助孩子对最近经历过的事件进行记忆编码，有效提高了回忆效果。但是，经常进行重复式谈话的幼儿，他们在讲述特定事件时，往往叙述得更长、更详细，而且包含更多的观点和情绪。

综上可见，保育人员应该提供丰富的机会，让幼儿能亲身参与一些独特的活动，而非仅仅简单观看。对于幼儿感兴趣的活动，可以在一段时间内反复开展，直到幼儿的兴趣转向新事物。活动后，要经常与幼儿谈论共同参与的事件。对于年龄较小、记忆力较弱的幼儿，可以采用精加工式谈话风格。对于年龄较大、可以进行有意性记忆的幼儿，更适合采用重复式谈话风格。

2）记忆的错构。如果给幼儿错误的信息，幼儿可将其存于自己记忆中相当长的时间。例如，一个陌生人到托幼机构参观后离开。此前，幼儿被告知这个陌生人会抢孩子的书，还会弄脏玩具。四周后，75%的3~6岁幼儿说，陌生人曾出现抢书或弄脏玩具的行为。有时，幼儿还会把特定事件中发生的情形与类似事件相混淆。例如，金金曾经和小柳抢玩具，并推过小柳。这天，金金路过小柳身边，老师误以为金金要抢小柳的玩具，说："金金，不能抢小朋友的玩具。"结果，小柳回家告诉家长，金金今天抢了自己的玩具，还推了自己。

可见，幼儿对特定事件的记忆较差，容易受到暗示、威胁或期待的影响，保育人员应注意给幼儿正确的信息。如果幼儿因记忆混淆，而说出与事实不符的话时，保育人员也不要因此就认定孩子喜欢说谎。与幼儿进行精加工式谈话，有助于孩子建立对相关事件心理表征的"界限",从而阻止无关或失真信息的干扰。

4. 思维

思维是人们对客观事物的本质特征、内在规律和相互关系的间接性、概括性反映。思维是人的高级认知能力,其目的是适应环境。

(1)思维发展阶段。婴幼儿思维的发展,一般都会经历直观动作思维、具体形象思维和抽象逻辑思维三个阶段。

1)直观动作思维。直观动作思维是指根据直观的、具体的感知觉和动作进行的思维。3岁以下婴幼儿以直观动作思维为主,他们在很大程度上依赖感知觉和动作来认识世界、反映世界,呈现"先行后思"的特点。例如,保育师指着桌上的物品问:"那是什么?"幼儿不是用语言回答,而是马上去拿过来给老师。幼儿玩过家家游戏,给玩具熊"喂饭",如果保育师把玩具熊拿走,而幼儿找不到合适的替代物,游戏就结束了。

2)具体形象思维。具体形象思维是指凭借事物的具体形象和表象联想进行的思维。3~6岁幼儿主要靠具体形象思维来认识世界,并逐步发展"先思后行"的能力。例如,3岁的琳琳可以用一个苹果配一个橘子的方式,来比较数量很少的两堆苹果和橘子中哪堆更多。值得注意的是,这个阶段的幼儿仍在一定程度上依赖于感知觉和动作进行认知。

3)抽象逻辑思维。抽象逻辑思维是指运用概念(词)、判断和推理等进行的,反映事物本质属性和规律性联系的思维。幼儿后期,抽象逻辑思维才开始发展。例如,5岁的康康可以数出一堆苹果有5个,一堆橘子有3个,他知道5个苹果比3个橘子数量多。

(2)0~3岁阶段思维的发展。根据皮亚杰的理论,从简单的反射行为到思维的产生经历了漫长的发展之路。直到1.5岁以后,幼儿才开始产生真正的思维。但是,最新研究显示,人类的思维能力在婴儿早期就开始萌芽了,见表2-7。

表2-7 3岁以下婴幼儿思维的关键领域

技能	表现
延迟模仿	(1)6周左右,开始出现延迟模仿 (2)6~9月龄,能延迟模仿简单的程序动作 (3)2岁左右,能把不熟悉的复杂动作重复出来

续表

技能	表现
客体永久性	(1) 4~8月龄，试图寻找丢失的东西 (2) 8~12月龄，东西被藏起来，会去第一次见到它的地方寻找 (3) 1~1.5岁，东西被藏起来，会去东西消失的地方寻找，但不会找其他地方 (4) 1.5~2岁，已经会寻找一件被藏起来的东西
图画理解能力	(1) 婴儿会用手去探索图画，好像它们是真的一样 (2) 1.5岁左右，能指着图片说出物体的名称 (3) 2岁左右，能找到图画中所展示的物体位置 (4) 2.5岁左右，能通过视频找到相应物体，但通过模型找物体存在困难
因果关系	(1) 4~6月龄，开始抓取东西，意识到自己能对环境产生影响 (2) 1岁前，逐渐理解物理世界中的简单因果事件 (3) 1~2岁，能在更复杂的环境下理解因果关系
数的概念	(1) 随着语言和符号表征能力的发展，逐渐有了数的概念 (2) 3岁前，能从1数到10
分类	(1) 3月龄左右，能通过知觉特征对物体进行分类 (2) 将近1岁，能从功能上对事物进行分类 (3) 1.5~2.5岁，能进行简单的自我分类

1）延迟模仿。婴幼儿早期喜欢模仿别人的动作，他们可以通过延迟模仿发展符号表征能力，符号表征能力让孩子可以不再需要感知或动作线索就能思考。42%~45%的6~9月龄婴儿可以重复一个月前学会的简单程序动作。例如，将玩具车沿着下坡道滑落，再用手推着玩具车滚到轨道终点，并停入车库。2岁左右，幼儿的延迟模仿更加稳定，这个年龄段80%的孩子能把一年前学过的、不熟悉的复杂动作重复出来，如把铜铃串在一起组成摇铃。所以，保育人员在支持孩子的学习时，应注意发挥榜样示范的作用。

2）客体永久性。客体永久性是客体概念的一个方面。客体概念能让孩子明白自己是独立于客体和其他人而存在的，这为他们认识客观环境奠定了基础。婴儿很早就开始发展客体永久性的概念，知道看不见的物体或人依然存在。例如，4个月大的婴儿就可以玩藏猫猫游戏，照护者把自己的脸挡住，一旦去掉遮盖物再次见到照护者的脸，婴儿就会非常高兴。1岁左右的幼儿不再是藏猫猫游戏的观察者，他们可以把自己或玩偶的脸盖住，给出身体和声音线索，让别人来做出反应。随着经验的增加，幼儿慢慢就可以玩捉迷藏了。

3）图画理解能力。图画理解能力，即理解图片中物体本质的能力，是空间思维发展水平的一种表现。婴幼儿的图画理解能力发展较为缓慢。婴儿会用手去探索图片，他们会摩挲、拍打、抓取图片，甚至试图把画中的物品拿出来，好像它们是真的一样。1.5岁左右的幼儿不再试图用手去探索图片，而是能指着图片说出物体的名称，这表示他们已经理解图片是其他事物的表征。

虽然2岁幼儿能运用表征思维找到照片中所展示的物体位置，但是很难通过视频、模型等找到相应物体。例如，让幼儿通过视频监控器看到成人把玩具藏在隔壁屋子里，然后带他们去隔壁屋子里找，2.5岁的幼儿能找出藏起来的玩具，但2岁幼儿就无法做到。如果让2岁幼儿透过窗户看到成人藏玩具的过程，他们就能顺利找到玩具。显然，2岁幼儿虽然经常看视频，但是他们一开始并不能意识到视频是对现实的表征。在后续实验中，2岁幼儿会接受两周的训练，他们在视频里看到自己生活的现场直播，并被告知视频中看到的事情都是真实发生的。训练后，2岁幼儿也可以通过观看视频找到被藏的玩具。但是，把视频换成房屋模型，2.5岁的幼儿也很难找到隔壁屋子里藏起来的玩具。在3岁幼儿身上，就不存在这种问题。

由上可见，对3岁以下幼儿来说，同时对符号（如图画、模型、视频）及其对应的现实事物进行心理表征是困难的。所以，保育人员不要想当然地认为托班幼儿能够理解用几块积木来表示不同的数量。在他们的眼里，积木很可能就只是积木，他们很难把积木视为数量的表征。

4）因果关系。因果关系是指一个事件（因）引起另一个事件（果）发生的规律。理解因果关系，可以让婴幼儿认识到凡事皆有原因，有助于他们逐渐预测并控制自己的生活。4~6个月大婴儿抓起手铃摇晃，发现手铃被晃动并发出声响，他们开始感觉到自己的行为可以影响周围世界，这是理解因果关系的第一步。婴儿通过观察自己行为或外力作用的后果，逐渐理解物理世界中的特定因果事件。例如，经过反复尝试后，婴儿就会明白"推"的动作会导致"积木倒塌"。所以，应允许婴幼儿采用看似错误的方式来进行探索，如扔摔东西、打翻水杯、反复按开关等。

经过经验积累，幼儿能在更复杂的环境下解释事件的因果关系。例如，2岁幼儿被告知，把物品投入一个探测器，那些能让探测器发光的物品就叫"咔咔"。幼儿可以通过探测器的反应（是否发光）来确定哪些物品是"咔咔"，哪些物品不是"咔咔"。显然，幼儿已经能在逻辑上思考一定的因果关系，但是他们经常会犯错误，容易主观上把两件无关的事情联系起来。例如，丹丹在哭的时候下雨了，她就产生了联想："因为我哭，所以下雨。"

5）数的概念。随着语言和符号表征能力的发展，幼儿逐渐有了数的概念。1~1.5岁幼儿可以在非常少的几个物体之间比较多少、大小等，此后相关知识的发展速度不同，取决于幼儿所处家庭或文化对计数的重视程度。3岁前，大部分幼儿能从1数到10。所以，保育人员应重视计数经验对于幼儿发展数量概念的作用，向托班幼儿提供充分的数数机会。

6）分类。分类可以让婴幼儿辨别事物之间的相似性和差异性。3个月大婴儿就能通过知觉特征（如形状、颜色和图案等）对物体进行分类，如区分狗和猫。将近1岁时，婴儿的分类更加概念化，他们能从功能上对事物进行分类。例如，7~11个月大婴儿能意识到，虽然长着翅膀的大鸟和飞机都能飞，但它们不是同一类东西。10~11个月大婴儿知道，涂着斑马纹的椅子属于家具，而不是动物。1.5~2.5岁，幼儿开始根据简单标准（如年龄、性别、外貌特征等）把自己和他人进行分类，并据此来组织自己的生活。例如，选择符合自己性别的玩具，男孩通常会选卡车、汽车，女孩会选娃娃、餐具。

研究显示，触碰并操作物体让婴儿更容易形成功能性的类别概念。1~2岁的幼儿如果能听到照护者命名物体或描述其功能，那么他们可以更好地形成类别概念。所以，保育人员应提供充分的机会，让托班孩子可以通过触摸、啃咬、摇动、移动、投掷、拆解组合等来操作各类物品。同时，用语言向孩子介绍物体的名称和功能，帮助他们加深对各类物品的认识。

(3) 3~6岁阶段思维的发展。3~6岁幼儿的符号表征能力快速发展，对空间、因果关系、数、同一性、分类等概念的理解都有了较大进步，见表2-8。

表2-8 3~6岁幼儿思维的关键领域

技能	表现
符号表征能力	(1) 已经完全具备延迟模仿的能力 (2) 大量开展象征性游戏 (3) 语言发展上可以频繁使用词语符号系统
空间知识	逐渐能通过简单的地图、模型等来理解空间关系

续表

技能	表现
因果关系	能理解一般意义上的因果关系，但有时会过于绝对化
数的概念	(1) 4~5岁，能理解10以内数字的相对大小 (2) 5~6岁，能数数到20以上 (3) 逐渐理解计数的原则
同一性	(1) 3岁左右，经常混淆表象和本质 (2) 5~6岁，开始区分表象和本质
分类	(1) 3~4岁，能在差别明显的物体中区分有生命和没有生命的物体 (2) 4岁左右，能基于两个标准对物体进行分类，能进行社会认知分类

1）符号表征能力。符号表征能力快速发展是幼儿认知领域的一次飞跃。2~3岁幼儿的延迟模仿能力已经相对稳定，开始出现象征性游戏，大量使用语言、图示等，这些表现都具有符号表征能力的特点。3~6岁幼儿已经全面具备延迟模仿的能力。例如，5岁的芊芊和妈妈谈论几个月前参加朋友生日聚会的事，她能大概回忆起制作生日蛋糕的步骤。除了延迟模仿，3~6岁幼儿还会大量开展象征性游戏，能用一些物体来表征其他事物或人，也能想象物体或人实际上不具备的属性。例如，把玩具熊当成病人，假装给"他"检查身体。

语言就是最常见的符号，幼儿用语言表达需求，传递信息。例如，4岁的珊珊跟王老师闲聊，她告诉王老师"我家里养了只猫"。她说这话的时候，没有看到附近有猫，没看到猫的图片或视频，也没有听到猫叫，这表示她不再需要感知线索，就能在头脑中浮现出"猫"的表征。3~6岁幼儿频繁地用词语和表征相结合的方式思考问题，使思维可以逐渐摆脱感知觉和动作的限制。

2）空间知识。3岁以前，大多数幼儿不能很好地理解图片、地图、模型与它们所表示的物体或空间的关系。3~6岁幼儿能逐渐通过简单的地图、模型等来理解空间关系。例如，要求幼儿根据一幅简单的地图，把物体放在一个形状相同但空间更大的相应位置。大约一半的3岁幼儿和所有4岁幼儿可以在单个维度上完成任务，但是只有60%的4岁幼儿和90%的5岁幼儿可以在两个维度上完成任务。

3）因果关系。3岁以前，幼儿可以在一定程度上理解物理世界中行为和反应之间的关系。3~6岁幼儿解释因果关系的范围更加普遍，从物理环境（如清理剪刀以便更好地剪东西）拓展到社会环境（因为别人在说话，所以我要停下来）。但是，与成人不同，这个阶段的幼儿会把两个相关事件当成因果事件。例如，3~5岁幼儿认为"吃饭前不洗手"就必然"会生病"，这和"跳起来的人会落下"是等同的，两者都是确定无疑的。

4）数的概念。3岁前，大多数幼儿可以从1数到10，能在非常少的几个实物之间区分大小或多少。4~5岁幼儿知道10以内数字的相对大小，能解决抽象数量问题。例如，小明摘了6个苹果，小强摘了4个苹果，谁摘的多？5~6岁幼儿能数到20以上，有的幼儿可以数到100。幼儿可以从数数经验中逐渐抽象出计数的五条原则：一是每个物体只能用一个数字计数；二是按照从小到大的顺序计数，即1，2，3……而不是3，2，1……；三是最后一个数就是计数的总数，即最后数到的数字是3，说明一共有3个物体；四是无论从哪个物体开始计数，总数不变；五是以上原则适用于所有物体。

5）同一性。同一性是指虽然人和许多事物在形式、外表等方面发生了变化，但它们在本质上没有变化。例如，吕老师穿上公主裙，化了比较浓的舞台妆，5岁的琳琳观看了变装过程，她知道模样大变的吕老师还是自己的吕老师。在很多情况下，幼儿对同一性的认知有限。直到5~6岁，幼儿开始理解表象和本质的区别，他们逐渐认识到这个世界是更加有序的、可预测的。

6）分类。婴儿早期就能从知觉信息来分辨很多事物的不同。此后，随着经验的增加，他们可以对物体进行功能性分类。4岁时，幼儿已经可以基于两个简单标准（如颜色和形状）进行分类，如从一堆颜色和形状各异的图形中找出红色方形。而且，他们还能把人分为"好的"和"坏的"，"善良的"和"自私的"等。可见，这个阶段幼儿的分类开始具有社会认知功能，他们利用这种能力来安排自己生活的方方面面。

曾经，皮亚杰认为3~4岁幼儿不能区分有生命和无生命的事物，他们相信小椅子、小桌子能动能说话，小草、小花能哭能笑。这种把所有事物视为有生命的现象被称为"泛灵论"。但是，最新研究开始质疑这种观点。如果物体区别比较大，比方说人、石头和玩偶，那么3~4岁幼儿能认出人是有生命的，石头和玩偶不会动，所以它们是没有思想和感情的。5~6岁幼儿可以更精准地区分有生命和无生命的事物，他们知道植物虽然不会走，也不发出声音，但是植物能呼吸、生长和死亡。研究发现，文化会影响幼儿对于某种物体有无生命的信念。例如，日本幼儿倾向于认为石头和椅子是有生命的，因为日本文化中经常把这些物体看作是活的、有感情的。

(4) 幼儿思维的局限性。虽然3~6岁幼儿思维获得了快速发展,但是依然存在很多局限性,见表2-9。

表2-9 3~6岁幼儿思维的局限性

局限	表现
具体形象性	思维依赖于事物的具体形象,难以思考抽象的问题
中心化	(1) 自我中心主义,容易混淆因果关系 (2) 不能理解守恒
容易混淆表象和本质	(1) 3岁左右,区分表象和本质存在困难 (2) 5~6岁才能理解"看起来像什么"和"实际上是什么"之间的区别

1) 具体形象性。3岁以下婴幼儿的思维主要依靠直接感知和动作。随着年龄增长,3~4岁幼儿的思维逐渐从感知觉和动作中脱离出来,具有一定的概括性和灵活性。但是,他们的思维需要依赖于事物的具体形象,难以思考抽象的问题。例如,3岁幼儿可能知道摆在面前的是1个苹果、2块饼干、3颗奶糖,但是他们无法理解抽象的"1""2""3"数字。5~6岁幼儿的抽象逻辑思维开始萌芽,他们能够初步理解事物的本质属性和内在规律性的联系,但是仍以具体形象思维为主。例如,5岁幼儿可能无法直接回答2加3等于几,但是如果允许他数手指,他可能知道先伸出两个指头,再伸出三个指头,一共伸出了五个指头。

虽然3~6岁幼儿进入了具体形象思维阶段,但是他们仍保留着通过感知和动作引起思维活动的特点。一旦离开了感知和动作信息,思维就容易受外界因素的干扰而转移。例如,5岁幼儿可以通过观察图片中动物的外貌特征,如斑马腿长跑得快、乌龟背着厚厚的壳、刺猬长着尖刺等,或者模仿动物的防御动作,来思考动物是如何保护自己的。如果拿走动物图片,幼儿的注意可能就转移到玩具车上,而忘记了动物外貌特征与保护功能之间的关系。

2) 中心化。婴幼儿思维的主要特征之一就是中心化,即只关心情境的某一个方面而忽略了其他方面。3岁以下婴幼儿过分以自己的观点为中心,而不能考虑其他人的想法,会因为同伴没分享给他们玩具就哭闹不止。虽然3~6岁幼儿自我中心程度在逐渐降低,但是他们还是认为自己就是世界的中心,这限制了他们对社会及物理关系的思考。

①自我中心主义。中心化体现在社会认知方面,表现为自我中心主义。3~6

岁幼儿倾向于认为任何人都和自己是一个想法，不能理解自己的想法是错误的，这也解释了他们为什么难以区分表象和本质，而且经常混淆因果关系。例如，妹妹抢了露露的玩具，露露希望妹妹生病没力气抢自己的东西，结果妹妹真的生病了。露露认为是自己的期望导致妹妹生病，这就是一种自我中心主义的思维。保育人员要理解和接纳幼儿的自我中心主义，不能因此认为他们是自私自利的。

②无法理解守恒。中心化体现在对客观规律的认知方面，一个典型表现就是3~6岁幼儿不能理解守恒。例如，把相同数量的糖果摆成平行的两列，其中一列糖果摆得比另一列分散些，幼儿会坚信摆得长的那列糖果数量更多。显然，幼儿不能同时关注长度和疏密度，需要他们考虑整体与两个组成部分的关系时，他们多半给出错误的答案。

同时，这个阶段的幼儿只能关注到物体从一种状态转变成了另一种状态，但是他们不能理解两种状态之间转变过程的重要性。例如，嬉水时，5岁的小明把晓敏杯子里的水倒入自己杯子中，他看到自己的杯子细而高，晓敏的杯子粗而短，小明就自豪地对晓敏说："我盛的水比你多。"可见，两个孩子只关注了每个杯子里的水，而没有思考水从一个杯子倒入另一个杯子的过程，因此他们无法意识到两个杯子里的水是一样多的。

研究显示，3~6岁幼儿对于熟悉的、具体的情境可以从他人视角来思考，即去中心化。例如，3岁幼儿开始意识到，某个人得到了他想要的东西会高兴，否则会伤心。4岁幼儿能理解，人们有不同的想法，这是因为每个人的信念不同。但是直到6岁左右，幼儿才能意识到，两个人看到同一个事件，但是他们对这个事件的理解可能完全不同。所以，保育人员应敏感地意识到，去中心化需要给幼儿提供具体的、熟悉的例子，在超出幼儿经验的情境下，他们很难明白别人有不同观点和需要。

3）混淆表象和本质。3~6岁幼儿开始逐渐获得区分表象和本质的能力。但是，很多研究者认为只有到了5~6岁，幼儿才能真正理解"看上去像什么"和"真正是什么"之间的区别。在很多情况下，3~4岁幼儿会混淆表象和现实。例如，3岁的琳琳没有认出来穿上公主裙、化了妆的罗老师，罗老师和琳琳打招呼，解释自己就是罗老师，琳琳还是将信将疑。4岁的卿卿看到一杯白色牛奶，她戴上太阳镜后，透过镜片看到牛奶是绿色的，她就坚信牛奶变成了绿色。

5. 想象

想象是人脑对已有表象进行加工改造形成新形象的心理过程。它是一种特殊的思维形式。想象与思维有着密切的联系，都属于高级的认知过程。

（1）想象的类型。根据想象有无目的性，可分为无意想象和有意想象。

1）无意想象。无意想象，即没有预定目的，在一定刺激影响下，不由自主引起的想象。例如，幼儿看到天上的白云，一会儿想象它是一只大鸟，一会儿想象它是一座移动的高山。

2）有意想象。有意想象，即有目的地、自觉地进行的想象。例如，保育师问："天上的云像什么？"幼儿抬头观察后说："像一只大鸟。"

根据想象的内容，可以将有意想象进一步分为再造想象和创造想象。再造想象，即根据语言文字、图示、符号等描述，在头脑中形成关于某种事物的形象。例如，午休时间到了，莎莎抱着娃娃不想睡，许老师说："娃娃困了，她也要午睡了。"莎莎在头脑中想象出娃娃睡觉的场景。创造想象，即按照一定目的、任务，使用自己以往积累的表象，而不是根据现成的描述，在头脑中独立地创造新形象。

（2）想象的发展

1）3岁以下幼儿的想象。3岁以下幼儿生活经验不足，多为无意想象，依赖感知形象和动作的直接作用。例如，幼儿拿起一块木头后，自然而然地联想起来这是一支枪、一把剑或者一个方向盘，放下木头块可能就忘记了。这个阶段，幼儿的想象呈现以下特点。

①无目的性。幼儿的想象容易受外界刺激影响，享受想象过程，不追求想象结果。例如，1岁半的彬彬看到天上的白云，一会儿想象它是一只大鸟，一会儿想象是一架飞机，一会儿想象是一艘轮船。爸爸说白云的形状像风车，但是彬彬没有见过风车，他无法开展再造想象。

②无主题。幼儿的想象没有前后一贯的主题，内容贫乏、零碎。例如，2岁半的贝贝画了一个圆圈。许老师问："你画的是什么啊？"贝贝说："球。"然后，贝贝看了眼周围散落的积木，又画了几个不规则的方形。没一会儿，画上就涂满了形状各异的色块。回家后，妈妈问："这画的是什么啊？"贝贝说："洗衣服。"可见，这个阶段幼儿的想象容易受外界干扰，主题会随之发生变化。因为想象没有目的性，主题不明确，所以想象出来的内容也缺乏有机联系。

③易受影响。想象过程容易受幼儿的兴趣和情绪的影响。例如，3岁的小海很喜欢小动物，许老师带着大家模仿动物，小海的积极性高涨，一会儿想象自己变成小猫舔爪子，一会儿想象自己变成小狗摇尾巴。晓敏被流浪狗攻击过，她在模

仿小狗时，表现出了退缩。

2) 3~6岁幼儿的想象。3~6岁幼儿的想象变得非常丰富，他们头脑中保存了很多事物的具体形象，对这些形象进行思维的加工，就会出现许多新的形象。这个阶段，幼儿的想象呈现以下特点。

①无意想象占重要地位，有意想象初步发展。3岁左右的幼儿仍然以无意想象为主。例如，他们在一起画画时，会出现画的内容、颜色等高度雷同的现象。这是因为孩子大多没有要画什么的目标，他们看到老师画什么，就跟着画了。随着年龄增长，幼儿的有意想象明显增多，逐渐有较为明确的主题。例如，5岁的莎莎打算在游戏中扮演医生，她的小伙伴在假装送快递。6岁的佳佳画了一幅端午节主题的画，画中人们在江上赛龙舟，两条龙舟上的人还往水里扔粽子。

②再造想象占主要地位，创造想象开始发展。3~6岁幼儿可以对已有形象进行直观的、简单的再造想象，他们的想象经常是对自己生活经验的复制和迁移，并依赖照护者的言语引导。例如，3岁幼儿可以根据保育人员的语言描述，在绘画中想象出红色的海洋、黑色的太阳；看到鱼的嘴巴一张一合，想象小鱼在说话。4岁幼儿看着绘本的插图，借助再造想象来复述保育人员讲过的故事。随着知识经验的丰富、思维能力的发展，5~6岁幼儿不再完全依赖照护者的指导和指示，在玩游戏时能自己创造性地想象出故事的情节，分配不同的角色。

③从想象的夸张性向合乎现实逻辑发展。3~6岁幼儿思维有中心化特征，往往只关注某个特征，而忽略其他特征。这种思维方式反映在想象中，就体现为过分地夸张对象的某些特点。例如，画画时，人脸上只有两只大眼睛，衣服上的两个大纽扣特别显眼。幼儿有时还会把想象的事情或自己的愿望夸张化，表现得好像真实发生过一样，常被误认为是在说谎。例如，李老师口头教育了嘉宝，嘉宝告诉妈妈，李老师不但骂了自己，还打了自己。随着认知水平和表达能力的提升，幼儿的想象逐渐更全面，更合乎现实逻辑，这种无意"撒谎"也将慢慢减少。

(3) 想象与现实

1) 初步区分想象与现实。皮亚杰认为幼儿无法区分想象和现实，但是最新研究显示幼儿对自己和他人心理过程的理解有了显著提升。1.5~3岁的幼儿能学会区分想象和现实。例如，1.5岁幼儿能区分现实中的狗和梦到的狗。3岁幼儿能区分想吃饼干的孩子与正在吃饼干的孩子，知道正在吃饼干的孩子手里是有饼干的。他们还知道看不见的事物（如空气）和想象的事物不同。3~6岁幼儿的奇思妙想非常多，但是他们大多时候并不会混淆想象和现实。例如，5岁的唐唐和小伙伴沉迷于警察抓小偷的游戏中，李老师问："你们真的打起来了吗？"唐唐回答："我们在玩呢。"

2）想象与现实的边界不清晰。有时幼儿的幻想和现实的界限并不清晰，他们把想象的事情或自己的愿望夸张化，表现得好像真实发生过一样。成人很难搞清楚孩子是假装的还是认真的，会误以为他们爱说谎。例如，李老师拿着照片，跟小朋友分享去童话主题乐园游玩的经历。4岁的君君没有去过这家乐园，但是他告诉李老师自己去过，还试图描述里面有他最喜欢的菲菲狗（其实乐园中没有菲菲狗）。研究认为，幼儿想象夸张化的原因可能有三个：

①认知水平有限。幼儿对现实的认知水平有限，他们试图通过奇思妙想来解释不熟悉的事物。例如，3岁的小花抢小朋友的玩具，王老师教育小花："好孩子要轮流玩玩具，等别人玩完了我们再玩。"小花回家告诉家长："老师说我是好孩子。"这是因为小花不理解成人眼中"好孩子"的内涵。4岁的君君明明没去过主题乐园，却说自己去过，还试图描述乐园的场景，这也是因为君君对主题乐园缺少足够的认知。

面对认知不足型"撒谎"，保育人员一定不要跟孩子较真，比如说："瞎说，主题乐园里没有菲菲狗。"可以结合日常生活中的具体事件，耐心解释事实真相。例如，讲讲菲菲狗的爱好，自然地说："老师在主题乐园没看到菲菲狗，小区广场上有一只菲菲狗。"过后，还可以让家长带君君去广场上看菲菲狗。随着幼儿认知水平的提升，这类"谎言"会自然减少。

②受情绪影响。幼儿有一个显著心理特点就是情绪性强。他们特别感兴趣、特别渴望或特别害怕的事情，往往在其意识中占据主导地位，容易产生想象性的愿望满足、自我保护等心理机制。例如，3岁的小海沉迷于过家家游戏，居然试图真的吃下饭菜道具。4岁的军军希望自己的爸爸比别人的爸爸更强壮，他就会拼命地夸大："我爸爸特别棒，他能把汽车抬起来。"5岁的阿美不小心砸到同伴，她非常害怕被批评，就告诉老师："是小明打的，小明还打了我的头。"

面对情绪型"撒谎"，保育人员不要认定幼儿虚荣、逃避责任等，更不要训斥或惩罚孩子。首先，应调整幼儿的情绪，适当地满足孩子的需求。例如，让孩子谈谈自己的爸爸、模仿爸爸打电话等。其次，在愉快的谈论中，帮助孩子理解现实。例如，可以说："爸爸很强壮，可以单手抱起军军，还可以举起椅子，但是抬不动汽车,其他小朋友的爸爸也抬不动汽车。"最后,可以自然地转换话题,给孩子建立合理的自信。例如,可以说:"虽然爸爸抬不动汽车,但是爸爸很爱军军,每天都来幼儿园接送你。"

③记忆或表达能力有限。幼儿的记忆或表达能力有限,对于记忆不确切或表述不清楚的部分,他们会凭借自己的生活经验来想象。例如,4岁的六六跟王老师说:"车撞了一个小哥哥。小哥哥没事,车却破了。"王老师和家长沟通后,才知道六六看了《变形金刚》动画片,他试图跟王老师复述里面的剧情。由于幼儿的经验不足,填补的想象内容经常不符合现实逻辑。

因此,面对表述型"撒谎",保育人员可以与幼儿一起复述相关事件,以加强记忆,增强表达能力。随着幼儿年龄增长,这类"谎言"会自然减少。

二、认知发展注意事项

1. 发展敏感期

关键期是指一段特定时期,此间,某个特定事件是否发生对于个体的发展有着特殊影响。例如,在婴幼儿早期,如果因眼肌问题导致双眼无法注视同一点,在没有得到及时矫正的情况下,孩子将再也无法获得双眼深度知觉。有些研究者将这种情况延伸到其他发展领域,认为如果孩子在一些关键期内没有获得相应的能力,那么想要在以后学会就为时已晚了。

目前,对于关键期还存在很多争议。现代研究显示,发展中确实存在一些敏感阶段,但是个体发展也存在可塑性。例如,人类从出生到青少年晚期都处于语言获得的敏感阶段,但是成年才开始学习第二语言依然是可以实现的,只是比儿童早期学习困难得多。即使在生命晚期,很多能力(如记忆)依然可以通过训练和练习得到显著提高。由于发展存在可塑性,所以一些研究者更倾向于把某段特定时期看作是学习某项能力的敏感期,而不是关键期。

2. 感官刺激的丰裕度

可以观察到,刺激强烈、对比鲜明、运动变化的新奇事物通常能引起婴幼儿的极大关注。因此,有些托幼机构会向婴幼儿提供声光玩具、视频、闪卡(即向婴幼儿展示一摞卡片,并快速地抽走每一张卡片)等,以吸引孩子在活动中的注意力。但是研究结果显示,对于正常的婴幼儿来说,日常生活中的感官刺激(如玩游戏、对话、唱歌、阅读等)是足够的,声光玩具、视频、闪卡等所带来的刺激可能是过度的。

目前,没有任何证据能证明过度丰裕的感官刺激有益于婴幼儿发展。反而,婴幼儿看视频、闪卡越多,到学龄阶段出现注意力问题的可能性越大。因为它们提高了孩子的注意阈值,使得他很难将注意力集中于低刺激活动(如学习)。而且,视频、闪卡带给婴幼儿的是被动学习,它们无法像游戏、对话、阅读等,可以给孩子创造更多想象和思考的空间。所以,美国儿科学会建议婴幼儿尽量不玩声光玩具,每天看视频的时间不超过 30 min。同时,美国的多个州明确禁止对婴幼儿使用闪卡。在实际工作中,保育人员也应尽量避免容易造成婴幼儿分心的、过度的感官刺激。

三、认知发展里程碑

虽然婴幼儿认知发展会同时受到先天遗传和后天经验的影响,但是基本遵循普遍的发展阶段(见表 2-10),而且男孩和女孩的认知发展并没有明显的不同。

表 2-10 婴幼儿认知发展里程碑

年龄	认知发展	保教重点
0~1 月龄	(1) 醒着时,目光能追随距眼睛 20 cm 左右的物体 (2) 与陌生人的声音相比,更喜欢听母亲的声音 (3) 能分辨味道,喜欢甜味 (4) 对气味有感觉,当闻到难闻的气味时会转开头	(1) 几乎不需要为新生儿准备玩具,环境中已经有足够多的刺激 (2) 不要将摇铃等玩具放在新生儿手中,他们会抓住不放
1~3 月龄	(1) 喜欢看妈妈的脸,看到妈妈就高兴 (2) 眼睛盯着东西看	(1) 让婴儿仰躺,方便婴儿灵活使用双手,看得更多,听得更清楚 (2) 提供一些柔软、可洗和颜色鲜亮的玩具,供婴儿看、摸或啃 (3) 让婴儿看人脸,尤其是照护者的脸
4~6 月龄	(1) 喜欢看颜色鲜艳的东西,会盯着移动的物体看 (2) 会故扔摔东西 (3) 喜欢与大人玩"藏猫猫"游戏 (4) 对周围各种东西都感兴趣	(1) 允许婴儿自由地探索周围环境 (2) 提供不同质地、形状和大小的物品,如色彩鲜艳的丝巾、软球、摇铃、可挤压的玩具、大木块或塑料珠子等 (3) 与婴儿玩游戏,如"藏猫猫""逗逗飞"

续表

年龄	认知发展	保教重点
7~9月龄	(1) 会对着镜子中的自己笑 (2) 能按大人的指令用手指出灯、门等常见物品	(1) 让婴儿体验不同质地的物体，如地板、地毯、草地、木桌、手感不同的布料、成堆的松果等 (2) 许多不同的、有趣的物品放置在一起，方便婴儿进行识别和选取
10~12月龄	(1) 会找到藏起来的东西，喜欢玩藏东西的游戏 (2) 理解一些简单的指令，如拍手和"再见"	(1) 提供开放的空间，不要干涉婴儿的探索 (2) 提供更多物品材料供婴儿自由选取，如壶、锅、勺以及废旧物品（如大小不一的包装盒、纸卷筒）等日常用品，塑料或木质玩具车（如小汽车、小卡车、小火车等）、大块积木、玩偶、不同尺寸的球、组合拆卸玩具等可操作材料 (3) 支持那些在探索中遇到困难的婴儿解决问题，但是不要代劳 (4) 向婴儿解释他们的行为所造成的后果
1~1.5岁	(1) 能辨别"家人"的称谓和家庭里熟悉的东西 (2) 能认出镜子中的自己 (3) 能指出身体的各个部位	(1) 提供更大的室内外探索空间 (2) 这个阶段幼儿仍喜欢10~12月龄的物品材料，但需提供更复杂、更新奇的玩法，如大珠子穿线、玩大块乐高积木等 (3) 鼓励幼儿积极地解决问题，允许他们用试错法来玩
1.5~2岁	(1) 能手口一致说出身体各部位的名称 (2) 能识别两种颜色 (3) 能识别简单形状，如圆、方块、三角等 (4) 认出照片上的自己，会笑或用手指	(1) 提供多样化的感官体验，如玩水、玩沙、玩感知盒或感知桌、感受美的事物、欣赏各种声响和音乐作品等 (2) 定期改变环境布置，提供新的游戏材料供幼儿自由选取，如娃娃家、衣服、玩偶、动物造型玩具、抹布、小扫帚、各种容器、勺子、玩具听诊器等角色扮演道具 (3) 让幼儿自己解决问题，其间尽量不要干扰他们

续表

年龄	认知发展	保教重点
2~3岁	（1）能把物体进行简单的分类，如把衣服和鞋子分开 （2）熟悉主要交通工具和常见动物	（1）经常带幼儿接触大自然，激发其好奇心和探究欲望，让他们积累有益的直接经验和感性认识，如多玩水、玩沙等 （2）根据幼儿的兴趣，投放新的游戏材料，如木质拼图（一般2~4块）、成串的大珠子、轻黏土、陶土、打节拍乐器（如三角铁、沙球、手摇铃等）、能穿脱衣服的娃娃、水彩笔、蜡笔、手指画颜料、木质嵌套或结构配对玩具等 （3）除了游戏材料，还可利用图片、绘本、视频等帮助幼儿发展科学概念、艺术体验和想象 （4）在生活场景中，鼓励幼儿预测结果、识别与分类物品、数数等 （5）提供机会和条件，让幼儿接触多种艺术形式和作品
3~4岁	（1）认识三角形、圆形、正方形 （2）至少能说出红色、黄色、蓝色的名称 （3）能记住家人的姓名、单位、电话和家庭住址等 （4）知道家里常用物品的位置 （5）能按吃的、穿的、用的将物品分类 （6）能用手指着东西数数 （7）能参加一些简单的游戏和小组活动	（1）这个阶段的幼儿仍喜欢2~3岁幼儿的所有玩具、材料，但需要提供更高版本来增加挑战，如用积木、木头盒子、小板子等搭建建筑物，玩成套的、有较多配件的积木，玩拼图（10块左右），串小珠子，尝试拼贴画、剪刀、胶水、水彩、蜡笔、粉笔等多样化艺术创作，利用更多种类的角色扮演道具、展示板、展示图片、卡牌游戏道具等进行互动 （2）在生活场景中，鼓励幼儿思考过去的经验，预测将要发生的结果，比较物品的形状、大小、重量等物理特性，并发展指物数数的能力 （3）支持幼儿自发的艺术表现和创造，但不做过多要求或干预

续表

年龄	认知发展	保教重点
4~5岁	(1) 认识10以内的数 (2) 能按照物体的颜色、形状等特征分类并进行有规律的排列 (3) 理解日常生活的顺序：早上起床，穿衣服，刷牙，然后上幼儿园	(1) 提供一些能操作、多变化、多功能的游戏材料，鼓励幼儿拆拆装装或动手自制玩具 (2) 在生活场景中，鼓励幼儿大胆联想和猜测问题的答案，并为自己的想法简单收集信息。例如，球在滚动时都走直线吗？可以做个小实验进行验证；院子里有哪些植物？可以实地找一找 (3) 在生活场景中，引导幼儿逐渐理解空间、数字、分类与排序等概念 (4) 引导幼儿根据自己的生活经验进行艺术表达，并用发表感受的方式指导其逐步提高艺术表达水平
5~6岁	(1) 能把各种各样的物体分类，能按从短到长、从小到大等顺序为物体排序 (2) 能数到20或20以上，许多孩子能数到100 (3) 能把时间和日常生活联系起来，例如，"5点钟了，该看视频了" (4) 爱参加团体游戏和活动	(1) 提供更多合作游戏和集体活动的机会 (2) 引导幼儿学习做简单的计划和记录，如用绘画、照相、做标本等方法记录观察过程和结果 (3) 引导幼儿在探索中思考，尝试进行简单的推理与分析，发现事物之间明显的关联，如兔子的长耳朵具有自我保护作用，有坡度的屋顶便于雨水流下 (4) 引导幼儿发现、尝试解决日常生活中的数学问题，体会数学的美感与用处 (5) 引导幼儿为幼小衔接做认知准备

培训单元6　婴幼儿情绪与社会性发展

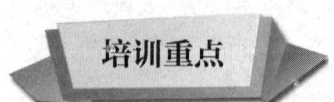

1. 掌握婴幼儿情绪与社会性发展的基本规律。
2. 掌握婴幼儿情绪与社会性发展的注意事项。
3. 掌握婴幼儿情绪与社会性发展的里程碑。

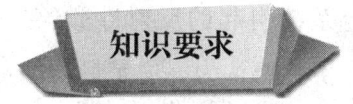

一、情绪与社会性发展

1. 情绪

情绪是人对客观事物是否符合自身需要而产生的态度体验及其相应的行为反应。情绪具有适应环境、激发活动动机、人际交往等功能。当然,消极的情绪也会影响人的身心健康。

(1) 情绪的构成要素。情绪是人脑的高级功能,有三个重要的构成要素:主观体验、外部表现和生理唤醒。

1) 主观体验。主观体验是人们对是否满足其需要的感受,如高兴、难过、悲哀等。

2) 外部表现。外部表现是情绪发生时个体的面部表情、身体姿势和言语表达,如面红耳赤、手舞足蹈以及语音语调的变化等。

3) 生理唤醒。生理唤醒表现为呼吸系统、循环系统和内外腺体的变化,如瞳孔收缩、心跳不止等。

(2) 情绪的分化与类型

1) 情绪的早期信号。婴儿情绪的早期信号是发展的重要指标,它最初有两种基本的状况:趋向愉快的刺激和回避不愉快的刺激。当婴儿想要某个东西时,他们会哭。当婴儿感觉到满足时,他们就会笑。当婴儿意识到哭或笑能吸引照护者做出反应,如帮助他们满足需求,通过照料让他们感到舒适等,他们就会更积极地调节自己的情绪生活。

① 哭。哭是婴儿最有利的工具,有时也是唯一的工具。婴儿通过哭表达自己的需求。一些照护者担心抱起哭泣的孩子会惯坏他们。如果现实情况不允许照护者马上做出回应,让婴儿呜咽一两声影响并不大,但是等到呜咽变成痛哭或尖叫,照护者可能就很难安抚孩子了。这种模式重复多次,将会干扰婴儿调整或管理自己情绪能力的发展。从理论上讲,最正确的方法是:尽量安慰哭泣的婴儿。如果照护者一时脱不开身,可以用语言来暂时安抚孩子:"我听到你在喊我了,我马上就来。"这好过放任孩子哭泣得不到任何反应。

②笑。出生后不久，婴儿就会微笑，这是皮下神经系统引起的反射性微笑。1个月左右，照护者的声音、面孔容易引起婴儿的微笑。伊扎德认为，这是最初的社会性微笑。4个月大的婴儿被亲吻腹部或者玩"藏猫猫"游戏时，会以咯咯笑的方式回应。他们开始对不同的人报以不同的微笑，出现有差别、有选择的社会性微笑。

2）基本情绪与复合情绪。新生儿的情绪具有弥散性和反射性，主要是对感觉刺激的一些生理反应。例如，疼痛、饥饿、困乏、要人陪、要人抱等均表现为哭闹，使照护者难以分辨其确切的需求。在接下来的6个月里，这些早期情绪状态分化为由社会性需要引起的真正情绪：高兴、惊讶、悲伤、厌恶、愤怒和恐惧。此后，这六种基本情绪所指向的事物不断增加，有些先前不能引起他们情绪的事物，随着年龄的增长而引起了情绪体验。例如，托班幼儿一般不太在意小伙伴是否和自己一起玩耍，但随着年龄的增长，小伙伴的孤立会使他们非常伤心。

复合情绪，也称复杂情绪，是指由多种基本情绪的不同组合派生出来的情绪。例如，3岁宝拉的生日礼物是一辆三轮车，她很高兴能拥有属于自己的车，但是她不喜欢车的颜色，又有点失望。

3）自我意识情绪。除了基本情绪和复合情绪之外，人还有一种较高级的情绪，如尴尬、嫉妒和同理心等。它们只有在孩子获得自我意识后才出现，所以被称为自我意识情绪。幼儿在1.5~2岁开始拥有自我意识，此后自我意识情绪逐渐出现（见图2-24）。

①尴尬。当幼儿开始意识到自己是别人注意的焦点时，他们开始感到尴尬。例如，2岁的倩倩原本很喜欢在成人面前展现自己的新能力，最近变得有些扭捏。这说明倩倩对自己成为注意目标开始感到尴尬。到3岁多，幼儿能根据社会要求来评价自己，他们出现了另一种尴尬，即评价性尴尬。这种尴尬来自幼儿不希望别人看到自己的失败，所以想回避他人。感到尴尬时，幼儿会垂下眼皮，低下头，用手捂脸。例如，4岁的小喜给姑姑表演跳舞，一不小心摔倒了，她低下头，并用手捂住了自己的脸。

②同理心。2岁左右，幼儿能逐渐区分自己和他人的心理状态，开始出现同理心。同理心也称共感、共情，是指一个人身上产生与另一个人相似的感受和情绪性反映。同理心和同情都是亲社会行为的重要动力，但是同理心不同于同情。同情仅涉及对他人困境表示悲伤或关心，有些幼儿的同理心却会演化为个人痛苦，

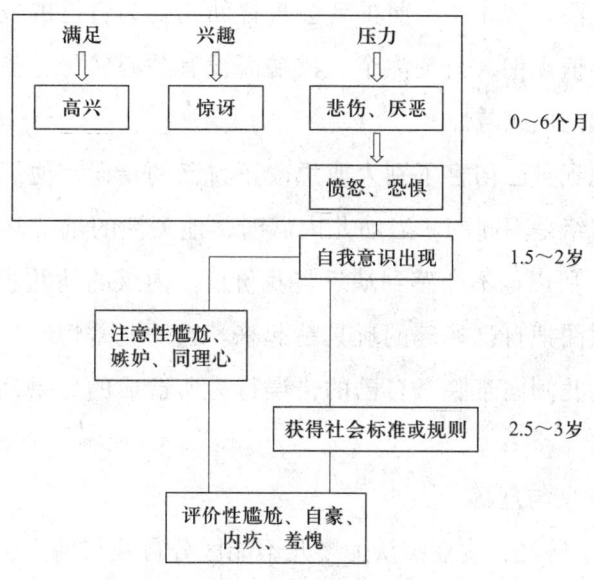

图 2-24 婴幼儿的情绪分化

甚至引发负面行为。例如,妮妮听到妈妈和别人在谈论姐姐:"姐姐特别害怕蜘蛛。"妮妮跑到卧室,拿出一个玩具蜘蛛,把它扔到了姐姐脸上。

研究显示,同理心能否引起亲社会行为有两个重要影响因素:一是与幼儿的气质有关。社交能力强、自信、善于调节情绪的幼儿更可能对他人提供帮助,予以安慰,分担痛苦。情绪调节能力差的幼儿面对需要关心的人,通常会因同理心而体会到强烈的消极情绪。为了减弱这些感受,他们会关注自己的焦虑,而不会对需要关心的人表现出友善行为。二是与照护者的养育方式有关。照护者温情地鼓励孩子表达情绪,对孩子的反应敏感而关切,这种方式养育的幼儿通常有较强的亲社会表现。相反,经常生气、采用惩罚的养育方式会妨碍幼儿同理心和同情的形成。例如,受虐待幼儿很少对同伴的不幸表示关心,他们对此表现出的是害怕、愤怒和身体攻击等。

③自我评价性情绪。有些自我意识情绪出现得比较晚,如自豪、内疚或羞愧等。除了自我意识之外,它们需要另一个重要条件:掌握大量关于社会可接受的标准和规则,即照护者告诉孩子何时该感到自豪、内疚或羞愧。照护者从很早就开始了相关教育,他们经常说:"球扔得好远啊,你真棒!""你抢小弟弟的玩具,你羞不羞啊!"到3岁多,幼儿基本能根据社会要求来评价自己的想法和行为,他们开始表达出自豪、内疚或羞愧等自我评价性情绪。可见,文化对自我评价性情

绪有显著影响。在西方文化中，照护者会教育幼儿要为自己的成就自豪，但是在我国的集体主义价值观中，只关注个人成功而没有关心父母、孩子或社会可能会在一定程度上引起内疚或羞愧。

幼儿如果意识到自己伤害了别人或想改正自己的错误，他们就会感到内疚或羞愧，但这两种情绪是不同的。当幼儿内疚时，他关注的是"坏"的行为，而不是"坏"的自我，所以他不会感到缺乏自我价值。内疚的幼儿倾向于对自己的错误进行补救，如试图把自己摔碎的玩具粘起来。当幼儿羞愧时，他会感到缺乏自我价值。羞愧的幼儿倾向于隐藏自己的错误行为所造成的后果，如把自己摔碎的玩具藏起来。

(3) 情绪的识别与理解

1) 情绪感染。曾经，皮亚杰认为婴儿不能区分自我与他人，所以他们不能理解别人的心理状态。现代研究发现，婴儿早期就能借助一种与生俱来的"情绪感染"能力，来探知他人的情绪。婴儿和照护者进行面对面的交流时，他会对照护者微笑、发出啊啊声，然后他会观察照护者的反应。从这种交流中，婴儿逐渐意识到情绪的表达范围。5个月左右，婴儿能把说话人声音中表现出来的情绪与他的面部表情匹配起来，这说明婴儿已经理解了情绪信号的意思。当婴儿懂了这些后，他们就可以使用社会参照。

2) 社会参照

①发展特点。社会参照是指婴幼儿处于不确定的情境时，主动地从可信赖人的面孔上搜寻表情信息，以决定自己的行动。例如，11个月大的婴儿是否玩附近的陌生玩具，与照护者对这个玩具表现出来的情绪有关。如果照护者表现出恐惧的表情，婴儿会主动远离玩具。如果照护者表现出高兴、好奇的表情，婴儿可能会更接近玩具。可见，社会参照不仅涉及情绪信息，而且会影响婴幼儿的行为反应，它在很大程度上决定着孩子的生活质量和发展机会：积极的社会参照有助于孩子探索陌生的环境，消极的社会参照会限制孩子的探索，导致不良的情绪、行为体验，形成消极、怯弱的性格。但是，消极的社会参照也有好处，它能让婴幼儿避开许多险境。

社会参照开始于1岁左右，此后快速发展。1.5岁左右，幼儿开始懂得别人的情绪反应和自己不同。例如，成人对西蓝花做出喜欢的表情，对饼干做出讨厌的表情，然后请孩子递给成人他们喜欢的食物。虽然幼儿自己喜欢饼干，但是他们都能递给成人西蓝花。这说明，社会参照不仅可以让幼儿对别人的情绪信号做出反应，他们还能借此揣摩别人的内心状态和偏好，这有助于丰富幼儿的情感世界，密切依恋关系。

②实践价值。研究显示，父亲和母亲在提供社会参照方面是同等重要的。当他们不在场的时候，幼儿开始转向其他熟悉的照护者，如保育人员。保育人员可以借助社会参照教孩子应对日常事件。例如，2岁的天天把牛奶弄洒了，李老师平静地说："没关系的，我们拿纸把牛奶擦干净。"天天慢慢地就学会了，不小心弄洒了水、汤、饮料等，不需要感到愤怒，也不用内疚或羞愧，只需要采用相似策略（如把洒了的液体擦干净）来解决问题即可。

值得注意的是，在社会参照中，保育人员的声音（或声音和表情一起出现）比单纯的面部表情对婴幼儿行为的指导更加有效。因为声音能同时提供情绪和言语信息。通过声音，婴幼儿可以不需要看着保育人员，就能对陌生事件做出判断。在保证孩子安全的前提下，保育人员应尽量提供积极的社会参照，支持孩子探索陌生的环境，并获得愉快的情绪体验。

3）情绪理解能力

①发展特点。2岁后，语言能力的发展给幼儿表达情绪、理解情绪的能力带来惊人进步。2~3岁幼儿可以用语言说出自己或他人的感受，如"高兴""吓一跳""害怕""讨厌""生气"等，通过幼儿的语言可以更好地了解他们的情绪状态。随着年龄增长，他们对情绪的理解越来越准确和复杂。尤其是，那些形成了安全依恋的幼儿，可能因为照护者与他们有较多的情感交流，他们通常能更好地理解别人的情绪。

4~5岁幼儿能正确判断很多基本情绪的起因。例如，"她伤心是因为小朋友都不愿意跟她玩。""他用积木搭了个大楼，他很开心。""他想起了以前的伤心事，感到难过。"这个阶段的幼儿还能预测同伴出现特定情绪后会有什么行为反应。例如，生气的孩子可能会打人，高兴的孩子会分享自己喜欢的东西。他们甚至会主动缓解别人的消极情绪，如给对方一个大大的拥抱。

当然，年龄较小的幼儿还不能理解复合情绪，他们很难解释自己能同时体验到不同的情绪。就像皮亚杰所认为的那样，幼儿在复杂的情绪情境中，只能关注比较明显的方面，而忽视了其他方面。直到5~6岁，有些幼儿才可以在一定程度上解释故事中角色的复合情绪。例如，小松鼠的进步让妈妈喜极而泣，3~4岁幼儿对此是难以理解的，5~6岁幼儿就会理解妈妈是太开心了。但是，真正理解复合情绪需要等到上小学以后。

就像前面提到的，幼儿在3岁多才开始获得一些自我意识情绪，如自豪、内疚或羞愧等。然而，即使是年龄较大的幼儿也缺乏足够的认知来识别这些情绪。幼儿理解自我意识情绪有一个渐进的过程：4~5岁的孩子还无法从具体情境中辨别自己或他人的自我意识情绪。5~6岁的孩子知道自己做得好或不好，父母会感到骄傲或羞愧，但是他们还不能意识到自己也会有同样的感受。6~7岁的孩子认为被别人看到自己做得好或不好，自己才会感到骄傲或羞愧。直到7~8岁，孩子才会认为即使没人看见，自己也会感到骄傲或羞愧。这时候，产生自我意识情绪的社会标准与规范似乎才完全内化，并影响孩子对自己的看法。

②实践价值。如果照护者接纳幼儿的情绪反应，与幼儿经常谈论各种基本情绪，那么幼儿以后识别情绪的能力更强。值得注意的是，一定要避免给出错误的情绪解释，这容易延缓孩子情绪理解能力的发展。例如，孩子们状况百出，王老师心情有点糟糕。小洁发觉了王老师的异样，对老师说："老师，你怎么了？"王老师说："没事，老师很开心啊。"小洁困惑地看着王老师。我国传统文化倾向于含蓄的情绪表达，所以有些保育人员认为不能在孩子面前表露消极情绪。研究显示，与孩子意见不合时，如果照护者能解释自己的感受，并用协商和妥协的方式来解决分歧的话，孩子通常在以后能更好地理解别人的情绪，并使用相似策略来解决争议。

在与照护者的交流中，幼儿对情绪的理解逐渐加深，他们开始与兄弟姐妹、同伴谈论更多的情感话题，尤其是在象征性游戏中。象征性游戏又反过来进一步促进了幼儿的情绪理解能力。慢慢地，幼儿意识到，认同别人的情感，表达自己的感受，能有效避免冲突，并维持或增进彼此的友谊。

2. 气质

气质是人们在情绪反应和行为方式上较为独特、稳定的个性特征。它是婴儿出生后最早表现出来的行事风格，是在任何社会文化中最先能够观察到的孩子的个人特点。例如，有的孩子爱哭，有的孩子爱笑；有的孩子爱动，有的孩子喜静；有的孩子容易安抚，有的孩子难以安抚。

（1）气质的类型。有研究者考察了婴幼儿的主动性、生活的规律性、接受新环境的适应性、对刺激的敏感性、情绪等，将婴幼儿归为三类气质模式（见表2-11）。

其中，40%的婴幼儿属于"容易型"：情绪通常很愉悦，生活有规律，能接受新体验。10%的婴幼儿属于"困难型"：易怒，生活缺乏规律，情绪表达激烈。15%的婴幼儿属于"慢热型"：情绪温和，但对陌生人和新环境适应较慢。还有35%的婴幼儿不能归为以上三种类型的任何一种，他们属于"混合型"：有的饮食和睡眠规律，但害怕陌生人；有的对新食物适应比较慢，但对陌生人适应很快；有的饮食有规律，但睡眠没有规律。这些表现都是正常的。

表2-11 婴幼儿的三种气质模式

表现	容易型	困难型	慢热型
情绪	情绪通常很愉悦，反应强度适中	情绪强烈且消极，经常大哭、大笑	情绪温和，可能是积极的，也可能是消极的
接受新事物	能很好适应新事物和变化	接受新事物较慢	对新事物和变化适应较慢
生活规律	很快形成规律的睡眠、饮食	睡眠、饮食不规律	规律性介于前面两者之间
接受新食物	容易喜欢新食物	接受新食物较慢	表现出温和的消极反应，在没有压力的情况下，可通过多次尝试逐渐接受
接受陌生人	对陌生人微笑	对陌生人怀疑	
适应陌生环境	容易适应陌生环境	适应陌生环境较慢	
遇到挫折时的反应	容易接受大多数挫折，不易焦躁	遇到挫折时易怒	
适应新规则	快速适应新惯例和新游戏规则	对新惯例适应较慢	

气质的分类方式还有很多，如大名鼎鼎的希波克拉底体液分类说、迈尔斯-布里格斯类型指标（MBTI）、霍兰格的人格-工作适应性理论等。保育人员需要认识到，气质不分好坏，任何一种气质类型都具有两面性，有积极的特点，也有消极的特点。例如，有的孩子很灵活，适应性强，但是注意力不稳定；有的孩子精力旺盛，外向热情，但是性子急，容易暴躁。对不同气质类型的孩子，保育人员都要给予同等关爱，一视同仁，切忌厚此薄彼。

（2）遗传和环境的影响。气质在很大程度上是天生的，具有遗传性，并且相对稳定。研究显示，构成婴幼儿气质的心理特征是其成人人格的基础，2岁后幼儿的反应风格相对稳定,通过这时的气质能预测其18~21岁的人格。可见,婴幼儿的气质对以后人格的发展具有奠基作用。这也解释了一句老话:三岁看大,七岁看老。

虽然气质具有遗传基础,但是环境对气质也有重要影响,气质会受后天环境的影响而发生一定改变。例如,持续的营养不良和情感剥夺会显著地改变气质,导致消极的情绪反应。"困难型"婴幼儿如果遇到关爱而专业的母亲或保育人员,也会向"容易型"方向发展。但是,婴幼儿的气质很少从一个极端走到另一个极端,害羞孩子很少变成善交际孩子,易激怒孩子很少变得非常随和。

(3) 气质的调节。气质调节的关键是气质与养育方式之间的吻合,须创设一种最适合婴幼儿气质类型的养育环境,帮助孩子形成更具适应性的能力。例如,对害羞的孩子,提供机会让孩子适当地接触新环境,并采用耐心鼓励、提问、指向物体等方式,可以有效支持孩子探索,帮助他抑制怕生的冲动。如果采取冷漠、粗暴的养育方式,强迫害羞的孩子接触陌生环境,则会加重他的焦虑。而一味地保护害羞的孩子,哪怕很小的压力也不让他经历,那么孩子就容易退缩。但是,对于活泼好动的孩子来说,类似鼓励、提问、指向物体的指导就不必要了,它们会妨碍孩子的探索行为,削弱他们的好奇心,而是需要根据活泼好动孩子的预期反应来提前设定限制,如不要在人多的地方奔跑,容易撞到人或摔倒。

研究显示,"困难型"孩子经常得到与其气质不匹配的养育,这大大增加了他们随后发生适应问题的风险。如果照护者习惯督促、限制、质疑和纠正"困难型"孩子,这种互动模式会让孩子更加不听话,出现反抗行为。照护者会因此倾向于继续强制养育,致使孩子保持或加重易激怒、易冲动的行为方式。如果理解孩子的行为方式并非出于任性、懒惰、愚蠢或调皮,主要是因为他们的天生气质,那么照护者会减少焦虑、严厉或不耐烦,并且更倾向于帮助孩子调节情绪,"难养型"气质表现也会随之减少。

总之,每个孩子都拥有独一无二的气质,保育人员应该理解和接受孩子的气质类型,努力提高养育方式与孩子气质之间的吻合度,良好的吻合度也是依恋关系的核心。

3. 自我意识

美国心理学家威廉·詹姆斯将"自我"(self)分为两个部分:一是"主我"(I-self),即意愿与行为的主体,认识到自己与周围世界是分离的,自己有着不为人知的内在，能控制自己的思想和行为；二是"客我"（me-self），即在他人的评价中形成的认识客体，包括身体特征、个人拥有物、欲望、态度、信仰和人格特质等心理特性，社会角色、人际关系等社会特性。

(1) 自我意识的出现

1) "主我"的发展。曾经，研究者认为新生儿没有"自我"和"非我"的分化，他们甚至不知道手和脚是自己的，所以会抓伤自己。现代研究显示，刚出生时，新生儿就能意识到自己的身体与周围环境是分离的。例如，新生儿对外界刺激（别人摸自己的脸）的反应大大强于自我刺激（自己的手碰到自己的脸）的反应。联合知觉能力为"主我"的发展打下基础：当新生儿能感受到自己的触摸，看到自己的肢体运动，听到自己的哭声时，他们就有了协调和匹配各种知觉的能力，开始区分自己的身体与周围的物体、他人。刚出生几个月，婴儿接受的照料方式、婴儿的回应方式、消极或积极的情绪（如哭和笑）、感觉运动经验（如吮吸）都对"主我"的形成产生重要影响。

4个月左右，婴儿学会了伸手抓物、抓握等，他们意识到自己能够对外部事物产生影响。此后，自由探索、与照护者互动成为"主我"形成和发展的重要动力。探索环境的时候，孩子会注意观察自己行为所产生的结果，以便更好地区分自己、他人和其他客体。例如，孩子扔玩具，看到玩具运动的方式与自己的动作不同，这帮助他们理解自己和周围环境之间的关系；孩子扔玩具，照护者拾起，再扔再拾……这帮助他们理解自己和他人之间的关系。研究者认为，当孩子懂得自己的行为能使某物或某人按照预想方式反应的时候，"主我"就开始形成了（大概在1~1.5岁）。

1.5~2岁，语言开始成为幼儿自我发展的有力工具。他们刚开始说话的时候，经常用"雯雯吃饼干"之类的句式来表征自己，不会说"我吃饼干"。很快，幼儿就学会了用语言来表征自己，经常能听到"我有""我要""我玩""我能"。就这样，"主我"得到了巩固与发展。

2) "客我"的发展。有研究者认为，婴幼儿早期没有把自己当客体来认识：在孩子毫无察觉的时候在其脸上涂一个红点，然后让其照镜子。6~12月龄婴儿会将镜中的影子看成是其他孩子，希望跟这个"伙伴"玩。再大一些（1~1.5岁），孩子会发现自己的动作和镜中影子的动作是一样的，他们会不断尝试以自己的动作引起镜中影子的动作，这表示"主我"开始形成。直到1.5~2岁，幼儿看到镜中的孩子脸上有一个红点,才会去摸自己的脸,这说明他们意识到镜中的孩子就是自己,他们开始形成了"客我"。

随着语言能力的发展,幼儿"客我"的发生发展进程被加快。1.5~2岁幼儿能使用简单的描述性词语(如"大""小""男孩""女孩")和评价性词语(如"好""可爱")来谈论自己,并把照护者的反馈(如"你真聪明!""你长得真高!")逐渐整合到自己正在形成的自我认知中。2岁左右,幼儿能指着照片中的自己,用"我"来指代,这是"客我"形成的另一个重要信号。

0~2岁婴幼儿逐渐将自己与周围世界、他人分开("主我"),知道自己的年龄、性别等生理特征,能初步进行自我分类("客我"),于是"自我"的两个部分开始分化出现。这标志着他们获得了自我意识,他们的心理发展进入一个全新阶段——自我意识很快将成为幼儿情绪和社会性发展的核心部分。例如,自我意识情绪就依赖于幼儿是否获得了自我意识。

(2)自我意识的发生发展。婴幼儿"主我"和"客我"的发生发展不是截然分开的,两者在整个婴幼儿时期都在稳步地发展。婴幼儿阶段,自我意识的发生发展表现为自我认知、自我体验和自我调节三个方面。

1)自我认知。自我认知是指个体对自己各种身心状况的认识。

①依赖成人的反馈。婴幼儿早期的自我认知主要依赖成人的反馈。如果照护者能积极回应婴幼儿的需求,婴幼儿感觉到自己是安全的、被关爱的,他们就会相信自己是有价值的、值得被爱的。如果照护者经常忽视或拒绝婴幼儿的需求,婴幼儿感觉到他人是不可信任的、不友好的,他们就会留下自己是没有价值的、不值得被爱的印记。

随着年龄增长,幼儿逐渐形成对"我是谁"的认识,但是他们的自我认知非常容易受到照护者的影响,会逐渐把照护者的反馈整合到正在形成的自我认知中。特别是年龄较小的幼儿,他们往往不加考虑地轻信照护者对自己的反馈,对自己的描述通常只是简单重复照护者的表述。例如,凡凡说自己是好孩子,但被问到为什么是好孩子时,他说是老师说的。

②从认识外在特征到认识内心状态。婴幼儿早期的自我认知主要是通过感知觉与动作来区分"自我"与"非我"。随着年龄增长,幼儿的"主我"得到巩固,他们会更加有意识地关注"客我"。如果让2~3岁的幼儿说说他自己,你很可能

会听到他对自己可见特征的描述，通常涉及名字（如"我是小小"）、年龄（如"我2岁了"）、外貌（如"我很高"）、拥有物（如"我有一辆挖掘机"）、家庭成员（如"我有姐姐"）和日常行为（如"我会自己洗手"）等。

3～4岁幼儿能用情绪和态度描述自己（如"和朋友一起玩，我很开心"），这表明他们开始意识到自己独特的心理特征。随着对人格理解的加深，他们能用"害羞""小气"等人格特质来描述他人，但是他们在描述自己时并不直接使用这些词，他们不说"我乐于助人"或"我很害羞"。

③认识是笼统的、片面的，带有主观情绪性。如果让幼儿描述自己，他们可能只会笼统地从某个方面进行介绍："我有很多车。有一辆挖掘机。它能挖沙。"但是幼儿还不能全面地、具体细致地描述自己，尤其是他们不会用概括性特点来介绍自己，他们不说"我是受欢迎的"或"我是一个优秀的钢琴手"。

同时，幼儿的自我认知全部是正面的，让人常常感觉言过其实。例如，5～6岁幼儿会说"我跑得很快，跳得也很高"，而不会说"我跑得很快，但是数数不太好"。部分原因来自他们的思维特点是中心化的，要么全要么无，他们还无法对自身能力进行批判性评价。幼儿的认知成熟度得到进一步提高，大概要等到上小学后，他们才能发展出较为全面客观的自我认知。

2）自我体验。自我体验是指个体对自己所持的情感态度，如自尊、内疚、羞愧等。

①从基本情绪体验到高级的社会性体验。婴幼儿早期的情绪体验通常是简单的，满足了就笑，不满足就哭。2岁以后，幼儿的自我体验逐渐丰富，发展出了高级的社会性体验。其中，自尊是幼儿自我体验中最重要的方面。这个阶段幼儿的自尊就像他们的自我认知一样，倾向于全或无：要么我很棒，要么我很差劲。"高自尊"能激励幼儿的主动性，愿意参与富有挑战性的任务，并努力达成目标；"低自尊"则让幼儿表现出无助、情绪消极、自我期待水平较低等，他们面对困难任务时容易出现退缩、难以坚持等问题，而且这种模式会延续到上学后，甚至成年期。

积极的自我体验有助于幼儿的主动性和长期的心理适应，但是消极的情绪体验也并非一无是处。例如，2岁幼儿可以用"好""坏"等词语来评价自己的行为，他们开始知道自己做某些事情是对的，做某些事情是不对的。当他们做出不对的行为时，就会产生内疚、羞愧等紧张焦虑的情绪体验。在这种情况下，如果照护者告诉幼儿应该怎么做，他们为了缓解消极的情绪体验，就会主动配合做出补偿过失、谦让分享、与他人合作等亲社会行为，并有效抑制攻击行为。

②自我体验易受成人暗示。婴幼儿的自我认知主要是接受照护者对自己的看法。在婴幼儿早期，照护者的看法往往是积极的反馈，所以大多数婴幼儿会高估自己的能力，低估任务的难度。幼儿在情绪体验上经常表现出"高自尊"模式。例如，4岁的晚晚玩扔纸团游戏，她告诉老师自己扔得很棒，但其实她大多数纸团都没有扔到指定容器中。如果照护者习惯于批评婴幼儿的表现，就容易导致他们在情绪体验上形成"低自尊"模式。例如，5岁小艺的父母总是批评她，她面对困难任务时经常放弃，转而去解决其他比较容易的任务，即便这个任务已经解决过很多次了。

3）自我调节。自我调节是指个体对自己心理活动和行为的调节，以更好地达到目标。

①从情境性顺从到约束性顺从。抑制冲动是幼儿自我调节的重要方面，研究者通常采用延迟满足任务来考察幼儿抑制冲动的能力。任务中，照护者要求幼儿在一个地方等一段时间才能去做一件有诱惑力的事情，如吃东西、打开礼物、玩玩具等。1岁左右的幼儿开始表现出抑制冲动的能力，此后相关能力逐渐增强。

幼儿延迟满足的心理机制被称为"顺从"，即幼儿为了获得照护者的爱与赞赏，会自愿遵从照护者的要求或期待。顺从主要表现为两种形式：一种是情境性顺从，即需要照护者提醒才能遵从要求；另一种是约束性顺从，即不需要照护者提醒就能遵从其要求或期待。例如，4岁的阿森独自在玩耍，他突然对墙上的电源插座很感兴趣，但是想起妈妈叮嘱过不能碰电源，他转头玩玩具去了。研究显示，随着年龄增长，幼儿的情境性顺从呈现下降趋势，而约束性顺从出现增强。这表明幼儿已经将照护者的要求内化为行为标准，他们自己开始相信这么做是对的。

②自我调节策略逐渐多元化。婴幼儿早期的情绪具有外露性、冲动性和易感性，他们的情绪调节能力非常有限，主要采用回避刺激、自我安慰、寻求依恋安慰等策略来进行调节。在过于紧张时，婴儿会回避不愉快的刺激，如转头。1岁左右，随着运动能力的发展，幼儿能主动远离引起不愉快的人或事物。如果无法回避刺激，他们可以通过咧嘴、吮吸、大声笑、晃动肢体和撕咬等来缓解不适情绪。面对消极情绪时，婴幼儿非常需要照护者的安慰，抱在怀里、轻轻摇晃和温柔地讲话都可以帮助他们调节情绪。例如，1岁的轩轩不小心碰倒了扫帚，他吓得转向

妈妈，伸手要抱抱。妈妈给了一个拥抱，并温柔地安抚："不怕，妈妈保护你。"这就是孩子主动获取情绪安慰。

2岁后，语言能力的发展给幼儿表达情绪、理解情绪的能力带来惊人的进步，他们可以利用语言来辅助情绪调节。例如，2岁的小薇摔倒了，王老师安慰说："小薇不哭。"小薇听到王老师的话，忍住了悲伤，还会说"不疼，不疼"来安慰自己。研究显示，语言发展较好的幼儿，在延迟满足任务中表现较好，他们经常用自言自语、唱歌等策略来抑制自己的冲动。这也解释了男孩的自我调节能力为何明显低于女孩，因为女孩的语言发展水平通常要更好一些。

3岁后，幼儿的情绪稳定性逐渐提高，从外露到内隐，并能灵活使用多种方法进行情绪的自我调节，包括回避不愉快刺激的输入（如捂住眼睛或耳朵，转头看别处）、自言自语（如"妈妈说她很快回来"）或唱歌、转移注意力或活动（如被排挤出游戏后，说自己反正不想玩了）等。研究显示，整个幼儿期，孩子们都在学习情绪调节的策略，自我调节能力对他们长期的心理适应性有重要影响。例如，3岁时能合理应对挫折、避免强烈情绪爆发的幼儿，在上小学后会更有合作精神，并较少出现问题行为。

（3）自我意识的培养策略

1）与婴幼儿形成安全的依恋关系。如果照护者善于识别婴幼儿的情绪，敏感地、恰当地回应他们的需求，婴幼儿通常是快乐满足的，并逐渐形成耐心的、非冲动的品质。相比之下，等到婴幼儿大发脾气才去安抚，婴幼儿的脑结构经常处于应激状态，他们就更容易焦虑、冲动。体验过强烈消极情绪的婴幼儿在面对别人的痛苦或受到挫折时，更容易害怕、愤怒或出现攻击行为，这导致此类婴幼儿与照护者、同伴的关系都比较糟糕。他们的自我认知逐渐趋向消极，自我调节的能力也随之减弱。

2）充分发挥榜样示范的作用。婴幼儿通过观察照护者来识别和理解情绪，并学习处理自己情绪的方法。如果照护者很少表达积极的情绪，并不能控制自己的情绪，那么孩子也容易在控制情绪方面出现问题。相反，如果照护者能够经常表达积极的情绪，消除消极情绪，通常会有助于孩子增强应对压力的能力。例如，多模仿孩子高兴、吃惊的表情，少模仿愤怒、悲伤的表情，这种做法对年龄较小的男孩尤其有效。

3）让幼儿获得成就感，减少挫败感。照护者在安排活动时，应合理控制任务难度，鼓励幼儿自主探索，并及时给予必要的支持，让幼儿体验成功的快乐，避免太多的挫败感。照护者还应合理安排婴幼儿的生活，让他们有事可做，减少犯错机会。例如，在长途旅行时，准备游戏、绘本等。在超市购物时，跟孩子聊天，并让他帮忙购物，以减少孩子的烦躁。

4）给予适度的正面反馈。在评价婴幼儿的时候，照护者应对结果抱有合理的期待，并采用正面的反馈（如"看，你衣服上标签跑前面去了？"），而不是批评（如"你怎么穿的衣服？你不知道自己穿反了吗？你什么时候才能学会自己穿衣服？"）。值得注意的是，即便是正面的反馈，如果照护者仅强调结果（如"你真棒"），也会让幼儿过度体验自我意识情绪，以至于他们在成功时更骄傲，失败时更羞愧，难以面对挫折带来的压力。相形之下，赞扬幼儿的努力与合作行为（如"你刚才尽力了，做得很好。""谢谢你的帮助！"）和强调改进行为（如"你刚才尝试了……，你做得挺好。""刚才做得挺好，你现在试试……"）会促使孩子产生适度的骄傲感或羞愧感，激发他们进一步成长。

前面曾讲到，与幼儿谈论共同经历过的事件，有助于长时记忆的发展。照护者也可以利用这种谈话传递一些评价反馈或行为标准，让幼儿可以逐渐将这些有价值的信息整合到自我认知中。例如，照护者可以在活动几天后，与幼儿回忆活动场景，温柔地告诉幼儿他们的不良行为会给别人带来不好的影响，并提供正确恰当的行为建议（如"玩完后把玩具放回柜子上，那样做你就是个大男孩了！"）。逐渐地，幼儿会把"我遵守规则""我长大了"等观念整合到自我认知中，并内化为自己的道德或行为标准。

5）把不良行为作为教育机会

①以有效惩罚代替无效惩罚。有些照护者会采用惩罚措施来调节幼儿的行为，常见形式有两种：一是强制命令，如大吼、威胁、言语侮辱、唠叨等。研究显示，虽然这种惩罚措施会带来立竿见影的效果，但是幼儿很难将相关标准内化，无助于他们行为的长期改变。一旦照护者不在身边，幼儿就故技重施了。尤其是，那些经常被忽略的幼儿，做了错事反而获得了照护者的关注，这无形中强化了他们的不良行为。二是收回爱，如不搭理孩子、说不爱孩子、威胁把孩子赶出家门等。这种惩罚措施可能会让幼儿产生强烈的自责或过度的羞愧，他们会认为自己不值得别人的关心。为了使自己免于陷入消极情绪，幼儿会否认这些情绪，从而导致更"不听话"。

有时，惩罚是必要的。例如，幼儿出现了敌意性攻击行为，照护者可以采用暂停或收回特权，来对幼儿进行惩罚。暂停是指让幼儿离开现场，待在一个安静的空间，直到他们愿意表现出适当行为。这也为照护者提供了冷静的时间。收回特权，如不能看喜欢的绘本。惩罚的时候，一定要及时、明确地将惩罚与幼儿的不良行为相联系。惩罚应该在私下平静地实施，避免在公共场合对幼儿造成羞辱。伴随简短的原因解释，惩罚效果将会达到最佳。

②采用引导性策略。当幼儿出现不良行为时，相比惩罚，引导性策略更适合用于触发幼儿的自我调节。例如，幼儿抢玩具时，照护者可以先指出幼儿不良行为对别人的影响，激发他们的同情或内疚："她感到很伤心，因为你还没把娃娃还给她。"然后鼓励幼儿接受社会赞成的标准和规则："本来是她在玩的。咱们把娃娃还给她吧。她玩完后，你再玩。"这种引导通常会让幼儿出现归还玩具的行为。

当幼儿拒绝遵守规则时，照护者可以用解释规则、互相让步或进行协商等方法，引导幼儿自愿合作。例如，幼儿玩完后不肯收拾玩具，照护者可以先解释规则："玩具玩完后要收起来，小朋友踩到玩具容易摔倒。""你玩完了要回家，玩具也要回他们的家。"如果幼儿还是不愿意合作，可以互相让步："这些玩具有点多，不容易收拾。你收这一堆，我收那一堆。"这种引导通常会让幼儿主动配合收拾玩具。这时照护者一定要用表扬、拥抱、奖励等来强化类似行为。

6）在日常生活中，增强幼儿的顺从能力（见表2-12）。

表2-12 幼儿顺从的培养策略

策略	原理
提前提醒	如果必须让幼儿停下感兴趣的活动，一定要提前提醒
不断监督	幼儿记忆和遵守规则的能力有限，需要不断提醒，但是要避免唠叨
正面强化	微笑、表扬、拥抱或其他奖励（如格外的关注、小红花、玩具等）能强化适当的行为，并提高它再次发生的概率
培养注意品质	能把注意力从一个有诱惑的刺激转移到一个吸引力不强的刺激，可以帮助幼儿更好地抑制冲动
重视语言发展	语言发展与自我调节密切相关。幼儿可以用语言提醒自己记住照护者的要求与期望，如在跳水坑前提醒自己："不行，不行。"
逐渐增加社会规则	随着认知和语言的发展，幼儿开始能遵守一些简单的规则，如注意安全、爱惜财物、轮流等候

4. 社会性发展

社会性发展是指在发展过程中，个体在与他人关系中表现出来的观念、情感、态度和行为等随着年龄而发生的变化。婴儿的社会性发展主要体现在性别角色、社会关系（依恋关系和同伴关系）、社会行为（亲社会行为和攻击行为）等方面。

（1）性别角色。性别角色是指个体在社会化过程中通过模仿学习获得的一套与自己性别相应的行为规范，包括态度、情感、人格特征和社会行为模式等，反映着社会文化体系对男性或女性行为的不同期望。例如，我国传统文化中，期待女性专心料理家务和照看孩子，男性则负责养家糊口和保护家庭。我国现代文明中的性别角色已经变得更为灵活，更加多样化。

2岁左右，幼儿就能正确使用"男孩""女孩""男人""女人"等词语。一旦确定了性别范畴，幼儿就开始区分与两性有关的活动和行为。目前，关于幼儿如何获得性别角色有四种理论取向（见表2-13），每种理论都有助于理解幼儿如何获得性别角色，但是它们都不完善。

表2-13 性别认同的四种观点

理论	代表人物	关键过程	基本观点
生物学取向	—	基因、神经学和激素	男女两性的大多数差异可以追溯到生物学上的差异
精神分析取向	弗洛伊德	解决无意识的性别冲突	幼儿认同父母中同性别一方的特征、信仰、态度、价值观和行为
认知取向Ⅰ：认知发展理论	科尔伯格	自我归类	对性别的认识先于行为：一旦幼儿知道自己的性别，就会做出自己所认为符合性别的行为
认知取向Ⅱ：性别图式理论	贝姆、马丁、哈文森	建立在信息加工基础上的自我归类	幼儿把所处文化中的两性行为信息组织起来形成图式，并把图式作为自己行为的参照
社会取向：社会认知理论	班杜拉	模仿、强化及教育	行为先于对性别的认识：幼儿先通过模仿与强化形成具有性别特征的行为，然后把这些行为纳入自己的性别观念

1）生物学取向。性别差异出现在全世界许多文化中。例如，男孩的活动水平

明显较高，有较多的攻击行为。根据进化论观点，成年男性需要争夺配偶、保护家庭，所以在遗传特征上更具主动性、竞争性和攻击性。激素也会影响幼儿的游戏模式，使男孩喜欢粗野、吵闹的活动，他们具有奔跑、爬高、打斗、建造和破坏的愿望。女孩则喜欢平静、温和的活动。当幼儿与同伴互动时，他们选择与自己的兴趣和行为一致的游戏伙伴。所以，3~6岁幼儿喜欢与同性伙伴一起玩，随着年龄增长，这种趋势越发明显。

研究发现，尽管3岁后有些性别差异越来越明显，但是总体而言，男孩与女孩之间的相似多于差异。这也导致很多研究者认为，仅凭遗传、神经和激素等因素，无法解释幼儿性别角色的发展。

2）精神分析取向。根据弗洛伊德的观点，3~6岁幼儿会逐渐放弃将父母中异性一方占为己有的想法（如男孩的恋母情结），并继承父母中同性一方的特征、信仰、态度、价值观和行为。虽然精神分析理论对于性别角色发展的解释很有影响力，但是它很难被实证检验，其研究一直在思辨领域绕圈子。

3）认知取向

①认知发展理论。以美国心理学家科尔伯格为代表的认知发展理论强调对性别的认识先于行为，其核心观点是：一旦幼儿知道自己的性别，就会开始理解性别的含义，并积极做出自己所认为符合性别的行为。例如，大家都说顶顶是女孩，顶顶因此断定自己是女孩。顶顶看到女孩都玩娃娃，认为玩娃娃符合女孩的行为，于是她也玩娃娃。科尔伯格认为幼儿获得性别角色的关键是理解性别恒常性，即幼儿明白性别是固定的、不会改变的：随着年龄增长性别不会改变，而且不能以外表或刻板化行为来判断性别（即使剪着短发、穿着短裤，女孩还是女孩；即使留长发、戴耳环，男孩还是男孩）。

科尔伯格相信幼儿大概在3~7岁就获得了性别恒常性。但是研究显示，6岁前，受认知水平所限，大多数幼儿并不明白性别是永久的，他们看到娃娃穿上另一种性别的衣服，就会认为娃娃的性别改变了。我们很容易观察到，符合性别的行为在幼儿早期就开始出现了。例如，1~2岁幼儿在挑选玩具的时候，就表现出了性别特征偏好。所以，研究者怀疑性别恒常性在性别角色发展中的作用，但是他们同意，一旦幼儿开始思考自己的性别，他们的性别角色就会得到强化。

②性别图式理论。以贝姆、马丁、哈文森等为代表的性别图式理论，综合了认知发展理论和社会学习理论的因素，其核心观点是：社会按照性别对人进行分

类,所以幼儿(甚至早在婴儿期)学会了用此标准来组织自己的观察,并形成性别图式(如做饭是妈妈的事)。一旦幼儿能确认自己的性别,他们就开始把相应性别的图式应用到自己身上(例如,"我是女孩,我长大了要给孩子做饭。")。

研究显示,幼儿在形成性别图式上存在个体差异,经常使用性别图式和几乎不使用性别图式的幼儿在认知路径上有很大不同(见图2-25)。形成性别图式的幼儿会用性别图式来指导自己的行为,让他们主动远离与性别不符的玩具。未形成性别图式的幼儿则较少从性别角度看待世界,他们只根据自己的兴趣做出回应。

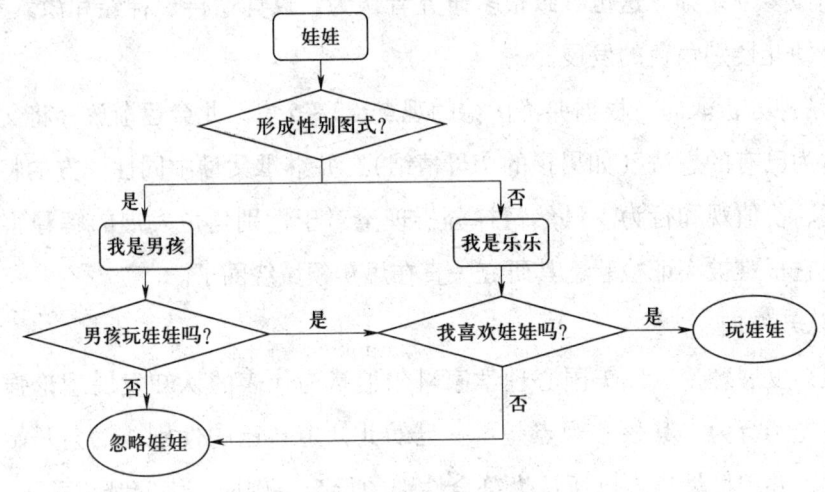

图2-25 不同幼儿的认知路径

根据性别图式理论,图式的力量非常强大,它们容易造成性别刻板印象的强化。性别刻板印象是指对两性行为先入为主的概括化。例如,女性就应该是被动的、依赖的,男性就是强壮的、粗鲁的。研究显示,幼儿在2~3岁开始出现性别刻板印象。4~6岁时,性别刻板印象进一步发展,并在末期到达顶峰。这个阶段的幼儿在看到与性别不符的行为时,常常会忘记这些行为,或将其加以扭曲。例如,给他们一张男护士的照片,他们会把男护士记成是一名医生。给他们看一个女孩在锯木头的照片,他们会坚持照片中是男孩。幼儿还会坚信自己喜欢的东西,同性幼儿也会喜欢,所以他们经常把自己的喜好强加到性别上。例如,花花不喜欢吃芹菜,她断定女孩都不喜欢吃芹菜。到了7~8岁时,幼儿开始吸收和整合冲突信息(如很多女孩剪短发、穿短裤,甚至喜欢踢足球),性别图式变得复杂多变,性别刻板印象反而开始减弱。

性别图式理论越来越受到重视,它阐释了幼儿如何看待性别,以及在不同阶段对性别的了解程度。尽管如此，该理论并没有说明幼儿按照图式行动的机制，也无法解释为什么幼儿在形成性别图式上存在个体差异，这些问题仍存在争议。

4）社会取向。与认知发展理论相反，美国心理学家班杜拉的社会认知理论强调幼儿带有性别特征的行为先于对性别的意识，认为性别角色是个体与社会（包括家人、保育人员、同伴，以及视频、绘本等文化媒介）之间相互作用的结果：幼儿（甚至早在婴儿期）通常模仿强大的或养育他们的人，如家人、保育人员、同伴，甚至以视频、绘本中的角色为榜样，而社会对幼儿的模仿行为给出了反馈或教导，强化了其性别角色的发展。例如，男孩模仿父亲的行为被表扬"像个男子汉"，模仿母亲的行为可能被嘲笑为"娘娘腔"；女孩打扮漂亮会受到称赞，踢足球可能被说是"假小子"。3~4岁时，与性别特征相关的行为标准开始内化。慢慢地，幼儿不再需要表扬或批评，当他们按照内在标准行事时就会感觉良好，否则就会觉得很糟。

社会认知理论的主要优势在于它所考察的范围更加宽泛、更具多样性，正是因为这种复杂性，它很难建立清晰的因果关系。例如，家庭环境和同伴关系的哪些方面促进了性别特征的形成？照护者区别对待男孩和女孩是因为他们确实不同，还是所处文化认为他们应该不同？这些问题还需要进一步的研究。

（2）社会关系

1）依恋关系。根据依恋理论，婴幼儿与照护者能否建立亲密关系对于婴幼儿发展具有重要意义。本模块开头就讲述了依恋关系的发展路径，在此不再赘述，这里聚焦陌生人焦虑和分离焦虑。

①陌生人焦虑和分离焦虑。菲菲曾经是一个友善的婴儿，会向陌生人微笑和高兴地啊啊叫。现在，一旦有陌生人走近，她就会避开或躲到父母的怀里，这表明菲菲在经历陌生人焦虑。陌生人焦虑是指婴儿对于不认识的人持有的一种警觉，一般在4~6个月开始出现，8个月左右表现明显。如果菲菲父母把她交给临时照护者，菲菲在经历陌生人焦虑的同时，还在经历分离焦虑。分离焦虑是指婴儿在熟悉的照护者离开时产生的难过、紧张、焦虑等情绪。

认生是婴儿认知能力发展过程中的重要变化：一方面，它反映了婴儿感知和记忆能力的发展，能区别熟人和陌生人，能清楚地记得不同的人脸；另一方面，它反映了婴儿在情绪和人际关系发展上的重大变化，出现了对照护者的依恋，以及用不同的态度对待熟悉程度不同的人。

②实践价值。曾经,婴儿对陌生人的态度被认为可以反映出他们是否有依恋安全感。有研究者相信,婴幼儿入托时,如果陌生人焦虑和分离焦虑比较明显,会长时间地哭闹、情绪不安,这说明了他们的依恋安全关系遇到了障碍。但是,最新研究显示,当婴儿产生分离焦虑时,他们是否更多哭闹取决于他们的气质或替补照料的质量,而不是依恋的安全性。换言之,孩子入托时哭了多久,除了他自身的气质影响外,主要看托幼机构的照料质量。如果保育人员像家人一样温暖,能积极回应孩子的需求,周围的探索环境也非常有吸引力,孩子通常哭一会儿就平静下来了。

这个结论同时也强调了照护稳定性和一致性的价值,即保育人员要用父母习惯的方式来对待孩子,尽量减少照料方式上的突然变化。如果照料质量相对稳定,婴儿通常能与多个照护者建立情感联结。

2)同伴交往

①发展特点。婴儿对家人之外的人很感兴趣,尤其是同龄人。出生几个月的婴儿会有意识地去看其他婴儿,向其他婴儿微笑和咯咯笑。6个月后,婴儿之间彼此注视的时间越来越长,他们的微笑、手势和咿呀学语常常会得到同伴连续的反应和模仿。当然,婴儿之间的交往更多集中在玩具和物品上,他们偶尔才会注意对方。

大约1岁左右,幼儿能走路以后,他们的探索范围迅速扩大,逐渐开始与很多不熟悉的同伴进行短暂交往。虽然照护者对婴幼儿的生活有很大影响,但是同伴交往开始变得非常重要。1~1.5岁幼儿可进行简单交往,对对方发出的信号能迅速做出反应。例如,模仿对方行为,进行简单"对话"(如"看我""不要""给你"等),为对方拿玩具等。1.5~3岁幼儿开始互补交往,表现在幼儿之间轮流玩玩具、躲藏、追赶等,有时与同伴之间的冲突也能帮助幼儿学会如何谈判和解决争执。当然,有些幼儿的同伴交往更加社会化,他们开始建立起早期的友谊,能与别人共享一个玩具,共看一本书,特别亲近某个同伴等。一方面,这反映了他们易适应变化、易接纳陌生环境和人的气质;另一方面,同伴交往的社会化也受经验影响,与其他孩子互动较多的幼儿更早社会化。例如,在托幼机构的幼儿比一直待在家里的幼儿更早社会化。

3岁以后,幼儿的交往对象从照护者为主逐渐扩展到同伴为主,并开始建立朋友关系。3~4岁幼儿开始关注与同伴的交往,但还不能建立稳定的友谊。4~5岁幼儿已经可以与同伴建立稳定友好的关系，有了要好的小伙伴。5~6岁幼儿不仅能保持与老朋友的良好关系，还能结交新朋友，交往的对象逐渐拓展。幼儿喜欢与同龄、同性别的孩子进行交往，且随着年龄的增长，这种倾向越来越明显。

②同伴的接纳与拒绝。年龄较小的幼儿看重同伴的外貌、身高、体形等外在特征，随着年龄增长，他们更关注同伴的亲社会性。4~7岁幼儿喜欢的朋友特征包括一起做事、喜欢和关心彼此、相互分享和帮助等，他们排斥害羞的（尤其是害羞的男孩）、喜欢破坏或有攻击性的、爱过分要求别人的孩子。被照护者评价为社交能力强的孩子，通常可以较好地控制和调节情绪，尽可能减少进一步冲突并维护彼此的友谊。不受欢迎的孩子在遇到冲突时，喜欢进行反击。所以，遇到孩子之间发生冲突与矛盾，教孩子打回去并不是一种明智的做法。

（3）社会行为

1）亲社会行为。亲社会行为，又称向社会行为，指被所在社会接受和鼓励的行为，是个体自觉遵守社会规则，从而获得肯定的行为，它包括可能出于自我利益考虑的助人行为和不期望得到任何回报的利他行为。例如，帮助、安慰或救助他人，与他人合作、分享，谦让甚至赞扬他人、使他人愉快等。

①发展特点。亲社会人格很早就出现，并贯穿终生。2岁左右，幼儿开始出现同理心。同理心可导致亲社会行为，如主动归还玩具。此后，幼儿开始关心他人，表现在能分享物品和食物。例如，3岁的丫丫在听到小伙伴抱怨没有足够的黏土后，她把自己的黏土分了一半给对方。那些有同理心并且自发地与同伴分享物品的幼儿，在成年之后仍然倾向于表现出亲社会行为。除了分享，幼儿还能根据别人的情绪推断他的处境，表现出同情、谦让、援助等行为，并提出解决问题的建议。同时，幼儿开始逐渐理解他人的内在情感，经常模仿成人的社会情绪和行为。例如，在象征性游戏中，幼儿会表现出妈妈对孩子的爱、医生对病人的爱或老师对学生的爱等。

因为幼儿具有自我中心化的认知特征，所以他们的亲社会行为也倾向于拥有利己主义的动机：他们想要获得赞扬，避免批评；他们衡量代价和收益，为别人付出是希望别人为自己做什么。可见，幼儿的亲社会行为是受外部控制的，他们只是遵守社会认为"好"的标准。随着年龄的增长（通常要到小学阶段甚至更晚），发展出更成熟的道德水平后，他们亲社会动机中的自我中心化会降低，并最终内化为自己的准则和价值观。

②培养策略。研究显示，有亲社会倾向的幼儿，他们的父母通常也是亲社会的。父母将亲社会行为作为榜样，引导幼儿学会合作、慷慨、助人等。同样的，保育人员、同伴也能成为幼儿亲社会行为的榜样和强化因素。在幼儿阶段，保育人员培养亲社会倾向的策略主要有：

一是树立亲社会榜样。首先，保育人员要与家长合作，发挥亲社会的榜样示范作用。其次，鼓励幼儿与同伴互动，更多参与联合游戏或合作游戏，这有助于幼儿接触各种类型的行为榜样，帮助幼儿理解他人的想法，学会为他人着想，并内化道德标准。最后，引导幼儿观看那些描述亲社会情节的故事、绘本、视频等，有助于培养幼儿的亲社会行为。

二是借助日常生活中的关键事件，采用引导性策略来鼓励亲社会行为。例如，4 岁的麦麦抢了同伴的玩具，李老师向她解释同伴会因此感到伤心难过，然后带她一起归还玩具。相比批评或打骂麦麦，采用引导性策略来鼓励亲社会行为的效果明显要好。

三是对幼儿的亲社会行为及时进行强化。幼儿一旦做出亲社会行为，无论是否出于利己主义动机，都应该获得他人或群体的认同。用赞扬、奖励等手段，使幼儿及时获得积极的反馈，从而增加亲社会行为出现的概率。

四是让幼儿承担一定职责，更容易培养出幼儿的亲社会行为。例如，帮忙照顾植物、打扫卫生的幼儿，将来更可能关心别人，并学会合作与助人。

2）攻击行为

①攻击类型。根据攻击的目的，幼儿的攻击行为可以分为两种：一种是工具性攻击，指将攻击作为达到目标的工具，它是幼儿最常见的攻击类型。例如，幼儿从别人手中抢过玩具时，他的目标仅仅是玩具本身，而不是伤害或支配别人。另一种是敌意性攻击，指旨在伤害他人的攻击行为。

根据攻击的方式，幼儿的攻击行为至少有三种变式：一是身体攻击，即通过身体伤害，如推、踢、打等，或毁坏对方财物来进行伤害。二是言语攻击，即通过涉及人身安全的威胁、辱骂或奚落等来进行伤害，例如，"我打你哦。""你又脏又臭。"三是关系攻击，即通过社会排挤、散布谣言或挑拨离间等，来损害或干扰别人的关系、名誉和心绪。其中，言语攻击是直接的、外显的，公然地指向伤害目标。身体攻击和关系攻击可能是直接的，也可能是间接的。例如，打人会直接造成身体伤害，但是毁坏财物是间接造成伤害；说"照我说的做，不然我就不跟你做朋友了"是一种直接的关系攻击,而说"他是个笨蛋,别跟他玩"就是一种间接的关系攻击。

②攻击的特点。1岁左右,幼儿开始出现攻击行为。1~3岁幼儿以工具性攻击为主,常常因为争抢玩具和对"领地"的控制权,而出现不受控制的抓挠或咬人行为,即身体攻击。因此,保育人员在照料这个年龄段幼儿时,要格外注意安全看护,一旦发现幼儿有攻击苗头,不要口头制止,必须先动手拦住他,然后再进行教育。

3~6岁幼儿学会了妥协与分享,延迟满足能力有所提升,工具性攻击大幅度减少,而敌意性攻击相应地增加。随着语言表达能力的提升,攻击行为从身体攻击转向言语攻击。例如,对某幼儿说:"把你打成肉泥!"。同时,他们开始建立朋友关系,关注与同伴的交往,所以关系攻击也变得更加频繁。这个阶段的幼儿还在年龄、性别上表现出攻击差异:年龄较大的幼儿能更好地识别恶意的企图,所以他们常常会采用敌对的方式进行报复。受激素、性别认同等影响,男孩比女孩更具有攻击性,攻击方式更为多样,女孩则更多采用间接的攻击方式,如关系攻击。这可能是因为女孩更重视关系,关系攻击给女孩造成的伤害比较大。

6~7岁孩子的攻击行为减少,合作性增强,能更好地与人沟通,并且发展出更多积极的方式来维护自己。虽然总的攻击行为减少了,但是关系攻击却相应地增加了,而且攻击方式更加微妙。例如,一个6岁幼儿成立了"漂亮女孩俱乐部",在几个月时间内持续说服其成员排挤几个同学,说他们长得丑、打扮土气。

可见,攻击行为在幼儿期就已经开始形成。幼儿之间偶尔的攻击行为是正常的,但是有些幼儿容易出现高频率的攻击行为并一直持续下去,导致学龄期严重的行为问题。研究显示,2岁时经常打人或抢玩具的幼儿,在5岁时更多出现身体攻击。在游戏中表现出暴力的幼儿,上小学后更容易愤怒。

③攻击的成因。攻击行为的形成原因很复杂,生物因素(如气质)起到了部分作用,那些十分情绪化和自控能力低的幼儿容易用攻击表达愤怒。同时,紧张的家庭氛围、严苛的养育方式、缺乏依恋和社会性支持、周围有敌意性行为榜样(如家长有暴力史或观看暴力视频等)、频繁变换生活环境(如经常换托幼机构)等,都会对幼儿形成负面影响。此外,文化对幼儿的攻击行为也有显著作用。例如,与美国相比,我国和日本等东亚国家的社会文化更强调和谐关系,所以这些国家幼儿的情绪控制更好,他们比美国幼儿更少出现愤怒、言语攻击等行为。

④工具性攻击的应对策略。3岁以下幼儿的攻击以工具性攻击为主，他们并不是有意伤害别人。这个阶段幼儿的自我认知与具体拥有物的关系非常紧密，他们会捍卫自己对物品的占有权，宣称某些物品是"我的"。在同伴交往中，经常会出现为了争夺物品或"领地"而产生的冲突。同时，逐渐增强的自我调节能力使幼儿学会以合作的方式来解决冲突。这提示保育人员在促进同伴交往时，需要把幼儿自我认知和自我调节两方面的发展都考虑在内。把幼儿的占有欲看作自我发展的标志（如"是的，那是你的玩具。"），并鼓励他们做出妥协（如"你能不能让别人玩一会儿呢？"），而不只是一味地要求分享。

发生攻击事件后，比起批评和说教，更适合将事件作为塑造幼儿亲社会行为的机会。保育人员采用榜样示范的引导性策略，对当事双方同时进行教育，而非针对过错方，教育效果明显更好。例如，2岁的煦煦想玩琪琪手上的玩具，一不小心抓到了琪琪的胳膊。王老师查看琪琪的胳膊，并安抚了她。然后王老师对煦煦说："你抓到琪琪了，琪琪很疼，她都哭了。"接着，王老师对两个孩子说："你们如果想和小朋友玩，就要轻轻地摸他的胳膊，像这个样子。"她边说边拿起两个孩子的手轻轻地互相摸对方的胳膊。

⑤敌意性攻击的应对策略。对于幼儿的频繁敌意性攻击，保育人员应尽早识别并开始干预。干预的重点涉及打破家庭成员之间的敌意行为，以及促进幼儿形成与别人的有效联结。一方面，敌意性攻击常来自家长不适当的养育方式（涉及过分溺爱型、绝对权威型等），保育人员应通过合作共育的桥梁，教给家长一些更好的教育方法。例如，命令的同时配以说理，采用更有效的惩罚措施，如暂停、收回特权，代替语言侮辱或严厉的体罚。此外，保育人员还可以将需要帮助的家庭介绍给相关领域的专业机构，以帮助家庭应对生活中的压力，减少家庭成员之间的攻击行为。另一方面，保育人员要培养幼儿的自我调节能力，引导他们用亲社会方式与同伴进行有效的交往。例如，鼓励幼儿谈论游戏伙伴，谈论自己的情绪，或者通过角色扮演的方式，教给幼儿如何在常见的冲突中解决矛盾等。

二、情绪与社会性发展注意事项

1. 恐惧

幼儿经历恐惧很常见。许多2~4岁幼儿害怕动物。5~6岁时，很多幼儿害怕黑暗、雷电、医生、想象中的怪物等。恐惧可能源于亲身经历，也可能来自耳闻目睹的他人经历。例如，曾经被车蹭到就害怕过马路，听说小伙伴被狗咬了就怕狗。幼儿的想象力丰富，又容易混淆表象与本质，因此保育人员不要随意吓唬孩子，例如，3岁的小虎不肯午睡，张老师吓唬他说："再不睡觉，大灰狼就来咬你了。"导致小虎睡觉前害怕大灰狼来咬他，更难以入睡。随着年龄增长，这些恐惧大多会随之消失。反而，年龄大一些的幼儿会对评价产生恐惧，害怕表现不好而招致别人的差评。

不要强迫或理性劝说恐惧的幼儿，这种做法是无效的。例如，"你摸摸那只小狗，他不会咬你。""老虎都被关在动物园里，出不来。"幼儿还无法明白他们恐惧的东西不是真实的。要消除幼儿的恐惧，保育人员可以鼓励幼儿将感受表达出来，并通过担保安全来提供心理上的帮助。例如，3岁宏宏的弟弟被狗咬了，他听到狗叫声就害怕。李老师见状问："宏宏害怕狗吗？"宏宏跟李老师说了弟弟被狗咬的事情，李老师安慰他说："宏宏不用害怕。幼儿园锁着大门，狗进不来。老师也会保护你。"李老师还给宏宏胸前贴了奥特曼的贴画，对他说："狗来了，奥特曼会用光线打败它。"宏宏终于开心地玩去了。

除了消除恐惧，保育人员还可以采用系统脱敏法帮助幼儿克服恐惧。该方法采用层级放松的方式，让幼儿逐步暴露于恐惧源（如动物、电梯等），直到消除对该刺激的恐惧感。系统脱敏法适用范围很广，而且对帮助幼儿克服恐惧非常有效。

2. 假想同伴

4岁的安安有一个假想姐妹小小，她们经常打电话、聊天和玩游戏。安安的姑姑来家里做客，看到安安自言自语，问她和谁在聊天，安安表现出不好意思。显然，安安也明白，小小是自己想象出来的。假想同伴通常出现在老大或独生子女身上，可能因为他们缺乏兄弟姐妹的亲密陪伴。

与很多人的猜测不同，有假想同伴的幼儿能更好地区分想象和现实。他们更富想象力，语言更流畅，更愿意与他人合作，在游戏中玩得更开心。由于幼儿与假想同伴的关系类似于他们与真实的同龄伙伴，他们在想象中需要考虑真实伙伴的看法，这让他们更多地意识到别人的心理状态，也促使他们更早出现同理心。

研究显示，假想同伴可以提供一种愿望满足机制。例如，安安想养小动物，但是现实中始终无法实现。在她的想象中，小小家养了一只猫和一只狗，安安总说自己已经有宠物，养在了朋友家。除了满足幼儿的愿望，假想同伴还能提供心理保护机制。例如，安安听说伙伴被车撞了，她因此很害怕车。出门遛弯的时候，假想同伴小小给安安提供了安全支持（如果车撞过来，小小会用魔法挡住它）。安安偷吃了糖果，怕被妈妈训斥，小小成了"替罪羊"（我没吃糖果，肯定是小小吃的），减轻了安安的心理压力。所以，当幼儿与保育人员谈及假想同伴时，保育人员应理解、接纳并适当回应他们的想象。

3. 虐待

（1）虐待的类型

1）身体虐待。身体虐待是指照护者对18岁以下儿童的任何故意伤害。这些伤害可能包括殴打、摇晃、烧伤、咬伤、勒伤、浸泡在滚烫的水或其他介质中，造成瘀伤、擦伤、骨折、疤痕、烧伤、内伤或任何其他伤害。

①过度摇晃婴儿。一种常见的婴儿期身体虐待形式是过度摇晃婴儿。哭泣是婴儿与照护者常见的交流手段，也是婴儿成长发育的一部分。当婴儿啼哭时，特别是持续啼哭时，有些照护者会通过摇晃让婴儿停止哭泣，但是快速或过度剧烈的摇晃可能会对婴儿造成永久性神经损伤，甚至导致其死亡。因为婴儿的颈部肌肉尚未完全发育，在被摇晃时，他们几乎没有固定头部位置的能力，所以大脑不断撞击颅骨可能会造成颅内出血。

②体罚。另一种常见的婴幼儿身体虐待形式是体罚。越来越多的研究证据显示，严厉、频繁的体罚会使孩子难以理解他人的言行，总是充满敌意地揣测他人的意图。特别是年龄较小的孩子受到严厉体罚后可能会表现出攻击性，即使照护者实施这类惩罚的目的就是阻止这种攻击性行为，但结果往往会适得其反。如果照护者在体罚中失控，孩子就会变得惊恐，并且会试图回避严厉的照护者，最终导致照护者对孩子行为的影响逐渐减弱。

2）忽视。忽视是指照护者不能满足儿童对食物、衣物、医疗或照料的基本需要。"身体虐待"给儿童健康、生存、发展或尊严造成的实际伤害更为明显，而"忽视"带来的伤害则更为隐蔽。忽视不仅会引起孩子生理上的疾病，同样会影响孩子的心理健康，往往给孩子带来潜在的长期影响。

3）情绪虐待。情绪虐待是指照护者对儿童情绪健康和发展产生不利影响的行为。这是一种长期的行为模式，包括社会剥夺、反复的无理要求、诋毁、贬低、羞辱、嘲笑、威胁或恐吓、歧视、拒绝和其他非物质形式的敌对待遇等。

4）性虐待。性虐待是指成人和孩子间的性活动或性接触。

（2）虐待家庭的特征。任何年龄段的孩子都可能受到虐待，但虐待致死的高发期为3岁以下。虐待实施者通常是孩子的父母，尤其是母亲。研究显示，受虐待的孩子和其自身的特征无关，与家庭环境更多相关。虐待家庭通常伴有经济贫困、婚姻问题、家庭环境杂乱、父母受过虐待等，这种家庭经常面对巨大压力。当父母中有一方无力应对遇到的压力时，就容易发生虐待。

（3）虐待的长期影响。虐待的后果会表现在身体、语言、认知、情绪和社会性等各个方面，而且这些后果经常交织在一起。例如，虐待可能影响孩子的大脑发育，导致认知、语言和学习困难，出现情绪和社会性方面的问题。童年受过虐待的人倾向于在成年后表现出焦虑、抑郁、生气或敌视、不信任他人、感到孤独和被侮辱、性适应不良、滥用药物和酒精等问题。而且，当他们有孩子后，他们的孩子可能会继续遭受虐待的恶性循环。为陷入虐待困境中的孩子提供更为有效的补救措施，这是全社会的责任。没有这些帮助，这些孩子会发展出很多问题，给自己和社会造成更大的危害。

（4）托幼机构的角色与责任。在预防虐待问题上，托幼机构一方面应当杜绝自身的虐待行为，另一方面还应当形成良好的互相监督机制，明确自身的角色与责任。

1）保护。保证婴幼儿的人身安全至关重要，是托幼工作中的首要任务和底线。无论何时，都应当将孩子的生命健康安全置于首位。当保育人员发现孩子的生命健康安全有受到威胁的可能性时，有责任保护孩子。

2）质疑。对婴幼儿受到的人身损害永远保持质疑的态度。询问孩子，并联系家长、机构负责人和医院，确认所看到的情况——孩子受到的人身损害是受伤还是生病造成的，并进一步质疑导致孩子受伤或生病的深层原因是否由虐待造成的，确认孩子是否受到反复伤害，确认孩子的家庭中是否有成员受到反复伤害，确认孩子的家庭是否有暴力史。

3）检查。发现婴幼儿的生命健康安全有受到威胁的可能性，或出现任何反常情况时，保育人员有责任和义务尽可能多地收集孩子受到虐待的证据，包括物证、痕迹证据，以及其他任何相关信息。

4）尊重。在保障婴幼儿人身安全的前提下，尊重孩子拒绝的权利，尊重多样性，尊重隐私。

三、情绪与社会性发展里程碑

虽然存在个体差异，但是婴幼儿的情绪与社会性发展大概遵循一定的发展过程（见表2-14）。

表2-14 婴幼儿情绪与社会性发展里程碑

年龄	情绪与社会性	保教重点
0~1月龄	(1) 会微笑 (2) 会模仿人的表情	(1) 敏感地观察新生儿并确定其需求，积极回应孩子发出的信号 (2) 必要时提供安全感，如将新生儿放在较小的安静空间，用包被轻轻地包裹孩子
1~3月龄	(1) 喜欢让熟悉的人抱 (2) 吃奶时发出高兴的声音	(1) 尽量固定照护者以满足依恋需要 (2) 识别和尊重婴儿的感受，及时回应他们的需求，以促进依恋关系的建立 (3) 不要过多干预，让婴儿依据自己的节奏自由发展 (4) 让婴儿与其他孩子互动
4~6月龄	(1) 开始认生，认识亲近的人，见生人就哭 (2) 能区别别人说话的口气，受到批评会哭 (3) 有明显的害怕、焦虑、哭闹等反应	(1) 提供更开放的空间，允许婴儿自由地探索周围环境 (2) 多与婴儿互动，互动能促进依恋关系的建立 (3) 让婴儿与其他孩子互动
7~9月龄	成人表扬自己时有高兴的表示	(1) 积极回应婴儿的交流 (2) 鼓励婴儿学习生活自理技能：抓握或把玩杯子、勺子等餐具 (3) 鼓励婴儿与其他孩子互动
10~12月龄	(1) 能配合大人穿脱衣服 (2) 喜欢跟小朋友一起玩	(1) 合理安排一日生活，让婴儿逐渐熟悉各环节的发生顺序 (2) 提供更多探索机会，在婴儿专注于某件事的时候不要干扰，但要灵活地帮助遇到困难的孩子 (3) 鼓励婴儿学习生活自理技能：用手抓大块食物啃食，如香蕉块、胡萝卜块、馒头、面包片等；拉脱手套或套袖；开门 (4) 接受并帮助婴儿应对分离焦虑，满足孩子的依恋需求 (5) 不要当面谈论孩子，并做好榜样示范 (6) 鼓励婴儿与其他孩子互动

续表

年龄	情绪与社会性	保教重点
1~1.5岁	（1）能自己用杯子喝水，用勺吃饭 （2）能短时间和小朋友一起玩	（1）鼓励幼儿学习生活自理技能：用杯子喝水，用勺吃饭，收拾玩具 （2）给幼儿选择权，并设定合理的限制 （3）承认幼儿对某些物品的所有权 （4）向幼儿表达喜爱之情，鼓励幼儿表达自己的情绪，接纳并帮助他们应对恐惧和挫败感 （5）接受幼儿的不合作行为，将其视为孩子自我主张的标志 （6）促进幼儿与成人的互动，以及与其他孩子的互动
1.5~2岁	（1）能主动表示想大小便 （2）能自己洗手 （3）表现出多种情感（同情、爱、不喜欢等）	（1）鼓励幼儿学习生活自理技能：主动表示想大小便，自己洗手 （2）允许幼儿力所能及地帮助别人 （3）设定一些安全规则，但是不强迫幼儿遵守 （4）给幼儿一些选择权，但选择范围不宜设置太宽 （5）促进幼儿间互动 （6）当幼儿表现出攻击行为时，要对幼儿进行亲社会行为的示范引导
2~3岁	（1）能解开和扣上衣服上的大纽扣 （2）脾气不稳定，没有耐心，很难等待或者轮流做事 （3）喜欢"帮忙"做家务，爱模仿生活中的活动，如喂玩具娃娃吃饭 （4）喜欢和别的孩子一起玩，相互模仿言行	（1）鼓励幼儿学习生活自理技能：协助备餐或餐后收拾，如择菜叶、端碗、拿勺子等；自己穿裤子、短袜 （2）提供存放个人物品的空间（如盒子、小柜子），尊重幼儿拥有自己所有物的需求 （3）提供多种物品材料，每种物品准备多份，以促进幼儿的分享。同时以身作则，展示如何与他人分享，而不是只要求幼儿分享 （4）允许幼儿用喜欢的方式自由活动，在一定程度上自己做出选择，并在他们完成任务的时候，激发其自豪感 （5）通过音乐、对话、大肌肉运动等方式，帮助幼儿表达情绪 （6）如果发生冲突，帮助幼儿用语言沟通的方式处理争议，而不是用消极行为发泄不良情绪

续表

年龄	情绪与社会性	保教重点
3~4岁	(1) 能使用筷子、勺等餐具，能自主进餐 (2) 能独立穿衣 (3) 能与他人友好相处，懂得一些简单的规则，但常常不能坚持做 (4) 会表达恐惧、喜欢等强烈的感觉 (5) 非常重视看护自己的玩具，有时会变得有侵略性，如抢玩具、把玩具藏起来	(1) 鼓励幼儿学习生活自理技能：自己洗脸、洗手，自己吃饭，自己穿脱衣服 (2) 增加情绪与社会性主题的绘本，鼓励幼儿参与象征性游戏、联合游戏或合作游戏，体会分享、合作的重要性 (3) 为幼儿树立遵守社会行为规则的榜样，让其体验、理解规则的重要性 (4) 可尝试让幼儿参加时间较短的集体活动，如围圈游戏 (5) 鼓励幼儿间的互动，让幼儿体会交往的乐趣 (6) 通过树立非攻击性行为榜样，来缓解挫折、冲突等对幼儿的影响
4~5岁	(1) 能努力控制自己的情绪，不乱发脾气，但有时会因为小挫折（如搭积木无法搭成自己想要的形状）而发脾气 (2) 喜欢与小伙伴玩，开始有"最好"的朋友，乐于参加集体活动 (3) 喜欢大人的表扬，对取得的成绩很骄傲	(1) 关注幼儿感受，鼓励幼儿自主决定、独立做事，增强其自尊心和自信心 (2) 鼓励幼儿更多参与象征性游戏、联合游戏或合作游戏，学习如何与他人相处 (3) 支持幼儿与同伴形成稳定友好的关系 (4) 鼓励幼儿用语言表达感情，用语言解决冲突，而不是用打、踢等消极行为进行反击 (5) 逐步引导幼儿遵守集体生活、同伴游戏的规则，并学会诚实守信
5~6岁	(1) 喜欢伙伴，经常会有一两个要好的伙伴 (2) 能与小朋友分享玩具、轮流玩、一起玩 (3) 情感丰富，关心别人，尤其是对比自己年龄小的孩子、受伤的孩子和动物特别体贴 (4) 有更强的自我约束能力，情绪大起大落的情况减少	(1) 鼓励幼儿更多地参加集体活动，培养集体意识 (2) 结合具体的生活情境，引导幼儿关心身边的人，尊重他人的劳动及成果 (3) 通过描述合作、共享、同理心、慷慨助人等情节的故事、视频等，培养幼儿的亲社会行为 (4) 支持幼儿进一步扩大交友圈 (5) 运用幼儿喜闻乐见和能理解的方式，引导其萌发爱家乡、爱祖国的情感 (6) 安排幼儿参观小学，跟他们讲讲小学的有趣活动，唤起幼儿对小学生活的好奇和向往，为幼小衔接做好心理准备

职业模块 3
婴幼儿营养与喂养知识

培训项目 1 婴幼儿营养知识

培训单元 1 婴幼儿营养需要

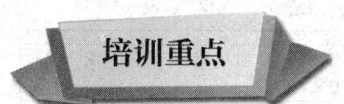

1. 熟悉能量和各种营养素的生化特点和生理功能。
2. 掌握能量和各种营养素的主要食物来源。

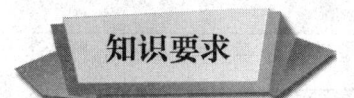

一、营养素和能量的基本概念

1. 营养素

营养素是机体从食物中消化吸收的具有功能的物质。营养素有三个方面的功能：构成细胞和组织的结构、供给能量和调节生理功能。

(1) 营养素的分类。人体所需营养素有 40 多种，包括必需营养素和其他膳食成分（见图 3-1）。必需营养素不能体内合成，需要从膳食获得，通常分为六大类：蛋白质、脂类、碳水化合物、矿物质、维生素和水。必需营养素又可分为宏量营养素和微量营养素。宏量营养素指蛋白质、脂类和碳水化合物，人体对这三种营养素的需求量大，每日需要量以克（g）计量。微量营养素指矿物质和维生素，每日需要量以毫克（mg）或微克（μg）计量。

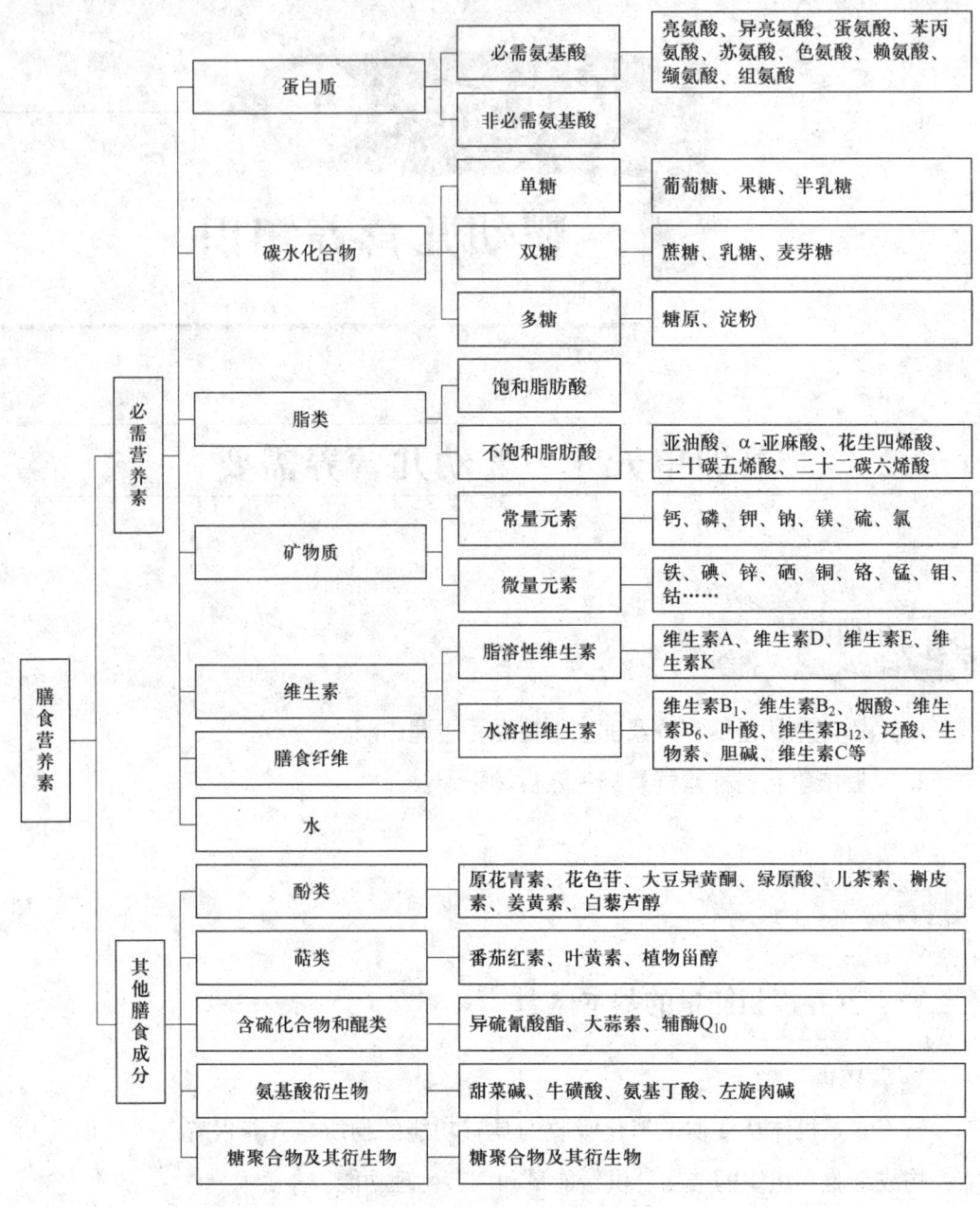

图3-1 膳食营养素分类

矿物质，是对人体中以无机盐形式存在的化学元素的统称。矿物质分为常量元素和微量元素。常量元素，指体内含量大于体重0.01%的矿物质，包括7种元素，其中钙、钠、钾和镁为金属元素，磷、氯和硫为非金属元素。微量元素，指体内含量小于体重0.01%的矿物质，包括铁、铜、锌、碘、硒、氟、锰、钼、钴、铬、硼、钒、硅、镍等。

维生素,是人体必需的一类微量的有机化合物。维生素既不提供能量,也不构成机体组织,在体内含量虽然少,但是具有重要的生理功能。脂溶性维生素,是不溶于水、可溶于脂肪和非极性溶剂的一类维生素,包括维生素 A、维生素 D、维生素 E、维生素 K。水溶性维生素,是能在水中溶解的一组维生素,包括维生素 B_1(硫胺素)、维生素 B_2(核黄素)、烟酸(烟酰胺)、维生素 B_6、叶酸、维生素 B_{12}、泛酸、生物素、胆碱、维生素 C 等。

(2)膳食营养素的参考摄入量(DRIs)。膳食营养素的参考摄入量包含一组科学参考值或标准(见图 3-2),是健康个体和群体合理摄入能量和营养素的参考值,也适用于没有明显健康问题的人。膳食营养素的参考摄入量用于膳食评价和食谱设计。《中国居民膳食营养素参考摄入量(DRIs)》由中国营养学会负责编写和修订,本教材中相关定义和数据摘自 2023 年版 DRIs。

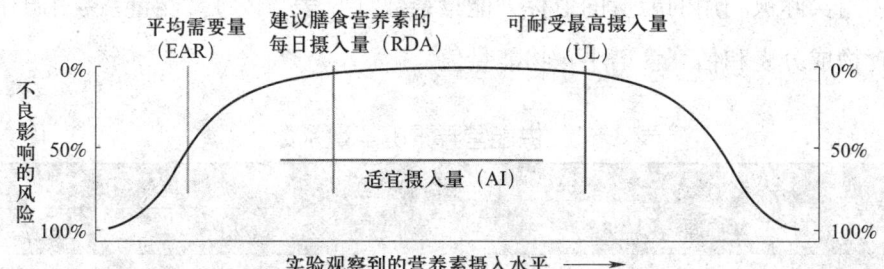

- 平均需要量(EAR):50%的人不能满足需要。
- 建议膳食营养素的每日摄入量(RDA):2%~3%的人不能满足需要。
- 适宜摄入量(AI):适宜所有健康人士的推荐日均营养素摄入量。在不能确定建议膳食营养素的每日摄入量时,就使用适宜摄入量。
- 可耐受最高摄入量(UL):最高的安全摄入水平,当高出此线时,会增加副作用的风险。

图 3-2 膳食营养素的参考摄入量

其中,平均需要量(EAR),是特定性别、年龄及生理状况群体对某一营养素需要量的平均值,能够满足该群体 50% 个体的需要。推荐摄入量(RNI),是能够满足特定性别、年龄及生理状况群体绝大部分(97%~98%)个体需要的量。适宜摄入量(AI),是通过观察或实验获得的健康人群某种营养素的摄入量,不如 RNI 准确。可耐受最高摄入量(UL),是平均每日可摄入某种营养素的最高量。当摄入量超过 UL,发生毒副作用的危险增加。

另外,宏量营养素可接受范围(AMDR),是脂肪、蛋白质和碳水化合物较理想的摄入量范围,通常以某种营养素摄入量占总摄入能量的比例表示。

降低膳食相关非传染性疾病风险的建议摄入量(PI-NCD),是以膳食相关非传染性疾病以及预防为目标提出的营养素每日摄入量，主要目标人群是成年人。某些营养素的 PI-NCD 可能高于 RNI 或 AI，如维生素 C、钾等。一些营养素的 PI-NCD 设定摄入量上限，摄入量应低于 RNI 或 AI，如钠。

2. 能量

（1）能量的食物来源。机体的物质代谢过程也是能量代谢过程，伴随着能量释放、转移和利用。国际上通用的能量单位是焦耳（J）。营养学习惯使用的能量单位是卡（cal）。两种能量单位的换算如下：1 cal = 4.184 J，1 J = 0.239 cal，1 kcal = 1 000 cal = 4.184 kJ，1 kJ = 1 000 J = 239 cal。

人体从食物摄入能量。人体的能量来源是食物中的碳水化合物、脂类（脂肪）和蛋白质。这些产能营养素在消化道内并非 100% 被吸收。食物中未被消化吸收的部分通过粪便排出体外，腹泻或消化功能紊乱会增加机体能量丢失。每克产能营养素在体内实际被利用的能量的值称为能量系数（见表 3-1）。能量系数用于食品标签、食物成分表和估算食谱中食物能量值。

表 3-1 供能营养素的能量系数

营养素	每克体外燃烧产生的物理热量（kJ）	体内吸收率（%）	能量系数	
			（kJ/g）	（kcal/g）
碳水化合物	17.15	98	16.81	4.0
脂肪	39.54	95	37.56	9.0
蛋白质	18.20	92	16.74	4.0

一般人群的平衡膳食中能量来源以碳水化合物为主，其次为脂肪。成人膳食中碳水化合物、脂肪、蛋白质的供能比例约为 6:2:1。儿童获得的能量用于维持基础代谢、各种活动和食物特殊动力作用之外，还需要满足生长发育。因此，儿童需要适当增加脂肪和蛋白质摄入，而且年龄越小脂肪供能比越高，单位体重需要的能量越多（见表 3-2 和表 3-3）。

表 3-2 膳食能量需要量　　　　　　　　　　　　　　　　kcal/d

年龄（岁）	身体活动水平		
	低强度	中等强度	高强度
0 ~	—	90 kcal/kg·d	—
0.5 ~	—	75 kcal/kg·d	—

续表

年龄（岁）	身体活动水平		
	低强度	中等强度	高强度
1 ~	—	800	—
2 ~	—	1 000	—
3 ~	—	1 150	—
4 ~	—	1 250	—
5 ~	—	1 300	—
6 ~	1 300	1 450	1 650
7 ~	1 350 ~ 1 700	1 550 ~ 2 350	1 750 ~ 2 650
18 ~ (65)	1 550 ~ 1 700	1 750 ~ 2 100	2 300 ~ 2 450

注：
1. "—"表示中国居民 DRIs 未提供数值。
2. "7 岁 ~"和"18 岁 ~"两个年龄组的数据是包含多个亚组数据的范围区间汇总。

表3-3 膳食能量参考摄入量（AMDR） （%E，供能比）

年龄（岁）	碳水化合物	脂肪	蛋白质
0 ~	—	48（AI）	—
0.5 ~	—	40（AI）	—
1 ~	50 ~ 65	35（AI）	—
4 ~	50 ~ 65	20 ~ 30	8 ~ 20
6 ~	50 ~ 65	20 ~ 30	10 ~ 20
18 ~	50 ~ 65	20 ~ 30	10 ~ 20

注：
1. "—"表示中国居民 DRIs 未提供数值。
2. AI 是适宜摄入量。

（2）能量的消耗与利用。能量消耗连续不断，进食是周期性的，机体不断利用储备能源物质，又不断补充储备能源。

1）基础代谢是能量消耗的主要部分，用维持最基本的生命活动，如体温、血液循环、呼吸、脉搏、肌肉张力、胃肠蠕动等。很多因素影响基础代谢水平，如体表面积、年龄、性别、体成分构成、内分泌、应激状态、气候、睡眠等。成人维持基础代谢的能量占总能量需要的 45% ~ 70%，婴幼儿用于基础代谢的能量占总能量需要的50%~60%。

2）身体活动是能量消耗的重要部分，包括非条件反射和主动活动。个体的身体活动耗能相差很大，与体重、活动强度、活动类型、活动持续时间有关。成人身体活动消耗的能量一般占总能量消耗的25%~50%，婴幼儿身体活动所消耗的能量占总能量消耗的15%~20%。多哭或活跃、活动量大的幼儿比同龄安静的幼儿消耗更多能量。

3）食物热效应是进食而引起的能量消耗增加，也称为食物特殊动力作用。这部分能量主要用于食物消化、营养素吸收、合成和能量转化。碳水化合物、脂肪和蛋白质的食物热效应分别是其本身产生能量的5%~10%、0~5%和20%~30%。成人混合膳食的食物热效应增加的能量消耗相当于总能量消耗的10%。

4）生长发育消耗能量用于合成新组织并在这些新组织中储存能量。每增加1g新生组织需要18.4~23.8 kJ（4.4~5.7 kcal）能量。儿童生长发育消耗的能量与生长速度成正比，随着年龄增长逐渐减少。出生后第一个月用于生长发育的能量约占总能量需要的40%，0~3月龄约为35%，4~6月龄约为17.5%，12月龄时约为3%，2岁时约为2%，青少年期约为1%。

5）引起能量消耗增加的其他因素。怀孕妇女需要能量用于胎儿、胎盘和母体组织（子宫、乳房、脂肪储备等）生长。哺乳妇女需要能量用于乳汁合成和分泌，其中约三分之一源自孕期体内储备脂肪分解供能。疾病或创伤引起能量消耗增加，机体需要能量用于组织修复和生长，并持续到疾病愈后期和康复期。

（3）能量平衡。能量平衡指能量摄入与能量消耗相当。在能量平衡状态下，体重稳定、保持正常生长发育。体重是衡量营养状况最为敏感的指标，受到疾病和膳食质量的影响。如果能量摄入过多，超出的能量转变成体内脂肪，造成超重肥胖。反之，如果长期能量摄入不足，人体会分解自身组织供能，导致体重下降、消瘦，儿童可能出现生长减速、低体重或发育迟缓。

二、宏量营养素

1. 蛋白质

（1）蛋白质的生化特点。蛋白质是生命的物质基础，占人体重量的16%~20%。蛋白质是人体获得氮元素的唯一来源。蛋白质平均含氮量约为16%，相当于每克氮对应大约6.25 g蛋白质，即蛋白质的转化系数为6.25。

蛋白质的基本构成单位是氨基酸。蛋白质水解为氨基酸或由多个氨基酸组成的短肽，再被机体吸收利用、合成自身组织成分和活性物质。食物中的蛋白质从胃开始消化，大部分在小肠消化吸收，未被吸收的蛋白质由粪便排出体外。消化吸收的大多数氨基酸主要在肝脏分解，少数在骨骼肌分解，未被利用的氨基酸转变成尿素、尿酸、肌酐、氨等，由尿排出体外。

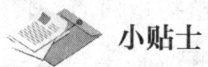 小贴士

必需氨基酸与氨基酸模式

必需氨基酸，指人体不能合成或合成速度不能满足机体需要、需要由食物提供的氨基酸。

成人的必需氨基酸有亮氨酸、异亮氨酸、赖氨酸、蛋氨酸（甲硫氨酸）、苯丙氨酸、苏氨酸、色氨酸、缬氨酸，婴幼儿的必需氨基酸还要加上组氨酸，共9种。食物中蛋白质各种必需氨基酸的构成比例，称为氨基酸模式。

食物的蛋白质氨基酸模式与人体的越接近，生物利用效率越高，营养价值也越高。

（2）蛋白质的生理功能

1）蛋白质是构成细胞、组织和器官结构的重要物质，是组织修补和更新的主要原料。蛋白质参与构成人体组织，如毛发、皮肤、肌肉、骨骼、内脏、大脑、血液等。婴幼儿生长发育需要大量蛋白质，对优质蛋白质的需要量大。

2）蛋白质是多种生理活性物质的构成物质，参与和调节多种重要的生理活性。绝大部分的酶、激素（生长激素、胰岛素、甲状腺素等）、抗体、补体、载体（血红蛋白、脂蛋白等）、细胞因子等由蛋白质构成。蛋白质参与调节体内生理功能，如神经信号传递、血液凝固、肌肉收缩、视觉形成。一些直接从肠道吸收进入血液的活性肽具有特殊的生理功能，参与机体免疫调节、促进矿物质吸收、降血压、清除自由基。

3）蛋白质供给能量。蛋白质的能量系数为 16.74 kJ/g（4 kcal/g），成人供能比为 10%~20%。当碳水化合物摄入严重不足的时候，机体动用体内蛋白质分解释放能量。

4）蛋白质维持体内环境稳定，参与调节细胞内外渗透压和酸碱平衡。血液中的白蛋白、球蛋白参与调解和维持体内的酸碱平衡、胶体渗透压、水分分布等。

（3）蛋白质的食物来源。蛋白质广泛存在于植物性食物和动物性食物。谷类蛋白质含量约为8%，作为主食摄入量大。大豆蛋白质含量35%～40%，肉类含蛋白质15%～22%，蛋类含蛋白质11%～14%，奶类（牛奶）含蛋白质约3%，是蛋白质的优质重要来源。一般而言，动物蛋白质的营养价值优于植物蛋白质。食物搭配可以发挥蛋白质互补作用，提高营养价值，如主食与大豆搭配。

（4）蛋白质的参考摄入量。人体1%～2%的蛋白质在日常代谢中损失，需要通过膳食补充。婴幼儿需要蛋白质用于新生组织，每日单位体重蛋白质需要量高于成人，年龄越小越明显（见表3-4）。6个月内婴儿蛋白质来源是母乳，按照母乳喂养量计算蛋白质的AI值为9 g/d。婴儿在6个月左右开始离乳并添加辅食，由母乳和辅食摄入蛋白质，计算蛋白质的AI值为17 g/d。

表3-4 膳食蛋白质参考摄入量

年龄（岁）	RNI（g/d）	AMDR（%E）
0（0.5）	9（AI）	—
0.5～(1)	17（AI）	—
1～(3)	25	
1～(6)	30	8～20
6～(7)	35	10～20
18～(65)	55～65	10～20

注：
1. AI是适宜摄入量。
2. %E表示蛋白质提供的能量占总摄入能量的百分比。

2. 碳水化合物

（1）碳水化合物的生化特点。碳水化合物是由碳、氢和氧三种化学元素组成的有机化合物，包括糖、寡糖和多糖。碳水化合物中氢和氧的比例恰好与水相同（2:1），如同碳与水的化合物，因而得名。

碳水化合物在人体的存在形式主要是葡萄糖、糖原和含糖复合物。糖和淀粉是日常膳食最常见的能源物质。母乳中的碳水化合物主要是乳糖。

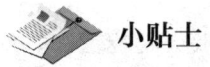 小贴士

碳水化合物的分类

碳水化合物也称为糖类，按照聚合度可以分为糖、寡糖和多糖。

糖，包括单糖和双糖。单糖是最简单的糖，有葡萄糖、果糖、半乳糖等。双糖，由两个单糖分子脱水生成，有乳糖、蔗糖、麦芽糖等。

寡糖，又称为低聚糖，是 3~9 个单糖的聚合物，有低聚果糖、低聚半乳糖、低聚麦芽糖，以及核糖和脱氧核糖。

多糖，是 10 个以上单糖的高分子聚合物，有淀粉、糖原、纤维素、果胶等。

升糖碳水化合物，指可以在小肠被消化吸收的膳食碳水化合物。不同类型的碳水化合物吸收率不同，引起的餐后血糖应答水平也不同。单糖直接在小肠吸收。葡萄糖可以直接被人体吸收，进入细胞参与代谢。葡萄糖也可以转化为糖原，储存在肝和肌肉组织。当食物提供的葡萄糖多于机体需要时，过量部分最终转化为脂肪。

淀粉、蔗糖、乳糖和麦芽糖都不能被直接吸收，必须水解成葡萄糖后在小肠吸收。纤维素不能被人体消化或部分消化。果胶不能被人体消化吸收，也不产生能量。

可消化的糖和淀粉的代谢产物主要是二氧化碳和水，经过呼气、尿液或肠道排出。不可消化的膳食纤维素，代谢产物中的甲烷、氢和二氧化碳分别由呼吸道和肠道排出，短链脂肪酸在结肠重吸收或随粪便排出。

（2）碳水化合物的生理功能

1）碳水化合物提供和储存能量。碳水化合物的能量系数为 16.81 kJ/g (4.0 kcal/g)，是最经济、最主要、最重要的膳食能量来源。碳水化合物能迅速供能，对维持神经系统活动、心脏跳动、肌肉运动、提高工作效率有重要作用。

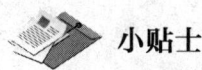 小贴士

葡萄糖的能量利用

机体对葡萄糖的能量利用分为有氧和无氧两种形式。

> 在供氧充足时，细胞对葡萄糖进行有氧氧化，彻底氧化、释放大量能量，生成二氧化碳和水。
>
> 在缺氧条件下，对葡萄糖进行无氧氧化（酵解），迅速提供少量能量，生成乳酸。肌肉剧烈运动发生糖酵解，产生的乳酸大部分通过血液运送到肝脏，在肝脏又转变为糖原或葡萄糖，这一过程称为乳酸循环。

血糖，即人体血液中含有的葡萄糖。血液将葡萄糖运送到各处细胞和组织中用于能量代谢。一旦血糖消耗增加、机体需要能量增加，肝脏中的糖原迅速分解为葡萄糖提供能量。在正常情况下，人体血糖含量保持动态平衡，在 3.9~6.1 mmol/L 之间波动，最高不超过 9.1 mmol/L。

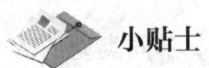 小贴士

血糖调节机制

血糖浓度的调节机制以激素调节为主、神经调节为辅，达到血糖升高和下降的平衡。饮食、运动、睡眠、疾病、创伤、情绪等也会影响血糖浓度。

1. 血糖的激素调节

激素调节主要涉及胰岛素和胰高血糖素，以及肾上腺素、肾上腺糖皮质激素、甲状腺激素、生长激素等。

（1）胰岛素使血糖含量降低。胰岛素由胰岛 B 细胞分泌，它一方面促进血糖合成糖原、加速血糖的氧化分解或转变成非糖物质；另一方面，抑制肝糖原分解和非糖物质转化为葡萄糖。

（2）胰高血糖素使血糖含量升高。胰高血糖素由胰岛 A 细胞分泌，它一方面主要作用于肝脏，促进肝糖原分解进入血液；另一方面，促进脂肪酸和氨基酸等非糖物质转化成葡萄糖，最终使血糖含量升高。

2. 血糖的神经调节

血糖神经调节与下丘脑特定区域兴奋有关。此外，神经系统还通过控制甲状腺和肾上腺的分泌活动来调节血糖含量。

（1）血糖升高时，下丘脑的特定区域兴奋，通过副交感神经直接刺激胰

> 岛 B 细胞释放胰岛素，并同时抑制胰岛 A 细胞分泌胰高血糖素，从而使血糖降低。
>
> （2）血糖降低时，下丘脑另一区域兴奋，刺激交感神经 A 细胞分泌胰高血糖素，并促进胰岛 A 细胞分泌胰高血糖素，使得血糖含量上升。

2）碳水化合物也是构成和修复机体组织的重要物质，参与多种重要生理功能。细胞中碳水化合物含量为 2%~10%，以糖与蛋白质结合物（糖蛋白）、糖与脂类结合物（糖脂）、糖与氨基结合物（氨基多糖）等形式存在。糖蛋白参与细胞膜的构成，氨基多糖参与细胞间质和结缔组织（软骨）的构成，糖脂参与神经组织的构成，核糖和脱氧核糖参与构成核糖核酸（RNA）和脱氧核糖核酸（DNA）传递遗传信息。

3）碳水化合物供给具有节约蛋白质的作用。当碳水化合物供应充足，可防止过多的蛋白质被动员用于分解供能。

4）碳水化合物具有抗生酮作用。当碳水化合物缺乏或利用障碍（如糖尿病），体内脂肪或食物脂肪被动员分解供能、产生大量酮体等代谢物。酮体在体内蓄积，会引起酮血症和酮尿症。当碳水化合物供应充足时，可避免脂肪不完全氧化而酮体过量。

5）纤维素和果胶能调节肠道功能。它们不能在肠道消化分解，但是具有吸水性，可以刺激肠道蠕动、促进排便、增强肠道功能。

6）碳水化合物的代谢产物葡萄糖醛酸是一种重要的解毒剂。葡萄糖醛酸在肝脏能与细菌毒素、乙醇、砷等许多有毒物质结合，消除或减轻其毒性或生物活性，起到解毒作用。

（3）碳水化合物的食物来源。淀粉是碳水化合物的常见形式，存在于谷类、干豆类、根茎薯类和部分蔬菜水果中。果糖、果胶和膳食纤维素主要来自蔬菜和水果。乳糖是哺乳动物乳汁中特有的碳水化合物，人类乳汁中乳糖含量高达 7%。

（4）碳水化合物的参考摄入量。我国居民膳食指南建议 1 岁以上人群碳水化合物供能比为 50%~65%；6 月龄内母乳喂养婴儿的碳水化合物主要来源是母乳中的乳糖，碳水化合物摄入推荐量根据母乳摄入量推算而得；7~12 月龄婴儿碳水化合物摄入推荐量根据母乳和添加的辅食推算而得（见表 3-5）。

表3-5 膳食碳水化合物的参考摄入量

年龄（岁）	EAR （g/d）	AMDR （%E）
0 ~ (0.5)	60（AI）	—
0.5 ~ (1)	80（AI）	—
1 ~ (12)	120	50 ~ 65
12 ~ (18)	150	50 ~ 65
18 ~	120	50 ~ 65

注："—"表示无推荐数值。

3. 脂类

脂类是一类不溶于水溶于有机溶剂的中性大分子化合物，是类脂和脂肪的统称。其中，脂肪是体内能量的主要储存形式。

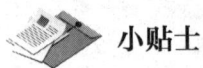 小贴士

> **名词解释：脂类、类脂、脂肪、脂肪酸、必需脂肪酸**
>
> 脂类是类脂和脂肪的统称。
>
> 类脂，又称为定脂，包括磷脂、糖脂、脂蛋白和固醇类等。类脂是细胞、脑和神经组织的构成物质，在体内所占比例相对稳定，不产生能量、不受营养状况或机体活动的影响。
>
> 脂肪，又称为甘油酯，是体内能量主要储存形式。
>
> 脂肪酸，是脂肪分子的重要结构。
>
> 必需脂肪酸，是人体自身不能合成、必须由食物供给的脂肪酸，如亚油酸、α-亚麻酸等。

（1）脂肪的生化特点。脂肪又称为甘油酯。人体和食物中的脂肪主要为甘油三酯，由一分子的甘油和三分子的脂肪酸化合而成。脂肪酸按照碳链的长短，可分为短链脂肪酸（4~6碳）、中链脂肪酸（8~12碳）、长链脂肪酸（14~20碳）和极长链脂肪酸（>22碳）；按碳键的饱和度，可分为饱和脂肪酸（如牛油、羊油、黄油）和不饱和脂肪酸（如大多数植物种子和坚果所含脂肪），仅含有一个不

饱和键的为单不饱和脂肪酸（如油酸），含有两个或以上不饱和键的为多不饱和脂肪酸［如亚油酸（LA）、亚麻酸（ALA）、花生四烯酸（ARA）、二十碳五烯酸（EPA）、二十二碳六烯酸（DHA）］。由不同脂肪酸组成的脂肪，其理化性质不同。含有2~3个长链饱和脂肪酸的脂肪，常温下为固态，常称为脂。含有2~3个长链不饱和脂肪酸的脂肪，常温下为液态，常称为油。

脂肪的消化主要在小肠，先后经过胆汁乳化、胰脂肪酶分解、肠脂肪酶等分解为脂肪酸和甘油。脂肪的分解产物被肠黏膜吸收、汇合入淋巴管，通过淋巴系统进入血液循环，运输到各组织中利用或存储。未被消化的少量脂肪由粪便排出。

人体能够合成多种脂肪酸。脂肪的分解产物在肝脏重新合成甘油三酯、胆固醇酯和磷脂等。人体自身不能合成、必须由食物供给的脂肪酸称为必需脂肪酸，如亚油酸、α-亚麻酸。必需脂肪酸是脑、神经组织以及视网膜中含量最高的脂肪酸。

(2) 脂肪的生理功能

1) 脂肪构成人体成分、维持体温、保护脏器。脂肪一般占体重的14%~19%，女性为18%~25%。皮下脂肪可以防寒，帮助维持体温恒定。体内脂肪可以缓冲身体受到的外界冲撞，减弱身体震动对脏器的损伤。大网膜和肠系膜处的脂肪可以减少脏器之间和胃肠蠕动的摩擦，起到润滑和保护作用。

2) 脂肪提供和储存能量，供给必需脂肪酸。脂肪的能量系数为37.56 kJ/g（4 kcal/g），在三大供能营养素中最高。必需脂肪酸及其衍生物参与维持生物膜的正常功能、参与胆固醇转运代谢、合成前列腺素。必需脂肪酸缺乏可能引起生长迟缓，以及神经和视觉方面疾病。

3) 脂肪协助脂溶性维生素的吸收。脂肪是脂溶性维生素（维生素A、维生素D、维生素E和维生素K）的良好载体。食物中的脂溶性维生素必须溶解在脂肪中才能被人体吸收及利用。脂肪刺激胆汁分泌，协助脂溶性维生素吸收。

4) 油脂烹调食物可以改变食物的感官性状和口感。油脂能够增加食物风味，促进食欲。进入十二指肠的脂肪刺激肠黏膜产生肠抑胃素，延迟胃排空时间、增加饱腹感。

(3) 脂肪的食物来源。脂肪的膳食来源主要是动物的脂肪组织、肉和内脏，以及植物中的坚果、种子和某些水果（牛油果、榴莲）。植物油的不饱和脂肪酸含量高，常温下多呈液态；动物脂肪的饱和脂肪酸含量高，常温下多呈固态。

（4）脂肪的参考摄入量。成人脂肪和脂肪酸供能比（%E）推荐值为20%~30%。

婴幼儿处于快速生长期且胃容量小，对能量和脂肪的需要高于成人，食物应含有适量油脂，贡献40%~60%的能量（见表3-6）。当婴幼儿辅食以谷物类和蔬菜为主、缺少动物性食物时，应额外添加一点油脂。7~12月龄婴儿油脂的添加量不超过10 g/d，13~24月龄幼儿以5~15 g/d为宜。

表3-6 膳食脂肪和脂肪酸的参考摄入量

年龄（岁）	AMDR（%E）
0~	48（AI）
0.5~	40（AI）
1~	35
4~	20~30

三、常量元素

1. 钙

（1）钙的生化特点。钙是人体中含量最多的一种无机的化学元素。足月新生儿体内含钙约30 g，成人体内含钙1 000~1 200 g。成人99.3%的钙储存在骨骼和牙齿中，即骨骼内钙；0.03%在软组织中，0.06%在血浆、细胞外液和软组织中，即骨骼外钙。在甲状旁腺激素、降钙素和维生素D的相互作用下，血液钙离子浓度维持在稳定水平，确保正常生理功能。

钙主要在小肠吸收，通过肠道、肾脏、皮肤排出。钙的吸收率与骨骼增长速度呈正相关。维生素D是钙吸收的关键因素之一，年龄和食物等因素影响钙的吸收。

（2）钙的生理功能

1）钙是构成骨骼和牙齿的主要成分。骨骼、牙齿中的钙主要以羟基磷灰石或磷酸钙的形式存在。

2）钙离子对维持神经与肌肉活动具有重要作用。钙离子参与神经肌肉的兴奋性、神经冲动的传导、心脏搏动、肌肉收缩等。血钙浓度低于正常范围，导致神经过度兴奋，引起小腿腓肠肌痉挛或其他部位肌肉痉挛。

3）钙离子维持生物膜的完整性和通透性，从而维持细胞功能和参与调节许多酶的功能。

4)钙离子参与信号传导。细胞内钙离子参与调节多种激素和神经递质释放。钙作为细胞内第二信使,介导激素的调节作用。

5)钙的其他生理作用。钙离子作为辅助因子参与血液凝固。钙离子参与调节激素分泌,进而维持体液酸碱平衡、细胞内胶质稳定性。钙参与调节血压、铁的跨膜转运等生理功能。

(3)钙的食物来源。钙的主要食物来源是奶及其制品。大豆及其制品(豆腐、豆浆、腐竹)和海产品(小鱼、海米、贝类、紫菜、海带、发菜)也是钙的比较好的食物来源。蔬菜中含钙量比较高的有金针菜(黄花菜)、香菇、萝卜、木耳、西兰花等。

食物中的钙大多以不可溶的形式存在,通过胃酸和酶的作用转为溶解状态才能被吸收。植物性食物的钙吸收率低,膳食纤维素、植酸和草酸等阻碍钙的吸收。

(4)钙的参考摄入量。合理膳食可以满足钙需要,而补钙与骨健康的结果尚存争议,大量补钙增加肾结石的风险。我国居民膳食钙的参考摄入量见表3-7。

表3-7 中国居民膳食钙参考摄入量　　　　mg/d

年龄(岁)	EAR	RNI	UL
0~(0.5)	—	200(AI)	1 000
0.5~(1)	—	350(AI)	1 500
1~	400	500	1 500
4~	500	600	2 000
7~	650	800	2 000
9~	800	1 000	2 000
12~	850	1 000	2 000
15~	800	1 000	2 000
18~	650	800	2 000
75~	650	800	2 000

生长期的儿童、孕妇和哺乳妇女对钙的需要增加,机体可以通过提高钙吸收率增加钙吸收,通常无须补钙。成人的钙吸收率为26%~30%,婴儿为60%,1~3岁幼儿为45%,4~8岁儿童为24%~36%,9~17岁少年为30%~50%;孕早期为36%,孕中期为56%,孕晚期为62%。

2. 钾

(1)钾的生化特点。钾在体内以离子状态存在,98%在细胞内。细胞膜上的钠钾泵将细胞外液的钾转入细胞内，维持细胞内（高于细胞外）的钾浓度。血清中的钾浓度稳定，为 126.8~215.0 mg/L。

膳食中的钾大部分由小肠吸收，吸收率约为 85%。钾主要由肾脏、肠道和皮肤排出体外。

（2）钾的生理功能

1）钾参与糖、蛋白质的代谢。糖原和蛋白质的合成必须有钾离子参与，如果钾缺乏，则影响糖和蛋白质的代谢。

2）钾维持细胞内正常渗透压和酸碱平衡。钾离子在细胞内外的浓度差，维持了细胞内（高于细胞外）的正常渗透压。钠钾离子在细胞膜内外的交换，起到调节酸碱平衡的作用。

3）钾维持神经肌肉的应激性和心肌的正常功能。钠与钾在细胞内外的离子浓度之差产生膜电位，膜电位去极化，神经突触产生动作电位、激活肌肉纤维收缩。血钾降低或过高都会影响膜电位的正常极化，发生松弛性瘫痪或肌肉麻痹。心肌细胞内外的钾浓度与心肌的自律性、传导性和兴奋性密切相关。

4）钾降低血压。研究证实补钾具有降血压的作用。

（3）钾的食物来源。大部分食物都含有钾。蔬菜和水果中含量丰富，是钾的主要膳食来源。钾含量比较高的常见食物有黄豆、蚕豆、赤小豆、豌豆、冬菇、紫菜等。

（4）钾的参考摄入量。鉴于钾具有降血压的作用，中国居民膳食钾参考摄入量在适宜摄入量（AI）之外，还设置了成年人的降低膳食相关非传染性疾病风险的建议摄入量（PI-NCD），而且 PI-NCD 高于 AI（见表 3-8）。膳食摄入的钾一般不会导致过量，体内血钾浓度升高的原因主要是非食物来源摄入过多（如药物），或排出困难导致的体内蓄积（如肾脏疾病）。

表 3-8　中国居民膳食钾参考摄入量　　　　　　mg/d

年龄（岁）	AI	PI-NCD
0~(0.5)	400	—
0.5~(1)	600	—
1~	900	—
4~	1 100	1 800

续表

年龄（岁）	AI	PI-NCD
7 ~	1 300	2 200
9 ~	1 600	2 800
12 ~	1 800	3 200
15 ~	2 000	3 600
18 ~	2 000	3 600
75 ~	2 000	3 600

3. 钠

（1）钠的生化特点。人体内的钠40%在骨骼中、50%在细胞外液、10%在细胞内液。人体摄入的钠在小肠几乎完全被吸收。98%的钠自尿液排出，钠还可以从汗排出。

（2）钠的生理功能

1）钠调节细胞外液的容量与渗透压。细胞外液的阳离子中钠占90%，对维持细胞外液的容量和渗透压具有重要作用。如果体内钠含量过多，为了保持细胞外液渗透压稳定，就会吸收大量水分，造成细胞外液容量增多、机体水肿。

2）钠维持酸碱平衡。体内钠离子的含量影响血浆中碳酸氢钠的消长，进而影响全血的酸碱缓冲能力。

3）钠维持正常血压。通过调节细胞外液容量，钠维持正常血压。研究表明，膳食中钠过多、钾过少，可引起血压升高。长期摄入过量的钠（盐），可增加高血压、脑卒中、胃癌的风险。

4）钠的其他功能。钠与能量代谢有关，还参与维持神经肌肉应激性。

（3）钠的食物来源。钠普遍存在于各种食物中。不加盐调味，食物提供的钠也能够满足人体生理需要，即使母乳也含有110 mg/L的钠。然而，人们从调味品（食盐、酱油、面酱等）获得大量的钠。人体对钠摄入的适应性很大，只有少部分摄入的钠用于机体所需，大部分由肾脏排出体外。

《中国居民营养与慢性病状况报告（2020年）》显示，我国居民每标准人（标准人指体重60 kg、从事轻体力劳动的男性）每日钠摄入量为6 046 mg，远远超过世界卫生组织（WHO）提出的建议摄入量（＜2 000 mg/d），高血压防控压力很大。

（4）钠的参考摄入量。根据目前研究数据，我国居民膳食指南设置了膳食钠适宜摄入量（AI）。鉴于钠与高血压的风险，还设置了成年人钠的 PI-NCD 为≤2 000 mg/d，即摄入量的上限（见表3-9）。

表3-9 中国居民膳食钠参考摄入量　　　　mg/d

年龄（岁）	AI	PI-NCD
0 ~ (0.5)	80	—
0.5 ~ (1)	180	—
1 ~	500	—
2 ~	600	—
3 ~	700	—
4 ~	800	1 000
7 ~	900	1 200
9 ~	1 100	1 500
12 ~	1 400	1 900
15 ~	1 600	2 100
18 ~	1 500	2 000
65 ~	1 400	1 900
75 ~	1 400	1 800

4. 其他常量元素

其他人体所需要的矿物质的主要生理功能和食物来源见表3-10。

表3-10 其他常量元素的生理功能和食物来源

矿物质元素	生理功能	食物来源
磷	存在于人体所有细胞中，是构成骨骼和牙齿的重要物质，也是生物膜以及 DNA、RNA 等遗传物质的重要构成成分，还以多种形式参与能量储存和释放、糖脂代谢、酸碱平衡等	动物性、植物性食品中均含有丰富的磷，如瘦肉、禽肉、蛋、鱼、坚果、海带、紫菜、油料作物种子、豆类等

续表

矿物质元素	生理功能	食物来源
氯	广泛分布全身，主要以氯离子形式与钠、钾化合存在。氯维持细胞外液的容量与渗透压、体液酸碱平衡，参与血液CO_2运输、胃液中胃酸的形成等	膳食氯几乎完全来源于氯化钠，仅少量来自氯化钾，因此，食盐及其加工食品，如酱油，盐渍、腌制食品，酱咸菜以及咸味食品等都富含氯化物
镁	99%存在于细胞内，不足1%在血清中，是多种酶的辅助因子，参与蛋白质合成、调节肌肉和神经功能	广泛存在于食物中，饮水中也含有少量镁，全谷物、坚果、大豆及其制品、绿叶蔬菜等富含镁
硫	通过硫化物形式在各组织器官中发挥不同的生物学作用，促进蛋氨酸的氧化还原循环	动物蛋白、谷类蛋白和豆类蛋白中的含硫氨基酸是硫的主要膳食来源

四、微量元素

1. 铁

（1）铁的生化特点。铁是人体必需微量元素之一。铁存在于人体几乎所有组织，血液、肝、脾中的含量最高，其次为肾、心、骨骼肌和脑。人体60%~75%的铁在血红蛋白，3%在肌红蛋白，1%在含铁的酶类、辅助因子及运铁载体中，这些统称为功能性铁；其余的铁主要以铁蛋白和含铁血黄素的形式存在于肝、脾和骨髓中，称为储备铁。

铁的吸收主要在小肠的十二指肠和空肠上端。

（2）铁的生理功能

1）铁的主要生理功能是参与血红蛋白合成、维持正常的造血功能、参与体内氧的运送和组织呼吸过程。

2）铁促进免疫功能。铁增强中性粒细胞、吞噬细胞的吞噬功能。

3）铁参与多种代谢活动，如促进β-胡萝卜素转化为维生素A、嘌呤与胶原的合成、脂类在血液中转运，以及药物在肝脏分解代谢等。

4）铁在体内长期过量蓄积可导致慢性中毒症状。

（3）铁的食物来源。铁的主要食物来源是肝脏、血、瘦肉、蛋黄、禽肉、鱼类等。膳食铁分为血红素铁和非血红素铁，血红素铁的吸收率远高于非血红素铁，不同食物的铁吸收率见表3-11。动物性食物（肝脏、血、瘦肉）所含的铁是吸收率高的血红素铁。豆类和绿色蔬菜等也含有丰富的铁质，但是属于吸收率低的非血红素铁。

表3-11 不同食物的铁吸收率

食物类型	铁吸收率
混合食物	10%
植物性食物	3%~6%
动物性食物	20%~30%
母乳	50%

（4）膳食铁的参考摄入量。制定膳食铁的参考摄入量，首先考虑铁的生理需要、基本铁丢失、月经铁丢失、生长期的铁蓄积等，再结合本国膳食模式下铁的吸收率推算，见表3-12。

表3-12 膳食铁参考摄入量　　　　　　　　　　　mg/d

年龄（岁）	EAR		RNI		UL
	男性	女性	男性	女性	
0~	—		0.3（AI）		—
0.5~	7		10		—
1~	7		10		25
4~	7		10		30
7~	9		12		35
9~	12		16		35
12~	12	14	16	18	40
15~	12	14	16	18	40
18~	9	12	12	18	42
30~	9	12	12	18	42
50~	9	8（无月经） 12（有月经）	12	10（无月经） 18（有月经）	42
65~	9	8	12	10	42
75~	9	8	12	10	42

母体在孕晚期通过胎盘向胎儿输入大量铁，作为婴儿出生后数月内的铁储备（见图 3-3）。通过母乳摄入量推算 6 月龄内婴儿铁参考摄入量为 0.3 mg/d（AI）。通过母乳和辅食摄入量推算 6 月龄～2 岁婴幼儿铁参考摄入量为 10 mg/d，即铁储备耗尽、97% 的铁需要从辅食摄入。

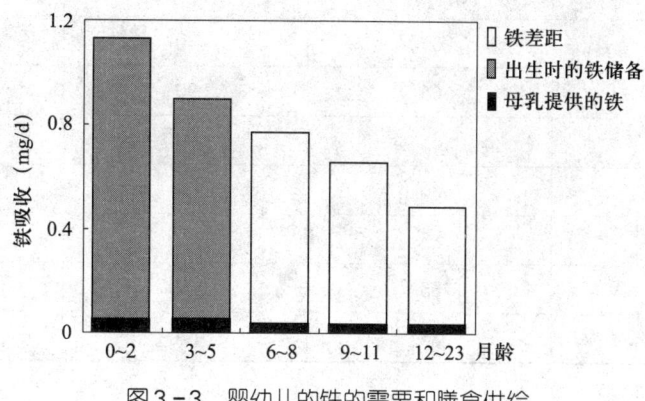

图 3-3　婴幼儿的铁的需要和膳食供给

2. 碘

（1）碘的生化特点。人体内含碘 20～50 mg，约 80% 集中在甲状腺组织中，其余分布在骨骼肌、卵巢、肾、肺、淋巴结、肝和脑等组织中。

（2）碘的生理功能。体内的碘主要参与甲状腺素合成，碘的生理功能通过甲状腺素实现，尚未发现碘具有独立的生理功能，因此下面介绍的碘的生理功能其实就是甲状腺素的生理功能。

1）甲状腺素调节新陈代谢和能量代谢。甲状腺素参与很多重要的代谢活动，如促进蛋白质合成和神经系统发育，促进碳水化合物和脂肪代谢，激活体内许多重要的酶，调节水电解质代谢，促进维生素代谢。

2）甲状腺素对于婴幼儿甲状腺激素和生长激素具有协同作用，调控儿童生长发育、参与脑发育。

（3）碘的食物来源。食物是人体碘的主要来源。人体碘的 80%～90% 来自食物，10%～20% 通过饮水获得，5% 来自空气。碘的自然食物来源主要是海产品，如海带、紫菜、干贝、淡菜、鲜海鱼、海参、龙虾等。

（4）碘的参考摄入量。我国居民膳食碘参考摄入量见表 3-13。食盐加碘是消除碘缺乏病最根本、安全、经济和简便的措施。由于我国大部分地区缺碘，自 1995 年开始施行食盐加碘。

表3-13 膳食碘参考摄入量　　　　　　　　　μg/d

年龄（岁）	EAR	RNI	UL
0~(0.5)	—	85（AI）	—
0.5~(1)	—	115（AI）	—
1~	65	90	—
4~	65	90	200
7~	65	90	250
9~	65	90	250
12~	80	110	300
15~	85	120	500
18~	85	120	600
75~	85	120	600

3. 锌

（1）锌的生化特点。锌在成年男性体内含量约为2.5 g，成年女性体内含量约为1.5 g。锌在体内分布广泛，60%在肌肉中，30%在骨骼中，血液中含量不到0.5%，毛发中含量更少。血浆中的锌主要与蛋白质结合，游离锌很少。

（2）锌的生理功能。锌在体内主要以酶的构成成分存在，是许多酶的活性中心或酶的激活剂。通过大约2 800种蛋白质和酶，锌在人体发育、认知行为、创伤愈合、味觉、免疫调节等方面发挥重要作用。

1）锌促进生长发育和组织再生。锌对于蛋白质和核酸的合成，细胞的生长、分裂和分化均起重要作用。锌还有利于伤口的愈合。

2）锌促进食欲。锌与味蕾上的蛋白质结合，感知味觉。缺锌时，会出现食欲下降、味觉迟钝，严重者出现异食癖。

3）锌促进性器官和性功能的正常发育。缺锌可导致性发育延迟，若给予补锌治疗，症状会好转或消失。

4）锌促进免疫功能。锌参与免疫反应细胞增殖，维持胸腺和脾脏细胞的增殖。

（3）锌的食物来源。锌广泛存在于各类食物中，但含量和吸收利用率不相同。肉类、蛋类、豆类和水产类的锌含量比较高。增加食物中的蛋白质可以提高锌的摄入量和生物利用率。

（4）锌的参考摄入量。根据我国人群膳食锌吸收率、母乳成分等数据，我国居民膳食指南设置了参考摄入量（见表3-14）。

表3-14 中国居民膳食锌参考摄入量　　mg/d

年龄（岁）	EAR		RNI		UL
	男性	女性	男性	女性	
0~(0.5)	—		1.5（AI）		—
0.5~(1)	—		3.2（AI）		—
1~	3.2		4.0		9
4~	4.6		5.5		13
7~	5.9		7.0		21
9~	5.9		7.0		24
12~	7.0	6.3	8.5	7.5	32
15~	9.7	6.5	11.5	8.0	37
18~	10.1	6.3	12.0	8.5	40
75~	10.1	6.3	12.0	8.5	40

4. 硒

（1）硒的生化特点。硒在人体内含量为14~20 mg，广泛分布在人体所有组织器官中。硒在肝脏和肾脏中浓度最高，其次为胰脏、心脏、脾脏、牙釉质及指甲；肌肉组织中硒的总量最多，脂肪组织中最低。

（2）硒的生理功能

1）硒参与抗氧化作用。硒通过谷胱甘肽过氧化物酶和硒蛋白化合物发挥抗氧化作用和清除自由基，保护生物膜免受过氧化产物的损伤，维持细胞正常结构及功能的完整。

2）硒参与维护心血管和心肌的健康。硒对心肌纤维、小动脉及微血管的结构及功能有保护作用。调查显示，含硒高的地区人群心血管疾病发病率低。

3）硒具有金属解毒作用。硒蛋白与金属有很强的亲和力，在体内与重金属（汞、甲基汞、砷、镉、铅）形成复合物，发挥解毒和排毒作用。

4）硒具有增强免疫力、促进生长发育等功能。

（3）硒的食物来源。硒的主要食物来源是海产品和动物内脏，如鱼子酱、海参、牡蛎、蛤蜊和猪肾等。

(4) 硒的参考摄入量。人体对硒的需要量研究有限，主要集中于成年人。各年龄段婴幼儿膳食硒的参考摄入量：0~6月龄为15 μg/d（AI），7~12月龄为20 μg/d（AI），1~3岁为25 μg/d（RNI），4~6岁为30 μg/d（RNI）。

5. 其他微量元素

人体所需要的其他微量元素的生理功能和食物来源见表3-15。

表3-15 其他微量元素的生理功能和食物来源

矿物质元素	生理功能	食物来源
铜	存在于所有组织中，在肝、脑、心和肾含量高。铜为构成含铜酶与铜结合蛋白的成分，能维持正常造血功能，促进结缔组织形成，维护中枢神经系统健康，调节生理机能	广泛存在各种食物中。牡蛎、贝类等海产品以及坚果类是铜的良好来源；其次是动物的肝、肾，谷类胚芽部分，豆类等
氟	在骨骼和牙齿的形成中有重要作用，氟有防止龋齿的作用，可加速骨骼生长，促进生长，维护骨骼的健康	一般情况下，动物性食物中氟含量高于植物性食物，海洋动物中氟含量高于淡水及陆地食物。鱼和茶叶氟含量较高
铬	主要以三价铬的形式存在于人体各部分。铬能加强胰岛素的作用，预防动脉粥样硬化，促进蛋白质代谢和生长发育，提高应激状态下人体免疫力	广泛分布于食物中，主要来源是全谷类、肉类及鱼贝类
锰	分布在身体各种组织和体液中，骨、肝、胰、肾中锰浓度较高。锰一部分作为金属酶的组分，一部分作为酶的激活剂起作用，在肝细胞线粒体中含量丰富	全谷类、坚果、叶菜类、茶叶富含锰
钼	人体各种组织都含有钼，肝、肾中含量最高。钼作为黄嘌呤氧化酶/脱氢酶、醛氧化酶和亚硫酸盐氧化酶的辅助因子而发挥其生理功能	广泛存在于各种食物中。动物肝、肾中钼含量最丰富，谷类、奶制品和干豆类是钼的良好来源

五、维生素

1. 维生素A

(1) 维生素A的生化特点。维生素A是指含有视黄醇结构，并具有其生物活性的一大类物质。动物性食物含有已形成的、具有生物活性的维生素A，如视黄醇和视黄酯等。植物性食物含有维生素A原（如类β-胡萝卜素），在机体可以部分转变为具有活性的维生素A。多种因素影响类胡萝卜素吸收和转化，差异性很大，

目前认为 β－胡萝卜素转化为维生素 A 的比例为 1:12。

健康个体的体内 90%～95% 的维生素 A 储存在肝脏，少量存在于脂肪组织。非储备状态的维生素 A 以视黄醇的形式存在于血液和组织间液体。

（2）维生素 A 的生理功能

1）维生素 A 参与暗视觉功能。维生素 A 参与视网膜上的视紫红质的合成，后者具有感受暗光的视觉功能。

2）维生素 A 参与上皮细胞生长和分化，维持全身各组织上皮与黏膜的完整性和功能健全，如角膜上皮、消化道上皮、呼吸道上皮和皮肤上皮。

3）维生素 A 维持机体生长发育，维护正常生殖功能。维生素 A 参与 DNA 和 RNA 的合成，对细胞分化和组织更新有重要影响。

4）维生素 A 在人体免疫功能中发挥重要作用。维生素 A 调节细胞免疫和体液免疫，维持和促进免疫功能。

（3）维生素 A 的主要食物来源。维生素 A 主要存在于动物肝脏、肉类、蛋黄。乳制品、深海鱼油等也含有丰富的维生素 A。维生素 A 原的主要来源是深绿色蔬菜或黄红色蔬菜，如胡萝卜、红薯、菠菜、杧果和柑橘。

（4）维生素 A 的参考摄入量。膳食来源维生素 A 包括维生素 A 和维生素 A 原，其总量单位经历了国际单位（IU）、视黄醇当量（RE）和视黄醇活性当量（RAE）三个阶段。中国居民膳食维生素 A 的参考摄入量（RAE）见表 3－16。

表 3－16　中国居民膳食维生素 A 的参考摄入量（RAE）　　μg/d

年龄（岁）	EAR		RNI		UL
	男性	女性	男性	女性	
0～	—	—	300		600
0.5～	—	—	350		600
1～	250	240	340	330	700
4～	280	270	390		1 000
7～	300	280	430	380	1 300
9～	400	390	560	390	1 800
12～	560	520	780	540	2 400
15～	580	480	810	670	2 800
18～	550	470	770	660	3 000
65～	520	460	710	640	3 000

膳食来源的维生素A很少造成维生素A摄入过量，维生素A的过量风险主要来自狗肝和过量维生素A补充剂。急性维生素A摄入过量表现为颅压升高的中毒表现，如恶心、头疼、眩晕、视力模糊。

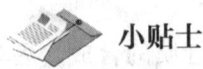 小贴士

食物中维生素A活性单位的发展

最初，维生素A的活性单位采用国际单位（IU）表示。目前有些领域仍在使用IU体系。IU体系没有考虑到膳食中维生素A原（如β-胡萝卜素）的低吸收和低转换率，对于评价维生素A的营养价值不够准确。

1967年世界粮农组织（FAO）和世界卫生组织（WHO）提出以视黄醇当量（RE）评估维生素A的活性，1 IU维生素A相当于0.3 μg视黄醇。RE体系以视黄醇作为参考标准，将β-胡萝卜素转化为维生素A的比例设定为1:6，即6 μg膳食全反式β胡萝卜素相当于1视黄醇当量。后续研究发现RE可能高估了维生素A原的转化率。

2001年美国医学研究所（IOM）提出用视黄醇活性当量（RAE）代替RE，将β-胡萝卜素转化为维生素A的比例调整为1:12，12 μg膳食全反式β-胡萝卜素相当于1视黄醇活性当量。中国营养学会在《中国居民膳食营养素参考摄入量（2023年）》中采用了RAE体系。

2. 维生素D

（1）维生素D的生化特点。维生素D是人体必需的脂溶性维生素。维生素D有多种存在形式，最常见的是维生素D_2和维生素D_3两种。

（2）维生素D的生理功能。

1）维生素D促进机体吸收钙，调节体内钙、磷代谢，维持血钙的正常水平，促进骨、软骨和牙齿的矿化。维生素D通过促进肠道钙吸收、骨钙吸收和肾脏对钙和磷的吸收，提高机体对钙的吸收。维生素D与甲状旁腺激素共同作用维持血钙和血磷的稳定。

2）维生素D在骨外组织的作用广泛，可影响肌肉收缩与合成、防止神经细胞氧化损伤、维持神经传导、维持正常生长发育、维持正常免疫力等。

(3) 维生素 D 的主要食物来源。人体维生素 D 主要来自内源性合成,外源性食物摄入的很少。晒太阳是人体获取维生素 D 的重要途径。皮肤经过日光中紫外线照射,储存于皮下的 7-脱氢胆固醇合成少量维生素 D_3 和维生素 D_2。

大多数天然食物不含维生素 D,或者含量很少。少数海鱼、动物肝脏、蛋黄、奶油和乳酪、蘑菇含有一些维生素 D。有些食物进行了维生素 D 强化,如维生素 D 强化牛奶。为了保证骨骼正常钙化,2 岁以内婴幼儿每日需要常规服用维生素 D 补充剂。

(4) 维生素 D 的参考摄入量。维生素 D 的单位体系分为微克（μg）和国际单位（IU）两种,转换系数为 1:40。即按照维生素 D 的分子量,1 μg 的维生素 D 为 40 IU。

0~12 月龄婴儿维生素 D 的膳食推荐摄入量为 10 μg/d（AI）,1 岁及以上儿童与成人为 10 μg/d（RNI）。

维生素 D 可以在体内蓄积,过量会导致高钙血症,增加疾病和死亡风险。各年龄组人群每日最高摄入量（UL）分别为:0~3 岁 20 μg/d,4~6 岁 30 μg/d,7~11 岁 45 μg/d,12 岁以上儿童和成人 50 μg/d。

3. 维生素 C

(1) 维生素 C 的生化特点。维生素 C 是一种水溶性维生素,又称抗坏血酸。维生素 C 是白色晶体,带有明显酸味。维生素 C 具有很强的还原性,易被氧化破坏。

(2) 维生素 C 的生理功能

1) 维生素 C 具有强还原性,即抗氧化作用。维生素 C 可直接与氧化剂作用,在体内氧化还原过程中发挥重要作用,如促进抗体形成、促进铁的吸收、促进四氢叶酸形成、发挥解毒作用等。

2) 维生素 C 参与体内许多重要物质的合成或分解。维生素 C 促进胶原蛋白合成,促进神经递质 5-羟色胺和去甲肾上腺素的合成,促进类固醇羟化,促进有机物或毒物的羟化解毒。

3) 维生素 C 参与机体免疫调节。维生素 C 通过促进免疫球蛋白的合成、增加 T 淋巴细胞的数量和活力,帮助人体抵御感染。

4) 维生素 C 还具有解毒、降低慢性病、降低食管癌和胃癌发病的作用。

(3) 维生素 C 的食物来源。维生素 C 的主要食物来源是新鲜蔬菜和水果。

维生素 C 含量丰富的蔬菜有辣椒、油菜、卷心菜、菜花、西兰花、芥蓝、苋菜、蒜苗、豌豆苗、苦瓜等。维生素 C 含量较多的水果有柑橘、柠檬、柚子、草莓、鲜枣、山楂、刺梨、沙棘、猕猴桃和酸枣。通常叶菜类蔬菜比根茎类蔬菜的维生素 C 含量高，酸味水果比无酸味水果的含量高。

(4) 维生素 C 的参考摄入量。0~12 月龄为 40 mg/d（AI），1~3 岁为 35 mg/d（RNI），4~6 岁为 40 mg/d（RNI），7~8 岁为 60 mg/d（RNI），9~11 岁为 75 mg/d（RNI），12~13 岁为 95 mg/d（RNI），15 岁以上为 110 mg/d（RNI）。

维生素 C 为水溶性且酸味大，摄入过量的情况很少见。

4. 维生素 B_1

(1) 维生素 B_1 的生化特点。维生素 B_1 也称硫胺素，是第一个被发现的 B 族维生素。维生素 B_1 也被称为抗脚气病因子、抗神经炎因子。维生素 B_1 是白色针状晶体，在酸性环境下较稳定，在碱性条件下非常不稳定。

维生素 B_1 在小肠吸收，在肝脏代谢，从尿中排出。约 50% 的维生素 B_1 在肌肉中，心脏、肝脏、肾脏和脑组织中含量也很高。

(2) 维生素 B_1 的生理功能

1) 维生素 B_1 构成辅酶，参与体内能量和碳水化合物代谢。

2) 维生素 B_1 维持肌肉正常功能。维生素 B_1 通过抑制胆碱酯酶的活性，促进胃肠蠕动。维生素 B_1 缺乏时胃肠蠕动缓慢，腺体分泌减少，食欲减退。

3) 维生素 B_1 参与神经组织功能。确切作用还不清楚。可能通过改变大脑细胞膜的通透性调节大脑的氯化物及水解作用，也可能影响神经系统碳水化合物的代谢和能量供应。

(3) 维生素 B_1 的食物来源。维生素 B_1 广泛存在于天然食物中，含量丰富的食物有谷类、豆类、干果、动物内脏（心、肝、肾）、瘦肉、蛋等。粮食加工越精细，维生素 B_1 的损失越大。

(4) 维生素 B_1 的参考摄入量。0~6 月龄婴儿为 0.1 mg/d（AI），7~12 月龄为 0.3 mg/d（AI），1~3 岁、4~6 岁儿童分别为 0.6 mg/d（RNI）和 0.9 mg/d（RNI），7~8 岁分别为男 1.0 mg/d（RNI）、女 0.9 mg/d（RNI），9~11 岁分别为男 1.1 mg/d（RNI）、女 1.0 mg/d（RNI），12~15 岁分别为男 1.4 mg/d（RNI）、

女 1.2 mg/d（RNI），15~17 岁分别为男 1.6 mg/d（RNI）、女 1.3 mg/d（RNI）。

5. 维生素 B_2

（1）维生素 B_2 的生化特点。维生素 B_2 又称核黄素，在酸性和中性环境中较稳定，但在碱性环境中不稳定，容易被热和紫外线破坏。食物中的核黄素有结合型和游离型两种形式存在，结合型比较稳定，游离型容易被日光和热破坏。

（2）维生素 B_2 的生理功能。维生素 B_2 大部分在胃和上消化道吸收，通过血液进入细胞。过量摄入的维生素 B_2 主要通过尿液排出。

1）维生素 B_2 参与能量代谢。维生素 B_2 以辅酶形式参与体内生物氧化和能量代谢。维生素 B_2 在氨基酸、脂肪酸、碳水化合物的代谢中都发挥重要作用，使其逐步释放能量供细胞利用，维护皮肤和黏膜的完整性。维生素 B_2 缺乏时主要表现为眼、口腔和皮肤的炎症反应，如睑缘炎、口角炎、唇炎、舌炎和脂溢性皮炎。

2）维生素 B_2 参与烟酸与维生素 B_6 的代谢。维生素 B_2 作为辅酶参与色氨酸转变为烟酸、维生素 B_6 转变为磷酸吡哆醛。

3）维生素 B_2 参与维持机体抗氧化功能。维生素 B_2 作为谷胱甘肽还原酶的辅酶，维持还原性谷胱甘肽的浓度。

4）维生素 B_2 与细胞色素 P_{450} 结合，参与药物代谢、影响肠黏膜对铁的吸收和转运等。

（3）维生素 B_2 的食物来源。维生素 B_2 广泛存在于动物性和植物性食物中，在肉类、动物内脏、蛋类和奶类中含量尤为丰富，植物性食物中绿色蔬菜、豆类含量较高。

（4）维生素 B_2 的参考摄入量。0~6 月龄为 0.4 mg/d（AI），7~12 月龄为 0.6 mg/d（AI），1~3 岁分别为男 0.6 mg/d（RNI）、女 0.7 mg/d（RNI），4~6 岁分别为男 0.9 mg/d（RNI）、女 0.8 mg/d（RNI），7~8 岁分别为男 1.0 mg/d（RNI）、女 0.9 mg/d（RNI），9~11 岁分别为男 1.1 mg/d（RNI）、女 1.0 mg/d（RNI），12~15 岁分别为男 1.4 mg/d（RNI）、女 1.2 mg/d（RNI），15~17 岁分别为男 1.6 mg/d（RNI）、女 1.2 mg/d（RNI）。

6. 其他维生素

维生素种类很多，目前发现的已有三十余种。除了前文介绍的几种维生素，其他人体所需要的维生素的主要生理功能、主要食物来源见表 3-17。

表3-17 其他维生素的营养作用

维生素名称（其他名称）	生理功能	主要食物来源
维生素E（生育酚）	抗氧化；预防动脉粥样硬化和心血管疾病；提高机体免疫力，预防和延缓衰老，抑制肿瘤发生；维持动物的生殖功能。早产儿可能存在维生素E缺乏风险	植物油、麦胚、坚果、豆类和谷类含量丰富
维生素K（维生素K_1又称叶绿醌，维生素K_2又称甲萘醌）	调节凝血蛋白质合成；调节骨组织钙化和形成；参与调节大脑中与鞘脂代谢有关的酶以及其他酶系统；还对与年龄有关的骨质流失、心血管疾病和炎症有影响	维生素K_1广泛分布动植物性食物中，如菠菜等绿叶蔬菜、鱼肝油、动物肝脏、蛋黄等，肠内细菌可合成维生素K_2
烟酸（尼克酸、维生素PP、抗癞皮病因子）	作为辅酶Ⅰ和Ⅱ的组成成分，参与体内生物氧化与能量代谢；构成葡萄糖耐量因子，是一种有很大潜力的多种疾病细胞保护剂，对阿尔茨海默病、帕金森病、糖尿病、癌症和缺血性脑病可能有影响	烟酸广泛存在于各种动植物性食物中，在动物肝、肾、瘦肉、鱼及坚果中含量丰富，乳和蛋中的烟酸含量低，但是色氨酸含量较高，在体内可以转化为烟酸
维生素B_6（吡哆醛、吡哆醇、吡多胺）	维生素B_6在体内被磷酸化可以形成三种活性辅酶形式（PLP、PNP、PMP），其中磷酸吡哆醛（PLP）是多种酶的辅酶，参与体内氨基酸、糖原、脂肪的代谢，也参与内分泌腺功能调节、辅酶A的形成，在维持机体免疫功能方面发挥作用	广泛存在各种食物中，含量高的食物为白色肉类如禽肉、鱼肉，全谷类（特别是小麦），其次为动物肝脏、蛋黄、豆类、坚果类和水果、蔬菜等
维生素B_{12}（氰钴胺素）	在体内以两种辅酶形式即甲钴胺素（甲基B_{12}）和脱氧腺苷钴胺素（辅酶B_{12}）发挥生理作用，参与体内生化反应。缺乏时可导致高同型半胱氨酸血症和巨幼红细胞贫血（恶性贫血），还会影响脂肪酸的正常合成，导致维生素缺乏引起的神经疾患	主要来源于动物性食物，如动物肝、肾、肉类、蛤类、鱼类、禽肉、蛋类
叶酸（蝶酰谷氨酸）	叶酸的活性形式是四氢叶酸，是体内生化反应中一碳单位转移酶系的辅酶，起着一碳单位传递体的作用。对细胞分裂和组织生长具有极其重要的作用。缺乏时可引起巨幼红细胞贫血；孕妇先兆子痫胎盘早剥等，孕早期缺乏可引起胎儿神经管畸形；高同型半胱氨酸血症	广泛存在于各种食物中，如绿叶蔬菜、水果、酵母、豆类、肝、肾、肉类、鸡蛋等

续表

维生素名称（其他名称）	生理功能	主要食物来源
胆碱	促进脑发育和提高记忆力；保证信息传递；调控细胞凋亡；构成生物膜；促进脂肪代谢；促进体内转甲基代谢；降低血清胆固醇	广泛存在各种食物中，肝脏、花生、蔬菜中含量较高
生物素（维生素H、辅酶R）	在脱羧-羧化反应和脱氨反应中起辅酶作用。缺乏时，6个月以下婴儿可出现脂溢性皮炎	广泛存在于天然食物中。干酪、肝、大豆粉中最为丰富，其次为蛋类
泛酸（维生素B_5）	在体内转变成辅酶A（CoA）或酰基载体蛋白（ACP）参与糖、脂肪、蛋白质和能量代谢；提高机体抗病能力	在食物中几乎无处不在，其中，动物内脏、牛肉、猪肉、未经精加工的谷类、豆类、坚果、蘑菇、绿叶蔬菜、啤酒、酵母、蜂王浆等含量丰富

六、水

1. 水的生理功能

（1）水是构成细胞和体液的重要成分。水在人体中是含量最多的物质，也是维持生命活动最基本的物质。体内水含量随着年龄增长逐渐减少，新生儿总体水占体重的80%，婴幼儿总体水占体重的70%。

人体内的水大约三分之二在细胞内，三分之一在细胞外。各组织器官含水量相差很大，血液含水最多，可达80%以上；脂肪组织含水量较少（10%~30%）；肌肉组织含水量多（75%~80%）。

（2）水参与人体内物质运输与代谢。水本身可作为反应物参与体内氧化、还原、合成、分解等化学反应。

水是体内一切生理过程、一切生物化学变化的介质。水具有很强的溶解能力和电离能力，可使水溶性物质以溶解状态和电解质离子状态存在，甚至一些脂肪和蛋白质也能在适当条件下溶解于水中，构成乳浊液或胶体溶液。

水具有较大流动性，可作为体内许多物质的载体，在消化、吸收循环及排泄过程中，可协助加速营养物质的运送和废物的排泄，使人体新陈代谢和生理化反应得以顺利进行。

（3）水调节体温。水吸收体内代谢产生的热，有利于维持体温的恒定。通过皮肤出汗、体表水分蒸发促进散热，保持体温恒定。水的导热性强，可以使各组织器官的温度趋于一致。

由于婴幼儿体温调节能力较差，当出汗过多发生脱水之后，汗液及皮肤蒸发减少、皮肤散热机制失灵，导致体温升高。婴幼儿需要警惕脱水热。

（4）水具有润滑作用。水是体内关节、韧带、肌肉、膜等处的活动润滑剂。水的黏度小，可使体内摩擦部位润滑，减少体内脏器的摩擦，防止损伤，并可使器官运动灵活。

（5）水维持良好的消化吸收功能。水是消化液的主要成分。消化腺分泌的消化液含水量高达90%，如唾液、胃液、肠液、胰液和胆汁。饮水充足有利于消化液产生，维持机体正常的消化吸收功能。

2. 水的平衡

（1）水的摄入与排出保持平衡。人体吸收的水与排出的水应保持动态的平衡。人体从饮水、液体饮料和（半）固体食物获得水分，同时体内代谢产生一部分水。体内水的排出约60%经过肾脏，其次经过肺呼吸、皮肤出汗和粪便排出。

（2）水平衡的调节。人体水平衡的调节通过两种途径实现，即通过中枢神经系统控制水的摄入和通过肾脏控制水的丢失。

人体摄入的水超过需要，细胞外液中电解质浓度下降，不会产生口渴的感觉，肾相应减少对水的吸收、增加尿液排出。

水摄入不足或机体水丢失增加可导致水缺乏，甚至脱水，常见于腹泻、呕吐、排汗过多或发热等情况。机体水丢失过多，引起口渴，减少尿液排出，同时，减少钠和尿液一起排出。

3. 水的来源

饮水是人体摄入的主要来源。白开水是最符合人体需要的饮用水，是最经济的健康饮品。白开水清洁无菌，经过煮沸水质和水硬度得到改善，保存适量矿物质。奶液、豆浆、汤粥、饮料、水果蔬菜等食物含水多。

4. 水的参考摄入量

人体对水的需要量存在很大的个体差异，受到代谢、性别、年龄、体力活动、环境温度和湿度、膳食等多种因素影响。健康成年人每天需要通过饮水和食物总共摄入大约 2.5 L 的水。6 月龄内婴儿通过纯母乳喂养可以获得充足和安全的水分，不需要额外补充水分。婴幼儿添加（半）固体食物之后需要适当补充水分，我国推荐 7~12 月龄婴儿的水摄入总量为 0.9 L/d，1~3 岁为 1.3 L/d，4~6 岁为 1.6 L/d。

七、膳食纤维

1. 膳食纤维的化学特点

膳食纤维本质上属于碳水化合物中多糖类，不被人体消化分解。

2. 膳食纤维的生理功能

（1）膳食纤维增强肠道功能。膳食纤维可促进肠蠕动，而且具有很强的吸水性，可以增加粪便体积，进一步促进肠蠕动，促进排便、缩短大便在肠道的停留时间，降低结肠癌发生。

（2）膳食纤维能够增加饱腹感，有助于控制体重。富含膳食纤维的食物大多体积大而能量密度低，可用于控制体重。

3. 膳食纤维的食物来源和参考摄入量

膳食纤维主要来自全谷物、豆类、水果、蔬菜及土豆，坚果和种子中的含量也很高。全谷物食物中的膳食纤维主要来源于谷物表皮，精加工的谷类食物则含量较少。

由于膳食纤维的研究资料有限，《中国居民膳食营养素参考摄入量（2023 版）》推荐 AI，而不是 RNI，而且没有对婴儿组进行推荐。1~3 岁儿童 AI 为 5~10 g/d，4~6 岁儿童 AI 为 10~15 g/d。

培训单元 2　婴幼儿消化、进食能力发育

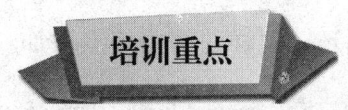

1. 了解婴幼儿消化系统的结构及发育过程。

2. 熟悉婴幼儿消化功能的发育过程。
3. 掌握婴幼儿进食能力的发展过程。

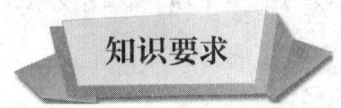

一、婴幼儿消化系统的结构与功能发育

1. 出生后最初 3 个月的小婴儿

（1）口腔。小婴儿的口腔容量小、进深浅，舌体短宽、两颊有厚厚的脂肪垫，唇肌和咀嚼肌发育良好。小婴儿尚未萌牙，舌头向外伸（挺舌反射），下颌只能前后运动，不能左右侧方运动。婴儿出生时舌头表面已有舌乳头，内有感知味觉的神经末梢。小婴儿口腔的结构与功能特点是其吸吮母亲乳房吃奶和吞咽乳汁的基础。

此外，小婴儿口腔黏膜柔嫩，容易发生黏膜损伤。4 月龄之前唾液分泌少、唾液中的淀粉酶少，尚不具备分解淀粉的能力。

（2）食管。小婴儿的食管上宽下窄呈漏斗状；下部与胃连接的贲门括约肌功能不成熟、食管较松；食道管腔表面的黏膜纤弱、中间层的弹力组织和肌肉层不发达。因此，小婴儿的食道对食物反流的控制较弱，容易发生食管反流，即吐奶或溢奶。

（3）胃。小婴儿的胃容量较小，刚出生时为 3~5 mL，1 月后为 30~35 mL，3 个月时约为 100 mL。婴儿时期胃呈水平位，贲门（食物入口）和幽门（食物出口）几乎无高度差；贲门括约肌较松、幽门肌肉较紧。小婴儿胃液分泌少、胃酸不足，胃内的奶液不易形成凝块。因此，小婴儿很容易发生奶液从胃反流进食管，进而发生吐奶或溢奶。

（4）肠道。小婴儿腹部较成人膨出，主要原因是腹腔小而肠管长。这一特点有利于消化吸收，但是也容易发生肠套叠或肠扭转。

小婴儿肠壁薄、通透性高、屏障功能弱，肠腔内的毒素、食物消化不全的产物和过敏原等物质容易穿过肠黏膜和毛细血管进入血循环。这样的结构特点增加了感染或过敏的风险。

（5）肝脏。婴幼儿及儿童的肝脏相对较大，在肋骨下缘可以触及。新生婴儿肝脏中酶活性较低，葡萄糖醛酸转换酶活力不足是新生儿生理性黄疸的主要原因之一。小婴儿胆汁分泌较少，对脂肪消化能力弱，对药物解毒能力较差。

2. 4~5月龄婴儿

婴儿4个月之后唾液腺发育完善，唾液分泌量增多，然而此时口腔浅、吞咽不及时，因此经常流口水。很多婴儿第一颗乳牙在4~8个月长出，这个阶段婴儿出现"口欲期"，喜欢把接触到的东西放到口中。口欲期在1岁左右消失。

婴儿出生之后3、4个月时胰腺发育较快，胰液分泌量增多。除胰淀粉酶之外，其他消化酶均已具备活性，然而各种消化酶的含量低，婴儿的消化系统尚未发育成熟，消化母乳之外食物的能力有限。

3. 6~11月龄婴儿

6~11月龄婴儿牙齿数量逐渐增多；挺舌反射逐渐减弱，咀嚼、吞咽能力进一步成熟；对食物的味道、性状的感知非常敏感。

此时肠道蠕动能力增强，胃、肠消化酶水平升高且活性增加，对食物的物理消化和化学消化能力明显进步。婴儿期肝脏的胆汁分泌少，对脂肪的消化吸收能力较差。

4. 1~2岁幼儿

随着头颅骨骼发育，儿童的口腔变深；乳牙持续萌出，上下牙齿形成多个咬合面，可以充分切、咬和磨食物。

1岁以后幼儿咀嚼和吞咽功能进一步发育，舌、颊及下颌多组肌肉的运动更加协调。消化功能愈发成熟；唾液腺分泌增加；肝脏和胰腺进一步发育，但胆汁及胰酶分泌不稳定，容易发生消化不良。

此外，1岁之后肾脏的排泄能力有所增强，排钠离子的功能在1岁半左右达到成人水平，为了避免增加肾脏负担，饮食应清淡少盐。幼儿肾脏的浓缩稀释能力有限，睡眠中和夜间会遗尿。

5. 3~6岁幼儿

在3岁左右出齐20颗乳牙。此时口腔增大、舌体和喉下降到颈部。

3岁之后幼儿的咀嚼和吞咽能力突飞猛进，能够自如控制下颌和舌左右方向的活动，可以很好地控制口腔内食物、减少漏饭掉饭。味觉、嗅觉的发育也更加成熟。

此时，幼儿摄入的食物种类已大致接近于成人日常饮食。与成人相比，幼儿咀嚼能力弱、胃容量小、贲门括约肌松弛、幽门括约肌紧张，食物仍应稍软一点、易消化。

二、婴幼儿进食能力发展

1. 咀嚼和吞咽能力发展

进食依赖口腔、乳牙、吞咽等消化器官的结构与功能，需要协调吞咽、呼吸等多种运动，也依赖神经系统、精细运动和大运动能力及视觉、嗅觉等感知觉。虽然咀嚼、吞咽等能力的发展有规律，但儿童对食物的接受程度、进食技能的提高离不开引导和练习。婴幼儿喂养和营养膳食管理应遵循相关能力发展规律，而且尊重个体特点。

（1）小婴儿的裹奶和吞咽。刚出生的小婴儿吃母乳依靠原始反射，如觅食反射、吸吮反射、吞咽反射等。觅食反射是指当新生儿闻到奶味或面颊碰到乳房时，头会转向这一侧。吸吮反射是指新生儿含住乳头乳晕后，将向舌根部移动，两颊的脂肪垫固定住乳头乳晕，不断吸吮。裹奶，是小婴儿吸吮母亲乳房吃奶时的特有动作，舌头向前伸出口腔，舌两边上翘卷曲成杯状包裹乳头乳晕。舌头裹奶同时，舌面向挺起、做前后波浪状运动挤压包裹乳房组织，引起乳房喷射乳汁，并将奶液引向咽部。吞咽反射是指将吸吮到口腔后部的乳汁下咽到食管。婴儿裹奶同时交替进行吞咽，即有效吸吮。有效吸吮从外部观察，可以看到有规律的吸吮约三下吞咽一下，并听到液体吞咽声。

（2）大婴儿的咀嚼和吞咽。咀嚼是口腔有节奏的、高度协调的咬、滚动、研磨食物的运动，是婴儿为了接受（半）固体食物所必需的技能。

婴儿出生时不会咀嚼，4月龄之前挺舌反射非常明显，通过抬高舌面推出口中的固体食物，避免吞入固体食物。4~6个月左右随着挺舌反射消失，逐渐建立咀嚼功能。咀嚼不仅可以通过牙齿实现，也可以通过牙龈、硬腭和舌头的挤压实现，不应以乳牙萌出作为婴儿添加辅食的依据。

4~6月龄婴儿等待勺子喂食物时（或口唇接触勺子时）出现啜吸的反应。

5月龄左右婴儿出现上下咬的动作，表明婴儿开始发育咀嚼动作，准备从液体食物转换到（半）固体食物。

6~8月龄是婴儿"学习"咀嚼、吞咽的关键期。6个月添加辅食之后，婴儿需要1~2个月练习和适应咀嚼、吞咽稠糊状食物。6个月之后婴儿即使没有长牙，也应该及时添加辅食。如果食物过于软烂，婴儿会错过咀嚼、吞咽能力发展的关键期，咀嚼和吞咽不熟练，吃固体食物时常出现呛、吐出或包在口中不吞。

7~12月龄婴儿的咀嚼和吞咽能力继续提高，能够熟练进行复杂的咀嚼，接受与成人相同的（半）固体食物。

2. 食物接受能力

辅食添加是婴儿学习、接受和熟悉新食物的过程，也是逐渐从奶液喂养转变到成人膳食的过程。

婴幼儿喜欢吃熟悉的食物，对于不熟悉的食物，可表现出拒绝或"厌新"，这是人的保护功能。6~8月龄婴儿辅食添加开始阶段，在愉快的气氛下、足够多的尝试下（8~10次，甚至更多），婴儿会从拒绝逐渐转变为接受新食物。

婴幼儿接受什么样的食物，受到与食物相关经历影响。小婴儿感觉到照护者迫切希望自己接受一种新食物，甚至感觉到对方的焦急或强迫，就会强烈抵触这种新食物。

3. 进食有关的感知觉发育

进食是一个复杂的生理过程，婴儿进食能力发育密切配合感知觉功能。

（1）嗅觉。嗅觉在胎儿期开始发育，胎儿已接触到有独特味道的羊水环境。出生后几小时内母婴通过嗅觉彼此相互熟悉。婴儿对母乳气味的感觉尤其突出，婴儿会根据对母亲气味的感觉寻找乳头。通过嗅觉记忆，婴幼儿认识多种喜欢或不喜欢的气味。

（2）味觉。最早的味觉体验来自吞咽羊水。味蕾在胎儿7~8周时形成，13~15周时味蕾在形态上就已接近成人。母亲吃的食物的味道可以通过乳汁传给被哺乳的婴儿，并可调节婴儿后天的味觉接受能力。

（3）视觉。婴幼儿视觉用于识别食物形态、颜色和状态。4月龄之后随着立体视觉发育，婴儿能够分别物体的远近，逐渐实现手眼协调，直到9月龄左右能够自己抓食物送入口中，即自我进食。

4. 进食有关的其他能力的发育

婴幼儿的进食能力与精细动作和大动作相辅相成。

6月龄左右，婴儿可以短暂独坐，具备坐着吃饭的可能。

8~9月龄左右，婴儿可以手抓食物送到自己嘴里，开始自我进食。

10~12月龄左右，婴儿手的抓握能力加强，可以手持广口杯自己喝水。

12~15月龄左右，幼儿通过练习学会用勺子吃食物。

15~18月龄左右，幼儿逐渐学会一只手扶碗，另一只手拿勺自己吃饭。

18~24月龄，幼儿开始自己吃饭，但吃得比较慢，动作不够准确。

24月龄，儿童基本上能够自己吃饭，知道餐桌规范，如饭前洗手、在固定位置进餐、餐后用餐巾擦嘴。

3~6岁儿童双手更加灵活，能够练习用筷子吃饭。

培训单元3　婴幼儿合理膳食

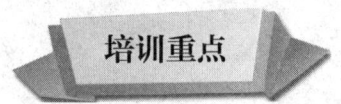

1. 了解平衡膳食和合理膳食的含义。
2. 熟悉婴幼儿食物分类和多样化的意义。
3. 掌握婴幼儿在各个年龄段的营养需要、消化进食能力和食物特点。

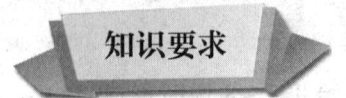

一、膳食模式与合理膳食

1. 膳食模式与合理膳食的概念

膳食模式指膳食中各类食物的种类、进食量，以及在膳食中的比重和消费频率。单一食物无法提供人体所需的全部营养素（小婴儿时期的母乳喂养除外），多样化并且合理搭配的膳食才能保证营养摄入充足和平衡。平衡膳食模式是经过科学设计的理想膳食模式，能够最大限度满足全部年龄阶段健康人群的生理与营养健康需要。

合理膳食，是以平衡膳食为基础、适当调整之后的膳食模式，已考虑个人或群体的健康状况、地域资源、生活习惯等情况。我国幅员辽阔，各地饮食习惯和物产不尽相同,应充分利用本地资源尽可能实现平衡膳食模式。

2. 居民膳食指南

居民膳食指南是每个国家根据营养科学提出的适合本国居民的食物选择和身体活动指导意见。世界上存在多种多样的膳食模式,膳食模式的发展与变迁是地域、文化、社会、经济等多种因素长期传递而形成。

我国居民膳食的特点是食物多样、以植物性食物为主,体现为以谷类为主、以动物性食物为辅、少油盐糖。近年来,我国居民的膳食结构中脂肪供能比持续上升,油、盐摄入量远高于推荐值,而水果、豆及豆制品、奶类消费量不足。

针对我国居民膳食特点,《中国居民膳食指南（2022）》提出适用一般人群（2岁以上）的八条平衡膳食准则,以及多份针对特定人群的膳食指南。八条平衡膳食准则是：食物多样,合理搭配；吃动平衡,健康体重；多吃蔬果、奶类、全谷、大豆；适量吃鱼、禽、蛋、瘦肉；少盐少油,控糖限酒；规律进餐,足量饮水；会烹会选,会看标签；公筷分餐,杜绝浪费。

《中国居民膳食指南（2022）》还提出了针对我国一般人群从 1 000 kcal 到 3 000 kcal 不同能量摄入水平对营养素的需要,设计了各类食物的用量,即平衡膳食模式。需要注意,平衡膳食模式中涉及的所有食物推荐量都是以原料生重可食部分计算的。为了方便记忆和理解,我国居民平衡膳食模式以图形化呈现为膳食宝塔、平衡膳食餐盘和儿童平衡膳食算盘（见图3-4、图3-5和图3-6）。

3. 食物种类多样化

（1）食物分类方法。食物有很多分类方法。按照生物属性,食物可分为动物性食物和植物性食物两大类。植物性食物主要有谷薯类、杂豆、蔬菜、水果、豆类和坚果等,也包括蘑菇、紫菜、海苔等菌类；动物性食物主要有畜禽肉类、水产品、蛋和奶等。按照获得方式,食物可分为家庭自制食物和市售食物。按照包装方式,市售食物可分为预包装食品、散装食品和裸装食品。按照烹调加工与食用方法,有些食物可直接生吃,如大部分水果和一部分蔬菜；有些食物需要烹调处理之后食用,如一部分蔬菜和绝大部分肉蛋奶。

（2）2岁以内婴幼儿食物的分类。既往,世卫组织在6~23月龄婴幼儿喂养推荐原则及其评价指标系统中将母乳之外的婴幼儿食物分为七大类。2017年世卫组织调整了分类方法,将母乳划为单独的一类,将婴幼儿食物分为八大类。

母乳：指母亲乳房产生的乳汁,也包括挤出的母乳和捐赠的母乳。

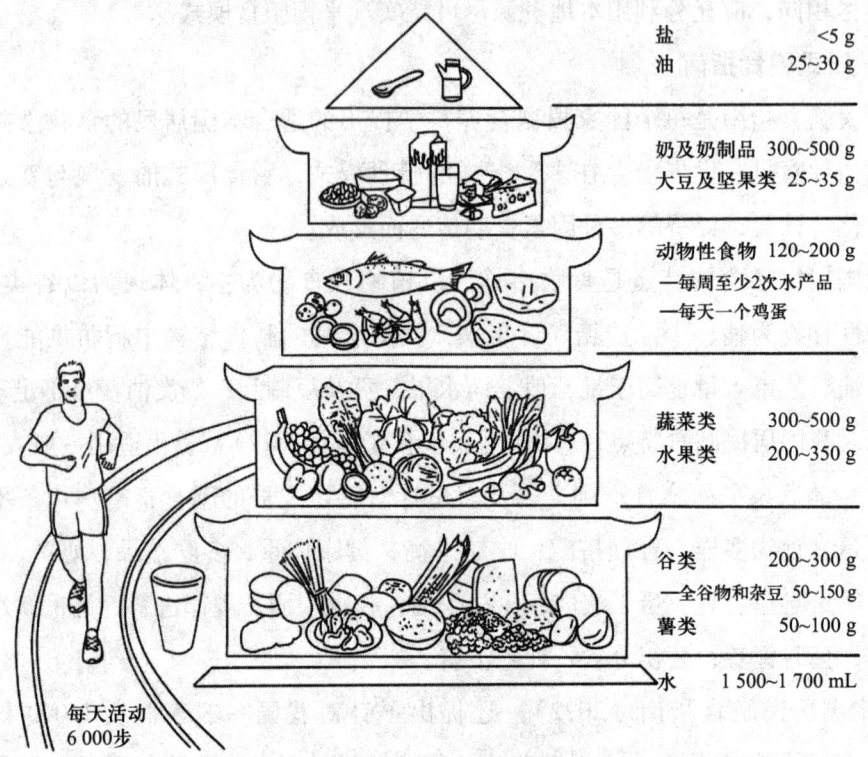

图3-4 中国居民平衡膳食宝塔（2022）

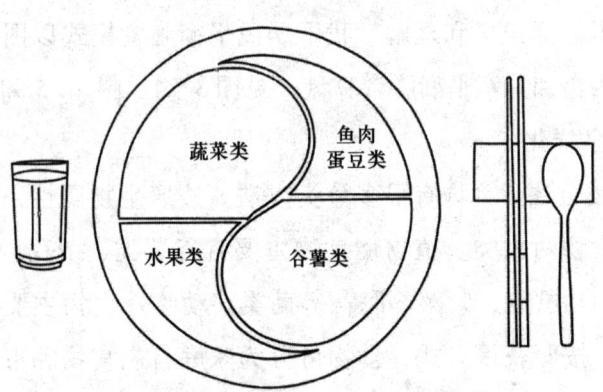

图3-5 中国居民平衡膳食餐盘（2022）

肉类：指猪、牛、羊等畜类和鸡、鸭、鹅等禽类的肉、内脏和血，以及鱼虾等水产品。

蛋类：指鸡蛋、鸭蛋、鹌鹑蛋等禽类的蛋。

豆类、坚果等植物种子：豆类指豆类植物的种子，如黄豆、绿豆、红豆、蚕豆、花豆；坚果指花生、芝麻、核桃、瓜子等。

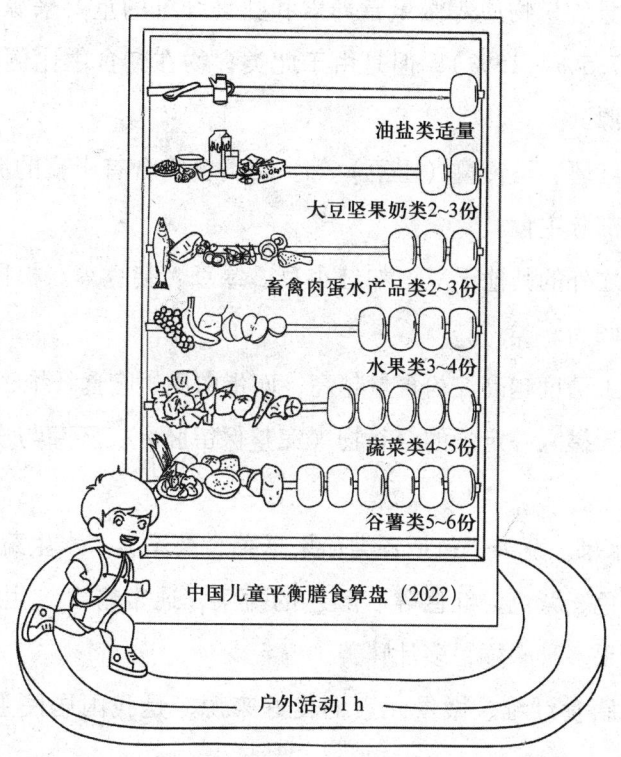

图3-6 中国居民3~6岁儿童平衡膳食算盘（2022）

奶类：指非人类的动物乳汁，如牛奶、羊奶，以及以动物乳汁为原料的制品，如奶酪、酸奶等。

谷类和根茎类（即主食）：指大米、小麦、玉米等谷类和红薯、土豆等根茎类。

富含维生素A的蔬菜水果：如胡萝卜、绿叶蔬菜、南瓜、红薯、杧果、小蜜橘等。

其他蔬菜水果：浅色蔬果，如生菜、卷心菜、香蕉、梨。

（3）2岁以上儿童和成人的食物分类。2岁以上儿童遵循一般人群膳食指南。我国居民的日常食物根据营养特点分为五大类，每一类中包含多种食物。依据食物多样化的基本原则，建议每天吃12种（食物烹调油和盐不算在内）、每周达到25种以上，并合理分配到三餐和零食中。

1）谷类、薯类和杂豆。谷类主要有小麦、大米、玉米、小米等，做成的食物有米饭、馒头、烙饼、饼干、麦片等。谷类食物是我国居民的主食，含有大量碳水化合物（淀粉），是膳食能量的主要来源（应占总能量的50%~65%）。谷类食物也是 B 族维生素、矿物质等微量营养素和膳食纤维的重要来源。虽然谷物的蛋白质含量不高（7.5%~15%），但是由于此类食物在膳食中比例较大，也是膳食蛋白质的重要来源。

薯类主要有红薯、马铃薯（土豆）等。薯类食物含有丰富的淀粉、膳食纤维、矿物质，可替代部分主食。

杂豆指大豆之外的其他干豆，如红小豆、绿豆、芸豆等。根据我国传统膳食，把杂豆与全谷物归为一类。

谷类食物加工精度越高淀粉含量越高，而蛋白质、膳食纤维、B 族维生素损失越大。应保证每天摄入一定量的全谷物（完整保留胚乳、胚芽与皮层）、杂豆类及薯类食物。

2）蔬菜和水果。蔬菜，包括各类茄果瓜菜、菌藻类、水生蔬菜等。深色蔬菜指深绿色、黄绿色、紫色、红色等有颜色的蔬菜，通常富含维生素、植物化学物和膳食纤维。水果多种多样，多汁味美。

蔬菜水果是膳食纤维、微量元素的良好来源，是我国居民主要的膳食内容，鼓励充足摄入。

3）鱼、禽、肉、蛋等动物性食物。广义的肉类包括畜、禽、水产品和蛋类。畜类，指猪、牛、羊等畜类的肉及内脏、血；禽类，指鸡、鸭、鹅等的肉及内脏；水产类，指鱼、虾、蟹贝等；蛋类，指鸡、鸭、鹅等禽类的蛋。

动物性食物富含优质蛋白质、脂肪和脂溶性维生素。肉和蛋是优质蛋白质的重要来源。肉和蛋的碳水化合物含量极少。脂肪与动物种类和部位有关，猪肘含脂肪 31.5%，猪里脊含脂肪 7.9%，瘦牛肉含脂肪 2.3%，鱼类含脂肪 1%~10%。鸡蛋含脂肪 9%~15%，几乎都在蛋黄中，蛋黄是磷脂的良好食物来源。

肉类中含矿物质较多的有铁、磷、硫、钾、钠、硫和铜。肉中的铁以血红素铁形式存在于红肉、内脏和血，吸收率高，是膳食铁的重要来源。蛋中的矿物质主要存在于蛋黄。内脏中维生素含量高于肌肉。肝脏富含维生素 A 和 B 族维生素。

4）奶类、大豆和坚果。膳食中的奶类为哺乳动物的乳汁，常见牛奶和羊奶，以及以动物乳汁为原料的加工食品，如酸奶、奶酪、黄油。大豆包括黄豆、黑豆和青豆及其制品，如豆腐、豆浆、豆腐干等。坚果，包括花生、葵花籽、核桃、杏仁、榛子等。奶类、大豆和坚果是蛋白质、钙和油脂的良好食物来源，营养素密度高。

5）烹调油和盐。油、盐作为喂养调料必不可少，但是尽量少用。

烹调油包括各种动植物油，如花生油、大豆油、菜籽油、芝麻油、葵花籽油、猪油、牛油、黄油等。其他食物也含有脂肪，因此烹调油要限量。烹调油也要多样化，经常更换种类。

食盐的成分是氯化钠，食盐提供咸味。钠摄入与高血压关系密切，限制食物盐摄入，除了少用食盐外，还要控制隐形高盐食品摄入，如酱料、挂面、点心。

4. 婴幼儿的合理膳食

（1）合理膳食对婴幼儿的重要性。婴幼儿需要从食物中获得生长发育和自我更新所需要的能量和营养。婴幼儿对营养的需要迫切，膳食营养是婴幼儿获得营养素的主要途径。合理膳食能满足儿童快速生长时期的营养需要。合理膳食提供种类齐全、数量充足、比例适当的营养素，促进大脑发育，减少慢性病发生，保障身心健康。

婴幼儿对营养缺乏的敏感性高，发生急性或慢性营养不良的风险高。婴幼儿体重小、机体物质储备少，如果膳食不能满足营养需要，短时间就会出现低体重、贫血等营养问题。婴幼儿患呼吸道感染和腹泻等疾病的次数比成人多，患病期间消耗体内营养、病愈后追赶生长增加营养需要，患病期间食欲不佳、主动进食减少，需要合理膳食弥补因患病而增加的营养需要。

（2）良好的婴幼儿食物的特点

1）除母乳外，婴幼儿日常食物与成人基本一致。婴幼儿的胃容量有限，为了保证婴幼儿食物中含有充足的优质蛋白质和足够的营养素密度，应做到食物多样化，有动物性食物和植物性食物，适当多吃瘦肉、奶类、豆类与坚果。为了增加食物营养素的种类、提高营养密度，可以在婴儿的米糊、稠粥或烂面条里面加入肉泥、肝泥和蛋黄。

2）良好的婴幼儿食物应营养丰富、能量合适、没有反式脂肪酸、没有额外添加糖或盐，还要清洁卫生、孩子爱吃、匹配儿童的进食能力和消化能力。

3）良好的婴幼儿食物还要考虑儿童的个体特点。

5. 婴幼儿健康饮食习惯培养

婴儿在6月龄左右开始经历一场进食模式的巨大转变，逐步接受奶液之外的食物，并逐步学习和建立规律、自主的膳食模式。这一转变经历12~18个月，在2岁左右完成。食物转换过程也是培养婴幼儿健康饮食习惯的重要时期。

（1）根据儿童的口味喜好引导进食行为。口味喜好形成与多种因素有关。人类天生偏爱甜味和咸味，拒绝酸味和苦味。人们对香菜（芫荽）、油菜、蘑菇、折耳根（鱼腥草）、榴莲等食物的接受程度差别很大。母亲饮食的味道通过羊水、母乳、身体味道等暴露给婴幼儿。

根据婴儿的心理特点，添加辅食阶段须耐心尝试新食物，才能做到食物多样化。儿童挑食、偏食等喂养问题往往成因复杂，需要寻找原因、理性处理，优先保证儿童营养摄入和生长发育，然后循循诱导、鼓励尝试但不强迫。

（2）合理预期婴幼儿进食行为。婴幼儿的行为控制力弱，进食较为随性、规律性弱。鼓励婴幼儿自己取食，但仍以成人辅助为主。

3岁以下幼儿不宜固定进餐时间，而应适当引导规律进食；不宜要求光盘，而应允许剩饭；不宜要求食物无遗洒，而应鼓励孩子自主进食。

3岁以上儿童能较好配合成人，适应固定的进餐时间安排。对他们应着重培养洗手、爱惜食物、餐具摆放、互助服务的习惯。

（3）利用良好的进餐环境帮助婴幼儿专心吃饭。婴幼儿与家人一起进餐，有利于观察和模仿成人进食行为，学习就餐礼仪。较大幼儿在托幼机构的集体进餐中，感受到清晰强烈的环境信号（如餐桌、餐椅、餐具、活动安排），同时受到保育人员引导和周围同伴的影响，更容易养成良好的进餐行为。

（4）远离营养价值低的食物。需要留意让婴幼儿与营养价值低的食物保持距离，不吃或少吃。含糖饮料、糖果、糕点、薯片、油炸食品等具有高糖、高盐、高油和超加工的特点，能量高且营养单一。这些低营养价值的食物，往往口味重、破坏味觉，减少对家常食物的兴趣，不利于婴幼儿健康饮食。

二、0~2岁婴幼儿合理膳食和科学喂养

1. 6月龄内婴儿母乳喂养

哺乳婴儿是人类的生物本能，母亲泌乳可以同时哺喂1~2个婴儿。纯母乳喂养能够满足6个月内婴儿对营养和水分的需要。母乳喂养的关键原则是母亲泌乳与婴儿吸吮的平衡，推荐：早开奶，按照婴儿的需要、频繁多次、双侧乳房交替哺乳等。

然而，目前人们对母乳喂养的观念和信心受到生理、心理和社会因素的影响，有些母亲会部分或全部使用代乳品。无论采用何种喂养方式，都要根据婴儿的进

食信号提供适量的喂养,并密切观察和评价婴幼儿的生长发育水平。

2. 6~23月龄婴幼儿辅食喂养

(1) 辅食有充足的能量密度。大约6月龄前后婴儿开始出现能量差距,婴儿不断增加的能量和营养需要超出了母乳能提供的上限,需要开始添加固体和半固体食物(见图3-7)。继续母乳喂养的婴幼儿,母乳在6~11月龄阶段和12~23月龄提供的能量分别占总能量的三分之二和三分之一,而能量差距需要通过母乳之外的食物即辅食,填补。

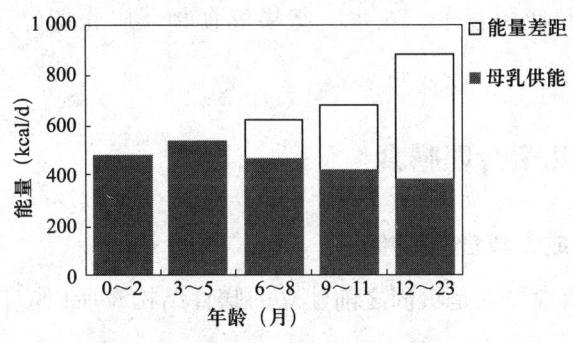

图3-7 0~23月龄婴幼儿食物能量构成

辅食的能量密度不应低于母乳(0.7 kcal/ml),应达到0.8~1.0 kcal/ml。提高食物能量密度的基本方法有:保持足够稠,减少含水量;用奶或肉汤代替水制作食物;含有足够的动物性食物;对于植物性食物为主的食物需要添加少量油脂。

(2) 食物多样化。6~23月龄婴幼儿在营养素方面或多或少也存在供给差距,可以通过食物多样化保证营养素全面摄入。WHO的研究发现,6~23月龄婴幼儿每日食物包含八类食物中的五类及以上可以保证动物和植物性食物都摄入,也可以保证食物多样性和营养素全面。

婴幼儿辅食的食物要多样化,尽量选用本地、应季的家常食物,适当多吃动物性食物、豆类和黄绿色蔬菜水果。重视动物来源的食物,优先考虑肉泥、肝泥、蛋黄等用动物来源食物制作的辅食,然后适当搭配新鲜的蔬菜水果等植物来源的食物。

铁储备在出生6个月之后耗尽,需要辅食含有充足的且高吸收率的铁。瘦肉、肝、血等富含血红素铁,是食物铁的良好来源。此外,婴幼儿容易发生维生素D和维生素A缺乏,2岁以内婴幼儿须每日补充维生素D 400 IU,可以和维生素A合用,也可以优先选择含维生素A丰富的动物肝脏以及含胡萝卜素丰富的黄绿色蔬菜水果，转化一些维生素 A。

（3）调味。避免钠过多摄入而增加肾脏负担，1 岁以前婴儿食物保持自然原味，不加盐、糖等调味。为了适应成人的调味饮食，1 岁之后幼儿食物可适当调味，但仍保持清淡口味、不辣不咸。

为了避免过多糖摄入，幼儿食物不额外添加糖、蜂蜜等。

（4）烹调制作。2 岁以下婴幼儿食物宜采用蒸、煮、炖等方式制作，研磨或剁碎到合适的质地。特别注意，需要去皮、骨、刺、核的食物一定要去除干净。3 岁以下婴幼儿避免整粒使用豆子、花生、坚果等食物，应先切碎、磨碎或制浆，然后再食用。

三、2~6 岁儿童合理膳食

1. 幼儿膳食与成人膳食的衔接

2 岁以后幼儿膳食原则是巩固之前建立的膳食结构，所以应保持食物丰富、规律就餐、合理烹调，继续控制高盐、高脂、高糖和甜饮料摄入。2~6 岁幼儿基本可以吃成人食物，但是儿童食物要求营养素密度高且容易消化。

2. 食物多样化

为幼儿选择每餐的食物品种，可以按照早餐 4~5 种、午餐 5~6 种、晚餐 4~5 种、加餐 1~2 种的模式选择。具体到各类食物，谷类、薯类和杂豆类食物平均每天 3 种以上，每周 5 种以上；蔬菜、菌藻和水果类食物平均每天 4 种以上，每周 10 种以上；鱼、蛋、畜禽肉类食物平均每天 3 种以上，每周 5 种以上；奶、大豆和坚果类食物每天 2 种以上，每周 5 种以上。

此外，每日饮水 600~800 mL，根据情况增加。最好饮用白开水。

3. 调味

幼儿食物以淡口味为宜，不应过咸、油腻和辛辣。控制食盐用量，尽可能选择天然、新鲜香料和果蔬汁调味，不用或少用味精、鸡精、色素、糖精、甜味剂等调味品。

4. 烹调制作

2 岁以上儿童的食物应切小块，方便幼儿取食和咀嚼。食物烹调制作与 2 岁以下相同，多采用蒸、煮、炖等方式制作，并注意去皮、骨、刺、核。

培训单元4　婴幼儿与营养相关的常见疾病

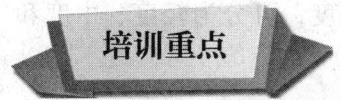

1. 了解婴幼儿期营养不良的原因、表现和预防措施。
2. 熟悉婴幼儿期超重、肥胖的原因、表现和预防措施。
3. 掌握婴幼儿期营养素缺乏性疾病的原因、症状表现和预防措施。
4. 掌握婴幼儿期进食相关问题的原因、症状表现和预防措施。

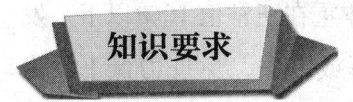

一、婴幼儿营养缺乏与过剩

1. 蛋白质-能量营养不良

营养不良通常指蛋白质-能量营养不良。5岁以下儿童营养不良影响儿童生长发育、降低认知能力、增加感染风险，增加成年期患慢性疾病的风险。我国5岁以下儿童营养不良得到了有效控制，生长发育迟缓率和低体重率分别为4.8%和1.9%。

随着社会与和经济发展，"儿童营养不良"的含义从营养缺乏转变到三重问题，即营养缺乏、营养过剩和微量营养素缺乏。儿童营养问题的主要原因是喂养不当。营养状况评价包括生长发育体格评价、营养素缺乏评估和膳食评估等。

（1）发生原因。蛋白质-能量营养不良的常见原因是食品短缺、长期喂养不当或疾病因素。在我国，儿童营养不良的主要原因是家长知识缺乏、喂养不当。婴儿期营养不良的原因可能有母乳喂养不足、辅食添加过晚、食物过稀、含淀粉食品过多、肉类添加不足等。幼儿期营养不良的常见原因为饮食习惯问题，如偏食、挑食、不规律饮食等。

疾病因素引起的营养不良，称为继发性营养不良。继发性营养不良常见于长期反复发生腹泻、肺炎、结核病、获得性免疫缺陷综合征（艾滋病）等。营养需要量增加而食物摄入不匹配也会造成营养不良，多见于早产、多胞胎、疾病恢复期、婴幼儿生长发育的快速阶段。

（2）症状表现。蛋白质–能量营养不良的主要表现是体重减轻、皮下脂肪减少、生长发育迟缓。根据婴幼儿营养不良临床表现的程度，可分为轻度、中度和重度：

1）轻度营养不良。儿童体重不增或减轻，体重是正常值的15%～25%，短期对身高（长）影响可能不明显。精神状态尚可，皮下脂肪减少。

2）中度营养不良。儿童体重不增，体重是正常值的10%～15%，身高（长）低于正常值。皮下脂肪层消失，肋骨和脊柱突出，哭声无力，运动功能发育迟缓，情绪不稳定，睡眠不安，食欲低下。

3）重度营养不良。儿童身高（长）低于正常值，体重在正常值10%以下。发育迟缓，皮下脂肪层消失，颌骨、颧骨突出，食欲低下或消失，免疫力低下，生命体征弱。

（3）治疗与预防

1）治疗。对营养不良儿童需进行针对性营养治疗、控制感染和并发症治疗。营养治疗通过合适的补充途径逐步增加蛋白质和能量摄入。治疗并发症，包括纠正失水、电解质紊乱、贫血、低血糖等。

2）预防措施

①倡导合理喂养，保证婴幼儿摄入足够能量和营养，特别要注意离乳期间的辅食添加问题。

②帮助婴幼儿养成良好的生活习惯，保证充足的饮食、睡眠、身体活动、卫生并减少患病。

③定期监测生长发育和营养状况，积极预防疾病。对健康问题做到早期发现、及时干预和治疗。

2. 婴幼儿超重、肥胖

肥胖是一种慢性代谢性疾病。摄入的能量超过消耗的能量，导致体内脂肪累积过多，造成肥胖。超重是一种肥胖前的状态，超重时体内脂肪累积过多，有可能造成健康损害。婴儿期与学龄前期是超重与肥胖的高发年龄，正好与脂肪组织的发育活跃期及重聚期相吻合。我国儿童超重、肥胖率呈现上升趋势,不同性别、不同年龄的儿童肥胖都以轻度为主,通过干预可达到较好效果。

(1) 发生原因。按病因不同,幼儿肥胖可以分为原发性肥胖和疾病导致的继发性肥胖。原发性肥胖又称为单纯性肥胖,是多种因素影响的结果。儿童期单纯性肥胖不仅影响儿童的健康,且还可延续至成人,容易引起高血压、冠心病、糖尿病、癌症等疾病。

1) 肥胖有高度的遗传性,遗传因素对肥胖形成的作用占20%~40%。人群的种族、性别、年龄差别对致肥胖因子的易感性不同。父母双方或单方超重肥胖都可以通过遗传因素影响,使婴幼儿发生超重、肥胖的风险明显增高。

2) 膳食结构和饮食行为不合理是肥胖的主要原因。婴幼儿配方奶喂养、过早添加辅食、高能量食物摄入过多、食量大、进食速度快等因素可导致能量过量摄入,促进肥胖的发生与发展。

3) 长期身体活动不足会导致消耗减少,导致肥胖。肥胖幼儿行动不便、更加不喜欢运动,最终形成"肥胖-不喜欢运动-肥胖"的恶性循环。

4) 社会文化因素影响肥胖发生。一方面,在传统观念里"胖"是富有和福气的象征,人们习惯鼓励儿童多吃。另一方面,高脂和高糖食品营销铺天盖地,影响人们食物消费行为。

(2) 症状表现。肥胖儿童进食量大,懒于活动;外表肥胖高大,不仅体重、身高、骨龄皆在同龄儿的高限,甚至超过高限;皮下脂肪丰满,但分布均匀,以面颊、肩部、胸乳部及腹壁脂肪积累为显著,腹部膨隆下垂,大腿和上臂粗壮而肢端较细。

WHO将2岁以上儿童肥胖分为不同程度:体重超过同性别儿童身高别体重平均值的10%,为超重;超过20%,为轻度肥胖;超过30%,为中度肥胖;超过50%,为重度肥胖。

需要注意,婴儿期不宜判断肥胖,因为婴儿体重与体成分在之后可能发生很大变化。

(3) 治疗与预防。对于儿童肥胖的治疗,防止继续增重比减轻体重更重要,可以尝试在保证均衡饮食、提供足够能量的前提下,每月减重0.5 kg。预防儿童肥胖的关键是早期建立良好的饮食习惯。婴幼儿期是预防超重、肥胖的关键期,须从加强对家长健康宣教和合理喂养着手。

2岁以下婴幼儿不推荐任何降低体重的措施。低龄婴幼儿首先要保证正常的生长发育，而且此时高体重并不确定发展为成年期肥胖，干预措施主要为合理喂养和监测体重与生长发育状况。

2~6岁超重或肥胖儿童如果出现并发症，应采取综合的减体重方案，包括行为矫正、饮食调整和运动。治疗过程中如果只用单一的方法治疗，效果很不理想。

二、婴幼儿微量营养素缺乏

1. 缺铁性贫血

贫血是儿童常见病。营养缺乏性贫血多见于6~18月龄儿童，主要与辅食添加阶段的喂养问题有关，2岁之后儿童贫血患病率明显下降。

（1）发生原因。缺铁性贫血的原因分为先天性、食物性、疾病。发病机制是体内铁缺乏，导致血红蛋白合成减少，影响红细胞正常生成。

1）先天铁储备不足，增加出生后铁缺乏风险。常见于胎儿期从母体获得的铁储备不足，如早产、双胎/多胎、胎儿失血、低出生体重、母亲妊娠期铁缺乏等因素。

2）从食物中摄入的铁不足，容易导致贫血。婴儿辅食添加初期没有及时、充足摄入铁吸收率高的食物，或者膳食以植物性食物为主，发生缺铁性贫血的风险较高。

3）对铁的生理需要量增加，增加缺铁风险。常见于婴幼儿快速生长时期、早产和低出生体重儿的追赶生长阶段。4~6月龄的婴儿体内铁储备接近耗尽，对膳食铁的需要显著增加，发生缺铁性贫血的风险较大。

4）有些慢性消化道疾病会导致铁的异常丢失，如消化性溃疡、肠道息肉、炎症性肠病、钩虫感染等。

（2）症状表现。缺铁性贫血的病程根据体内铁损耗程度和发展过程分为铁减少期、红细胞生成缺铁期与缺铁性贫血三个阶段。前两个阶段尚未发生贫血，贫血出现在缺铁性贫血阶段。贫血指红细胞减少、红细胞体积减小、血红蛋白水平下降。5岁以下儿童贫血的诊断标准是血红蛋白低于110 g/L，按照病程程度分为四级：轻度贫血者，血红蛋白在90~110 g/L；中度贫血者，血红蛋白在60~(90) g/L；重度贫血者，血红蛋白在30~(60) g/L；极重度贫血者，血红蛋白在30 g/L以下。

婴幼儿轻度贫血的症状非常不明显、缺乏特异性，很容易被忽略。铁缺乏会导致身体细胞功能紊乱，能量不足，引起体力下降，易疲乏，不爱活动。婴幼儿缺铁可影响认知、学习能力和行为发育，这种影响甚至在补铁后仍不可逆。

严重贫血的症状明显，涉及身体多个器官和多个系统：肝、脾轻度肿大；食欲减退、呕吐、腹泻、口腔炎、舌炎或舌乳头萎缩；肠道铅吸收增加，加重铅中毒；精神烦躁不安或萎靡不振，表情淡漠，注意力减退，智力减低；心率增快，气急，心脏增大；免疫功能下降，反复感染；皮肤干燥、毛发易脱落，指甲反甲。

（3）治疗与预防

1）缺铁性贫血的治疗包括去除病因和补充铁。去除病因后，铁剂治疗可以很快改善贫血症状，血红蛋白在4周后达到正常水平，继续补铁1~2个月巩固体内铁储备。

2）预防婴幼儿缺铁性贫血需要从母亲孕期开始，及时预防和纠正孕妇贫血。婴儿出生后提倡母乳喂养、合理添加辅食，及时添加富含铁的肉泥、肝泥等食物。引导婴幼儿养成良好的饮食习惯，避免挑食、偏食。对于缺铁风险高的婴幼儿，如早产或低出生体重或患病儿，应遵医嘱预防性补充铁剂。

2. 锌缺乏

（1）发生原因。锌缺乏分为营养性不足与先天性缺乏，婴幼儿缺锌的常见原因是锌从膳食摄入不足、吸收利用减少、排泄增加或者需要增加。儿童期锌缺乏大多为营养性的，即从食物摄入的锌不足。

1）锌摄入不足或生物利用率低。如以植物性食物为主的膳食，缺锌风险高。大部分植物性食物含锌少，且生物利用率低。米面主食加工越精细，锌的损失越多。此外，钙、铁摄入量过高可减少锌的吸收。

2）生理需要量增加，增加锌缺乏的风险。在婴幼儿快速生长期、受伤后组织修复期、营养不良恢复期等时期，机体对锌需要量增加，如果没有及时满足，也容易发生锌缺乏。

3）腹泻、肠道疾病、肝脏疾病、肾脏疾病、糖尿病等均可引起锌排泄增加，如果没有及时补充可导致锌缺乏。

4）某些先天因素，如早产、多胎、母亲孕期营养不良可导致胎儿锌储存不足，某些罕见遗传性锌缺乏。

（2）症状表现。缺乏锌时影响体内200多种酶的活性，进而影响整个机体代谢，锌缺乏时可导致许多的病理变化。需要指出的是，缺锌的症状比较轻、不具有特异性，只有严重锌缺乏才出现明显症状。

1）锌缺乏首先影响婴幼儿的生长发育，严重时出现生长发育减缓、性发育与骨发育延迟。

2）锌缺乏影响味觉和嗅觉，出现味觉迟钝和食欲减退。严重缺锌会引起异食癖，如咬指甲、衣物、玩具、硬物，吃头发、纸屑、生米、墙灰、泥土、沙石等。

3）锌缺乏可能出现大脑功能和神经精神状态症状，表现为多动、反应慢、注意力不集中、精神萎靡、嗜睡、性快感或幻觉。

4）锌缺乏可引起免疫功能下降，经常感冒发烧，反复呼吸道感染，如扁桃体炎、支气管炎、肺炎等。锌缺乏性的皮肤损害，往往伴随铁的缺乏。出现外伤时，伤口不易愈合或愈合不良；易患皮炎、顽固性湿疹；还会常见口角溃烂、口角炎、萎缩性舌炎、舌面光滑发红。

5）锌缺乏可引起视力受损。锌参与维生素A还原酶和视黄醇结合蛋白的合成，缺乏时，眼睛暗适应能力下降，夜间视力受影响。

6）严重的锌缺乏出现肠病性肢端皮炎。肠病性肢端皮炎是一种隐性遗传性疾病，起病于婴儿期。临床表现为腹泻和相继出现的手足、肛周湿疹样或疱疹性皮损害和秃发，可有甲沟炎伴甲萎缩、睑边炎、结膜炎、口炎、唇炎等。未治疗者生长迟缓，情绪障碍，并多因细菌性或霉菌性感染而早夭。

(3) 治疗与预防

1）治疗。血锌检测对于诊断锌缺乏的意义有限，严重的锌缺乏非常少见。如果怀疑锌缺乏，可尝试改善饮食、加强合理膳食。

2）预防。预防婴幼儿锌缺乏的原则也是合理膳食、科学喂养。

①提倡母乳喂养。从母乳和进食摄入的锌是安全的。母乳中锌的吸收率高，可达62%。尤其是初乳含锌量高，平均浓度为血清锌的4~7倍。婴儿出生后6个月内坚持纯母乳喂养，之后添加辅食并继续母乳喂养到2岁，可以有效预防锌缺乏症的发生。

②及时添加含锌辅食。添加辅食时，可以选择肉类、动物肝脏以及海产品等富含锌的动物性食品，适当选择强化锌的婴儿食品。

③关注锌缺乏的高风险因素。关注早产儿、多胎、腹泻患儿的锌缺乏风险，及时调整喂养方式、增加食物锌摄入，必要时在医生指导下口服锌补充剂。

④帮助婴幼儿养成良好的饮食习惯。家庭成员和托育机构人员共同配合，训

练婴幼儿养成不挑食、不偏食的好习惯,做到饮食多样、合理搭配。

3. 维生素 A 缺乏

维生素 A 缺乏是儿童常见营养素缺乏性疾病。随着生活水平提高,有症状的维生素 A 缺乏比较少见,多为无明显症状的边缘性缺乏。

(1) 发生原因

1) 维生素 A 供应不足。食物缺乏、中长期以淀粉类食物为主或长期饮用脱脂牛奶等可导致维生素 A 摄入不足。

2) 维生素 A 吸收不良。膳食中脂肪不足,多见于素食者。迁延性腹泻、肝胆疾病等可能造成维生素 A 吸收不良。肝脏疾病还会引起维生素 A 运送障碍和存储障碍。

3) 维生素 A 消耗过多。患急慢性消耗性疾病时维生素 A 需要量增加,患急性或慢性肾炎时大量蛋白从尿排出造成维生素 A 丢失。

(2) 症状表现。维生素 A 缺乏可导致各个组织的上皮细胞萎缩,继而出现增生反应和局部防御功能降低。其病变可累及表皮、汗腺和皮脂腺、眼结膜、眼角膜、呼吸道、泌尿道等。维生素 A 缺乏症指机体各种形式和程度的维生素 A 缺乏,包括有症状的和没有症状的维生素 A 缺乏。

1) 眼部症状。眼部症状出现最早,包括眼干燥症(表现为眼睛干燥、怕光、流泪,眼结膜和角膜干燥、溃疡、穿孔)、角膜软化、夜盲症,严重时导致失明。长期缺乏维生素 A 降低眼睛的暗适应能力,严重时可导致夜盲症。

2) 皮肤症状。多见于年长儿,典型症状是皮肤干燥、上皮增生和角化、毛囊丘疹。

3) 免疫功能下降,出现反复呼吸道感染和腹泻。

(3) 治疗和预防

1) 维生素 A 缺乏的治疗原则是消除病因、补充维生素 A、积极治疗合并症状。

2) 预防儿童维生素 A 缺乏的方法有增加富含维生素 A 的食物,监测易感人群的营养状况,对易感人群预防性补充维生素 A,选用膳食补充剂和维生素 A 强化食品。

4. 维生素 D 缺乏性佝偻病

维生素 D 缺乏性佝偻病是由于维生素 D 摄入不足引起钙磷代谢失常的一种全

身慢性营养性疾病。主要特征为长骨干骺端软骨板和骨组织矿化不全致软骨和骨骼畸形，成熟骨矿化不全则表现为骨质软化症。以2岁以下婴幼儿最为常见。近年来，我国严重的维生素D缺乏性佝偻病发病率已逐年降低，但轻度、中度佝偻病发病率仍较高。

（1）发生原因。婴幼儿体内维生素D来源有三个途径：胎儿期通过胎盘从母体获得、皮肤光照合成、从食物摄入。维生素D缺乏性佝偻病的发病原因较多，既有内在的原因，也有外在的原因。2岁后因生长速度减慢且户外活动增多，佝偻病的发病率逐渐减少。

1）皮肤日照不足。人的皮肤经日光中紫外线照射后可合成维生素D_3。婴幼儿长期在室内活动，缺乏足够的户外活动，使内源性维生素D生成不足。寒冷季节日照时间短、紫外线较弱、户外活动少，故本病冬春季多见。我国北方冬季较长，佝偻病患病率明显高于南方。

2）维生素D摄入不足。维生素D摄入不足多见于在2岁以内的婴幼儿。缺少富含维生素D的食物摄入是婴幼儿发生佝偻病的主要原因。大多天然食物中维生素D的含量很有限，普通膳食中的含量也难以满足机体的需要。

3）维生素D生理需要量增加。婴儿早期生长速度较快，需要维生素D较多，骨骼的生长速度与维生素D和钙的需要量成正比，且体内储存的维生素D相对不足，若不及时补充，易引起佝偻病。早产儿、双胎和低出生体重儿由于先天不足易患佝偻病。

4）疾病因素影响维生素D、钙和磷的吸收和利用。肝和肾是活化维生素D的主要器官，肝胆慢性疾病可直接影响维生素D的正常代谢，如婴儿肝炎综合征、肝内胆道闭锁等，严重肝、肾疾病还会导致维生素D羟化障碍、生成量不足而引起佝偻病。小儿胆汁瘀积症、胆总管扩张、难治性腹泻、脂肪泻、慢性呼吸道感染、肠道脂质吸收障碍会影响维生素D和钙、磷的吸收利用而患佝偻病。

5）药物影响维生素D转运。苯妥英钠或苯巴比妥等抗惊厥类药物、糖皮质激素等对抗维生素D对钙的转运，长期服用会导致佝偻病。

（2）症状表现。维生素D缺乏性佝偻病临床表现主要为生长最快部位的骨骼改变、影响肌肉发育以及神经兴奋性改变。

膳食中长期缺乏维生素D可造成血钙水平下降，影响牙齿钙化，延缓婴儿牙齿萌出，严重时导致婴幼儿佝偻病的发生，在成年人表现为骨质软化症、手足抽搐症和骨质疏松症。

重症佝偻病患者可影响消化系统、呼吸系统、循环系统及免疫系统，同时对小儿的智力发育也有影响。

（3）治疗与预防

1）治疗。维生素 D 缺乏性佝偻病的治疗原则是补充维生素 D、控制活动期病情发展、防治骨骼畸形和复发。补充维生素 D 以口服制剂为主，一般不需要补充钙剂，还应注意加强营养、增加户外活动。

2）预防。预防维生素 D 缺乏性佝偻病从母亲孕期开始，以 1 岁以内婴儿为重点，持续到 3 岁，具体措施如下。

①向家庭普及科学育儿及佝偻病防治知识。从新生儿时期医院、社区、托育园所就应共同配合、普及科学育儿及防治佝偻病的知识，对婴幼儿预防性补充维生素 D。

②坚持户外活动，让婴幼儿充分接受阳光中的紫外线照射。日光是最好的维生素 D 活化剂，新生儿期开始应提倡尽早开始户外活动，接触日光。

③合理喂养，按时添加辅食。提倡母乳喂养，及时添加富含维生素 D 及钙磷比例适当的辅助食品，如海鱼、动物肝脏等动物性食品及鱼肝油。

④补充维生素 D 和钙剂。维生素 D 缺乏性佝偻病的预防要从胎儿期开始。

孕妇在妊娠中晚期每天补充维生素 D 400～800 IU，有益于胎儿储存充足维生素 D，以满足生后一段时间生长发育的需要；每天应由膳食中补充 1 000 mg 元素钙，不足的需用钙剂补充。

足月儿建议生后两周开始补充维生素 D。1 岁以下婴儿每天补充维生素 D 400 IU，1～2 岁每天补充 600 IU。配方奶喂养的婴幼儿只有每天达到 1 000 mL 的奶量才可以补足维生素 D。

早产儿、低出生体重儿、双胎儿或者多胎儿生后即应每天补充维生素 D 800～1 000 IU，3～12 个月改为预防量每天 400 IU，1～2 岁每天补充 600 IU。

三、其他膳食营养相关问题

1. 营养素摄入过量

通过膳食摄入的营养素经过消化道和内脏安全吸收，超出生理需要的部分或者蓄积在体内，或者通过粪便排出。营养素摄入过量主要发生在营养素补充剂的误服时。但是 2 岁以下婴幼儿常规服用的维生素 D 和维生素 A 的补充剂，距离 UL 相差大约 20 倍，即使一次重复服用也不会中毒。

（1）维生素 A 中毒。维生素 A 中毒主要见于食用狗肝案例。狗肝中维生素 A 含量高达每克 10 000 IU，成人进食 8 g 狗肝可中毒。过量摄入维生素 A 的中毒表现为恶心、呕吐、眩晕、视野模糊、肌肉活动失调，婴儿出现前囟门饱满、嗜睡、厌食和乏力。

（2）维生素 D 中毒。过量摄入维生素 D 可导致高钙血症和高钙尿症，中毒症状包括食欲减退、体重下降、恶心、呕吐、腹泻、多尿、头痛、烦渴和发热等，以致发展成动脉、心肌、肺、肾、气管等软组织转移性钙化和肾结石，严重的可以致死。

2. 食物中毒

食物中毒是一种食源性疾病，食物中的致病因素进入人体，引起感染性或中毒性疾病。食源性疾病常出现腹痛、呕吐、腹泻等症状，还会引起脱水、胃肠功能紊乱，严重者甚至死亡。常见的食物致病因素有：

（1）致病微生物，如引起腹泻的沙门氏菌、蜂蜜中的肉毒杆菌、引起乙肝病毒的贝壳，以及某些寄生虫。

（2）天然毒素，如发霉甘蔗和豆类中的黄曲霉素、发芽土豆中的龙葵素、河豚内脏中的神经性毒素、毒蘑菇中的神经毒素、苦杏仁中的氰苷类物质、未煮熟的四季豆中的皂苷和血细胞凝集素、蜂蜜中的肉毒杆菌等。

（3）化学性污染物，如茶叶中的农药残留、有毒金属等。

3. 食物不耐受

引起食物不耐受的常见物质有乳糖、咖啡因、辣椒素和某些食源性药物等。大部分人摄入这些食物之后反应正常，而某些人可能出现一过性的生理不适，即食物不耐受。食物不耐受由非免疫反应引起，发生机制不同于食物过敏。

个体对乳糖耐受存在差异，多数人可耐受一定量的乳糖。乳糖酶缺乏是乳糖不耐受的主要原因。亚洲人群的乳糖酶缺乏率较高。婴幼儿随着离乳过程，乳糖酶活性逐渐降低，大多数人乳糖酶活性持续到 2~15 岁。

当乳糖摄入量超过体内乳糖酶的活性，部分乳糖不能在小肠中得到分解和吸收，改为在结肠由细菌发酵，引起一系列小肠刺激症状，即乳糖不耐受。摄入含乳糖食物 30 min 之后出现乳糖不耐受的症状，如腹痛、腹胀、肠鸣、产气增多、腹泻（泡沫便、大便酸臭），严重程度与乳糖摄入量和乳糖酶活性有关。

处理乳糖不耐受的主要措施是饮食调整，减少含乳糖食物（牛奶、冰激凌）、选用酸奶或使用乳糖酶制剂。

4. 食物过敏

大约有 140 种食物（主要是蛋白质，也有其他物质）可能导致人体过敏。最常见的可能引起过敏的食物有鸡蛋、牛奶、大麦、花生、坚果、鱼、虾、贝类等。食物过敏高发于 2 岁以下婴幼儿，2 岁以后逐渐减少。食物过敏的机制尚不完全清楚，与 IgE（免疫球蛋白 E）调节、非 IgE 调节或细胞调节都可能有关。婴儿早期肠道屏障不成熟、免疫系统不成熟，是过敏性疾病发生的关键期。

IgE 介导的食物过敏症状多样、缺乏特异性，常出现皮肤症状（水肿、荨麻疹、湿疹、瘙痒等）、胃肠道症状（腹痛、恶心、腹泻、胃肠道出血）、眼部症状（结膜充血），而非 IgE 介导的食物过敏反应多为慢性消化道炎症。

治疗严重食物过敏关键的措施是减少或避免特定食物摄入。虽然过敏性疾病家族史是儿童发生食物过敏的高危因素，但是无明确过敏病家族史的儿童发生人数约占二分之一，增加了对食物过敏预防的难度。

5. 早产儿的追赶生长

早产儿指胎龄不足 37 周的新生儿。评价早产儿生长发育可用 Fentond 早产儿生长曲线，40 周胎龄之后则采用足月儿生长曲线。

与足月出生的婴儿相比，早产缩短了胎儿在母体子宫内的停留，提前中断经脐带营养提供，缺乏足够的营养积累，个体出生时器官发育和功能都不够成熟。早产儿的胃容量小，摄入奶量少、吸吮—吞咽—呼吸不协调。早产儿为了达到同龄足月儿的生长，在最初两年追赶生长。追赶生长也出现在儿童患病后及预后恢复阶段。

早产儿的营养喂养与个体的发育成熟度、体重、胎龄有关。早产儿的喂养首先推荐母乳喂养。早产儿母亲的乳汁中含高浓度营养素和抗感染成分、抗炎症因子和白细胞等，有益于早产儿生长加速，而且加强对早产婴儿的免疫保护。

培训项目 2 婴幼儿喂养知识

培训单元1　0~5月龄婴儿的喂养方法

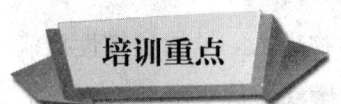

1. 了解小婴儿按需母乳喂养的方法。
2. 熟悉小婴儿母乳喂养推荐方式。
3. 掌握婴幼儿配方奶粉替代喂养的危害和使用原则。

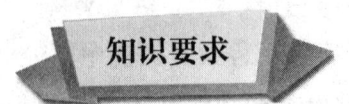

一、母乳喂养的基础知识

1. 乳房的结构

女性的乳房是泌乳和哺乳的器官。乳房的大小和形状由内部脂肪数量和分布决定，即使一个人两侧的乳房也并不完全一样。乳房的形态与大小差别较大，但是这些与泌乳功能无关。

女性青春期乳房内脂肪组织增加，引起乳房形态变化。具有泌乳功能的乳腺组织在第一次妊娠之后开始发育，到了孕晚期发育成熟、具备泌乳功能。乳房在分娩前几周和分娩后几天内分泌少量、黏稠的乳汁，即初乳。

乳腺组织，由乳腺细胞和乳腺导管组成（见图3-8）。其中，乳腺导管按照位置和粗细分为大导管和小导管。乳腺细胞分泌乳汁，乳汁流入各级导管，最终汇集到乳头表面的出乳孔。哺乳时，乳腺细胞和乳导管自主收缩，将乳导管内的乳汁挤出乳房，喷射而出。

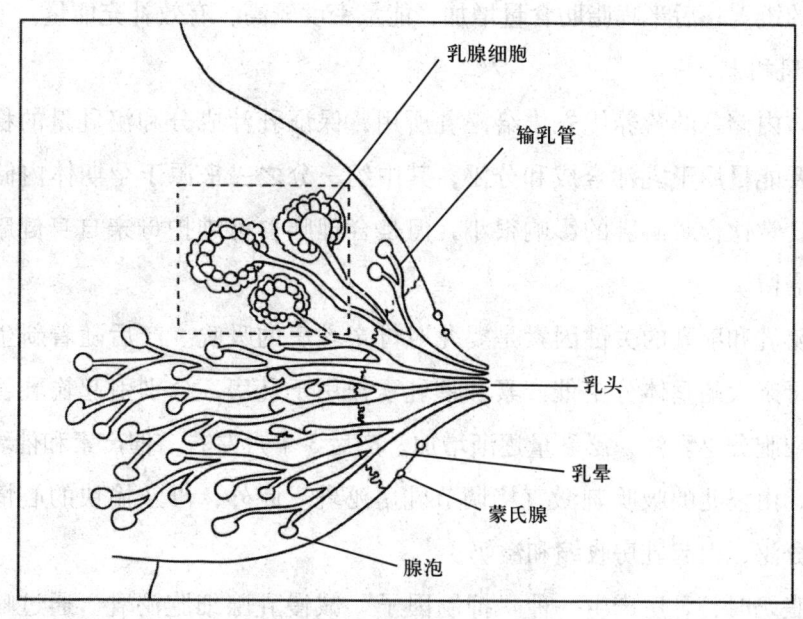

图3-8 乳房结构示意图

2. 母乳

（1）母乳成分匹配婴儿的需要。母乳的蛋白质总量比牛乳少，但蛋白质的种类与比例适合婴儿需要，且容易消化。与牛乳等动物乳不同，人乳对于婴儿不是异种蛋白，不会导致过敏。

人乳中乳糖含量高达7%，是婴儿能量的重要来源。母乳中所含的乳糖可在肠道内完全溶解，容易吸收；又可引起酸性发酵，有助于钙的吸收和促进乳酸杆菌生长，抑制大肠杆菌繁殖。

人类乳汁具有独特的免疫活性。母乳中的乳铁蛋白、免疫球蛋白、巨噬细胞等免疫活性物质可以杀死或抑制致病菌。母乳和母乳喂养可以将母亲自身的菌群带给婴儿，帮助新生婴儿快速建立自身的微生物菌群、抵御致病菌。随着年龄增加，母乳提供的能量和营养基本不变，而免疫球蛋白含量提高。

（2）母乳的质与量在泌乳期逐渐变化。泌乳量从产后初乳的几毫升到2周左右每日400 mL，3个月左右达到每日700~750 mL。

产后2~3天的母乳为初乳，产后4~10天为过渡乳，产后11天到9个月为成熟乳，10个月以后为晚乳。各个阶段的乳汁成分有明显变化，以适应婴儿生长发育需要。

乳汁在每次哺乳过程中也在变化。哺乳前半程乳汁中水分和蛋白质较多，以安抚婴儿的饥渴；后半程脂肪含量增加，能量密度较高，有效补充能量。

3. 泌乳机制

母亲体内储备的营养优先供给泌乳所用，保证乳汁成分和泌乳量的稳定。哺乳妇女需要能量用于乳汁合成和分泌，其中约三分之一来源于孕期体内储备的脂肪。母亲日常饮食对泌乳的影响很小，但是合理膳食可维护母亲自身健康，避免产后体重滞留。

引起泌乳和射乳的关键因素是婴儿对母亲乳房的吸吮。产后随着新生婴儿频繁吸吮，母亲大脑垂体分泌催产素和催乳素作用于乳房，分别引起输乳管收缩射乳和乳腺细胞分泌乳汁，泌乳量逐渐增加。产后3个月左右，催产素和催乳素调节逐渐退出，由婴儿的吸吮刺激直接调节乳房泌乳。此外，母亲愉快的心情可以促进催产素分泌，引起乳房收缩和溢奶。

乳房胀奶时，乳房产生一种"抑制因子"减慢乳腺细胞泌乳。通过哺乳或挤奶，"抑制因子"随乳汁流出乳房，相应解除泌乳抑制。

二、母乳喂养方式推荐

母乳喂养是人类婴幼儿自然的喂养方式，让婴幼儿和母亲身心受益。理想的母乳喂养方式是从胎儿娩出开始，出生后即刻母婴皮肤接触、寻乳和早开奶。6个月纯母乳喂养，不分白天黑夜频繁和按需母乳喂养，6个月之后添加（半）固体食物的同时继续母乳喂养到两岁或两岁以上，直到自然离乳。

1. 婴儿出生后早开奶

早开奶是利用婴儿出生之后短暂的清醒期，让刚出生的婴儿立即趴在母亲上腹部进行皮肤接触、利用自身的感知觉寻找母亲乳房（寻乳）、舔吸母亲乳头吃到宝贵的初乳。早开奶促进母亲乳房泌乳，帮助母婴顺利建立母乳喂养机制。

2. 采用舒适的姿势和良好的含接技巧哺乳

哺乳姿势有很多种，母亲和婴儿在不断磨合中形成最适合的一种或多种哺乳姿势。良好的哺乳姿势让母亲舒适，婴儿能够集中力气吸吮。

良好的含接，指婴儿用口腔和舌头深深地包裹母亲乳头和大部分乳晕（裹奶),吮吸时乳房内的乳导管保持通畅,确保乳汁顺利流出(见图3-9)。良好的含接是婴儿有效吸吮和吃到乳汁的关键。

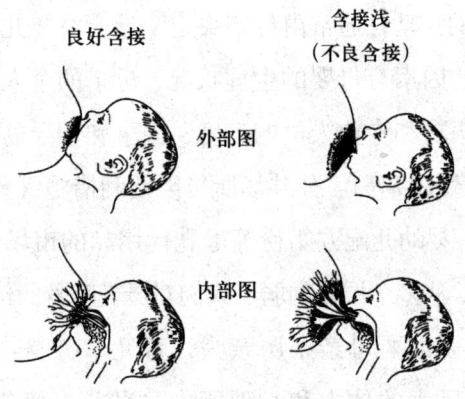

图3-9 良好含接与含接浅的示意图

3. 按照进食信号及时进行母乳喂养

母亲需要识别小婴儿想吃奶的微表情,即进食信号,观察到进食信号及时哺乳、满足婴儿。因为母乳容易吸收、婴儿营养需要大,6个月内的婴儿每日需要频繁哺乳,每日哺乳应在8~10次以上,两次哺乳间隔不超过3 h。事实上,很多婴儿每日吃奶10次以上。不分白天黑夜都要频繁哺乳,夜间喂养对于安抚婴儿、维持血糖和促进生长发育非常重要。

4. 纯母乳喂养6个月

出生之后6个月内频繁按需哺乳可以满足婴儿对营养和水的需要。增加哺乳次数,刺激乳房泌乳量的增加;减少哺乳,乳房接受到的吸吮刺激减少,相应减少泌乳量。

5. 继续母乳喂养到两岁或两岁以上

婴儿6个月左右开始添加辅食,母乳依然是主要的能量和营养来源,应继续母乳喂养到两岁或两岁以上。经过12~18个月的过渡,辅食供能比例逐渐增加,母乳供能比例逐渐下降,幼儿逐渐离乳。

6. 母婴患病期间尽量继续母乳喂养

母亲患感冒、腹泻等常见疾病时,乳汁中的特异抗体可以保护婴儿免于感染,可坚持母乳喂养。

婴儿患病时母乳喂养不仅能提供良好的营养,还可保护和安抚婴儿。婴儿腹泻时通常不需要禁食,应继续母乳喂养,同时在医生指导下补充液体、预防和纠正脱水。对于早产儿、低出生体重儿和其他患病婴儿,应当听从医务人员指导、科学合理喂养。

三、影响母乳喂养决定的生理、个人和社会因素

哺喂养是母婴之间的互动,通常由母亲决定。母亲对婴儿喂养决定和行为受到多种因素影响。微观层面的因素有母婴的生理状况、母亲的个人经历和得到的信息;中观层面有家人的态度、医护和专业人员的态度、同事和领导的态度;宏观层面有国家生育保护政策(产假、育儿假等)、公共场所母婴便利措施(母婴室等)、社会公众对母乳喂养的态度。其中,婴幼儿配方奶粉等母乳代用品的市场营销活动(广告、促销打折、赠送育儿指导等)从多个层面削弱了人们对母乳喂养的信心,减少了母乳喂养。

养育孩子的事情很多需要母亲亲历亲为,育儿事务挤占母亲睡眠休息时间和个人空间,给母亲带来巨大的体力和心理压力。当前人们普遍缺少直接或间接的生育经验,对婴幼儿照护有很多误解却不自知,也会不自觉地带给母亲压力。如果母亲能够得到家人、朋友、社区、同事和社会各界真正的理解和支持,必然会增强母亲的信心、理性对待婴幼儿的表现、勇敢应对各种情况。

四、非母乳喂养的指征和代乳品使用原则

1. 部分或全部非母乳喂养的指征

真正由于医学指征而减少母乳喂养的情况并不多见。由于母婴生理或疾病原因不适合纯母乳喂养,需要部分或全部非母乳喂养的情况仅见于母亲病重、罹患某些代谢性疾病、使用某些精神病科药物。

现实生活中减少母乳喂养的大部分原因是社会心理方面的,如受到婴幼儿配方奶粉产品宣传的误导、对母亲公共场所和工作场所哺乳的支持不足、担心母乳不足或婴儿营养不够、缺乏哺乳意愿、因婴儿哭闹而困扰、母亲需要夜间休息、母亲疲惫等。

2. 母乳代用品

母乳代用品主要指用牛乳或大豆为基质制备的婴幼儿配方奶粉。我国实行婴幼儿配方奶粉产品注册制度。婴幼儿配方奶粉相关产品分为0~6个月的小婴儿配方奶粉、6~12个月的较大婴儿配方奶粉、12~24个月的幼儿配方奶粉。

虽然配方奶粉模仿母乳成分,但不能改变其本质。母乳不可替代,代乳品喂养让婴幼儿失去了本应从母乳喂养获得的益处。

3. 母乳代用品的使用原则

(1)由母亲知情和选择。母亲及其家人需要全面了解母乳喂养和母乳代用品

对婴幼儿健康的不同影响，理性选择婴幼儿的喂养方式。如果婴幼儿减少或停止母乳喂养，不仅减少母婴受益，还会带来各种健康风险。即使添加少量母乳代用品，也会因乳房吸吮减少而引起泌乳减少，进而增加母乳代用品，进一步减少母乳喂养和泌乳，而泌乳量下降之后基本无法再恢复。因此，应在充分了解不同喂养方式对母婴健康的影响之后，慎重决定是否添加母乳代用品。

决定使用配方奶粉喂养婴儿的母亲，需要科学和个性化的喂养指导。应在医生指导下选择合适自己的产品和喂养方法，应选择对应月龄的产品、按照产品说明的比例配置。添加辅食之后，逐渐减少配方奶量，增加固体和半固体食物进食以满足营养需要。

（2）关注配方奶喂养的健康风险。

1）配方奶粉存在卫生问题。配方奶粉的原料和制作工艺存在大量安全隐患。配方奶粉被阪崎肠杆菌等细菌污染的比例很高，增加患腹泻、脑膜炎等疾病的风险。因此，为了有效杀死阪崎肠杆菌，用配方奶粉配置喂养液的水温度要在 70 ℃以上，冲调之后放置到 40 ℃以下再用。

2）配方奶多采用奶瓶奶嘴喂养，奶嘴出奶方式与母亲亲喂不同。奶嘴刺激牙龈，引起牙齿咬合问题（俗称地包天）。奶嘴出奶快，不利于锻炼孩子吸吮能力，影响面部肌肉发育。孩子难以吐出奶嘴而自行停止吃奶，容易造成过度喂养。因此，需要合理预计准备奶液，不勉强婴儿吃完奶瓶内所有奶液。

3）配方奶粉喂养的用具存在清洁卫生问题。奶瓶奶嘴使用后要用碱性清洁剂将其缝隙沟壑刷洗干净，同时须注意配奶用具和人员的清洁卫生。

4）没喝完的奶液应丢弃，不可继续使用。

培训单元2　6~23月龄婴幼儿的喂养与膳食管理

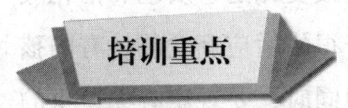

1. 掌握婴幼儿添加（半）固体食物的基本原则。

2. 掌握不同月龄阶段婴儿喂养的原则。

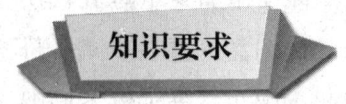

一、6～23月龄婴幼儿（半）固体食物添加

1.（半）固体食物添加时间

婴儿出生之后6个月左右应当添加母乳之外的（半）固体食物，即辅食。添加辅食同时，继续母乳喂养至2岁或2岁以上。混合喂养及人工喂养的婴儿，满6个月也要及时添加辅食。过早、过迟添加辅食均会影响婴儿生长发育。早产、发育落后、急慢性疾病等特殊情况的婴儿需要提前或推迟添加辅食，必须在医生指导下进行。

随着婴儿体格生长，能量和营养需要不断增加。6个月后单一母乳喂养已不能完全满足婴儿生长发育需求，出现能量差距和营养差距，应当在继续母乳喂养基础上引入其他营养丰富的食物。在添加辅食的同时，母乳喂养继续保障婴幼儿获取足够的营养素和能量。这一时期，婴儿进食能力日渐完善，口腔运动、消化酶发育、味觉、嗅觉、触觉等感知觉，以及心理认知和行为能力也准备好接受和消化母乳之外的固体、半固体和软食物，是添加辅食的最佳时机。

此外，6个月前后也是婴儿行为发育的关键时期，添加辅食能够帮助婴儿逐步适应不同食物，促进味觉发育，锻炼咀嚼、吞咽和消化功能，培养良好饮食习惯，避免日后挑食和偏食。

2. 新食物引入

6～8月龄是辅食添加开始的阶段，主要任务是引入新食物，需要循序渐进，由少到多、由稀到稠、由细到粗，逐渐增加食物种类。添加新食物并无特定顺序，可以从家庭常吃的食物开始。应优先添加肉、蛋等动物性食物，它们含有丰富的优质蛋白质、营养素密度高，可以做成肉泥、肝泥等。

对于每一种新食物，婴儿都需要尝试、练习和适应接受味道、质地和消化吸收。不同个体对不同新食物的适应或快或慢，有的孩子很快适应新食物，有的孩子需要几天时间从吃一勺开始到吃几勺。添加新食物的同时，要观察有无严重的不适应反应，如呕吐、腹泻、皮疹等。

3. 随着儿童年龄增长调整食物质地与喂养量

(1) 6~8 月龄婴儿

1) 保持频繁、多次母乳喂养,逐步引入新食物,优先添加富含铁的食物,如肉类、肝泥、血块等,保持食物多样化。

2) 辅食质地为半固体状,质地如同豆腐,稠度应达到挂勺不掉;保持食物本来味道,不加调味品;保证食物多样化,有肉、蛋、奶等动物性食物、蔬菜水果和主食,适当吃豆类和坚果、含维生素 A 丰富的蔬菜水果。

3) 每日进食次数和进食量都不大,可以每日加一次辅食,酌情配 1~2 次加餐点心,如煮熟的土豆压泥、水果泥。

此外,适当饮水,注意卫生,鼓励婴儿尝试吃辅食,但不强迫。

(2) 9~11 月龄婴儿

1) 保持频繁、多次母乳喂养,保持食物多样化。每日食物中有动物性食物、蔬菜水果、主食;多吃奶类和奶制品、豆类和坚果、含维生素 A 丰富的蔬菜水果。

2) 辅食为碎烂状,质地如同香蕉;保持食物本来味道,不加调味品;每日进食 2~5 次,进食量比之前增加。

3) 适当饮水,注意卫生,主要由成人辅助进食,可鼓励婴儿自主进食。可将辅食做成手指大小的小块,让婴儿自己抓着吃,以锻炼手眼协调和自主进食。

(3) 12~23 月龄幼儿

1) 保持频繁、多次母乳喂养,自然离乳;可以吃大部分的成人食物,只是质地稍软烂,如烂面、软饭等。

2) 每日吃三次正餐,两次加餐点心;保持食物清淡味道,略作调味;保持食物多样化,每日有动物性食物、蔬菜水果、主食;多吃奶类和奶制品、豆类和坚果、含维生素 A 丰富的蔬菜水果。

3) 鼓励幼儿自主进食,练习用勺子吃饭,仍需要成人辅助进食。

4. 婴幼儿患病期间和愈后阶段的喂养

婴幼儿患病期间营养消耗增加,需要保持进食以获得所需营养。患病儿童通常食欲下降,可增加母乳喂养,辅食少量多餐。给予患病儿童可口软烂的食物,暂时不添加新食物。疾病愈后阶段持续大约 2 周的追赶生长期间,需要额外营养,应增加进食。

二、婴幼儿膳食管理

1. 食物购买和储存

（1）购买。有计划购买食物，保证新鲜。蔬菜水果最好当天选购。肉类放冰箱冷藏的保存期是 2 天到一周，最多一次性购买一周用量。

1）粮食主要选细粮，仅少量粗粮。细粮常见大米（籼米）和小麦面粉（标准粉、精制粉和特质粉），粗粮如小米、燕麦、玉米面和红薯等。粗粮可以与细粮混合制作主食，每周提供 2 次就好，不宜多。粮食挑选要点在于颜色、水分或干燥程度、新鲜度，以及是否霉变、虫蛀、有杂质等。通常大型超市出售的袋装大米或面粉可以放心购买。

2）蔬菜和水果现吃现买。保证蔬菜每天供应，品种多样、颜色深浅搭配。水果分为鲜果和干果，鲜果选择当季时令鲜果。

3）动物性食物。禽畜肉和蛋要新鲜。肉类选瘦肉，不可让婴幼儿食用烟熏或腌制肉类。鱼肉要彻底剔除刺。

4）乳类主要选牛奶、酸奶和奶酪。1 岁及以上幼儿可以少量喝牛奶、酸奶和吃奶酪，最好选用独立小包装。

5）豆类和豆制品。豆腐、腐竹和豆腐皮应新鲜、不发黏、无杂质。豆芽、豆浆等可以自制也可以外购，应新鲜。

6）油脂、糖、盐和调味品。油脂避光、避热保存。糖和盐要注意防潮。大包装的食用油、糖、盐可分装在小的玻璃瓶中。

（2）储存

1）各类食物分区、分架存放，并做好分类标识。架子距离墙壁和地面都要在 10 cm 以上，防止食物受潮和虫咬。对于散装食品，须选择合适的、安全和清洁的容器加盖储存，还要标明生产日期、保质期、生产者及其联系方式等。

2）使用冰箱低温保存生鲜食物，须注意生熟分开，原料、半成品、成品严格分开。

2. 食谱设计

食谱设计需要考虑使用对象的膳食营养需要，以及进食特点。根据个体一天的能量和营养需要量分配到每餐，转化为各种食物的组合，并考虑烹调方法。婴幼儿的食谱设计，不仅应考虑营养需要，还要符合婴幼儿的进食习惯，保持食物的多样性、稳定性和一致性。

（1）按照月龄阶段制定婴幼儿的食谱。建议将年龄分为几个阶段：6月龄、6~8月龄、9~11月龄、12~18月龄和18~24月龄。如果园内儿童月龄分散，可以按月龄就近合并食谱：1岁以内儿童可以相邻两个月一个食谱，如8月龄和9月龄、11月龄和12月龄；2岁以内儿童可以相邻3个月用同一个食谱，如18月龄和20月龄。

（2）依据膳食营养素推荐摄入量设计食谱。现代营养学从人群角度为每一种营养素设置了膳食营养素摄入推荐量的多个指标，包括平均需要量（EAR）、推荐摄入量（RNI）、适宜摄入量（AI）和可耐受最高摄入量（UL）（见图3-1）。

食谱设计的原则是为能量分布和重点营养素设立摄入目标，达到AI值，然后将能量和营养素的摄入目标转化为食物。需要注意，营养素的实际摄入量低于食谱设计，食物选择要考虑当地供给和饮食习惯。

个体的能量和营养素需要受到新陈代谢、生理状态、机体活动等复杂因素影响，很难准确预测。婴幼儿配餐的个性化特点更加明显，需要科学估计能量需要、合理搭配食物，还要考虑个体的健康状况和身体活动强度。

3. 辅食现吃现做

（1）2岁以下婴幼儿的辅食建议现做现吃。现吃现做，指以婴幼儿的需求为先，想吃再做。做好的食物在2 h内进食，辅食放置2 h之后不可以再给婴幼儿吃。可以预先清洗和分切食材，或做成半成品，进食前再烹煮加工。托幼机构需要将供餐食物留样，以备监测。

（2）制作辅食选择新鲜优质食材及其细嫩部位。制作过程注意操作者双手和物品、用具的清洁卫生。保持烹饪用具清洁、生熟分开。需要加热处理的辅食一定要煮熟，同时尽量保持食物的营养成分和口味。用微波炉加热需要搅拌混匀，避免局部过热。

（3）养育者应尊重婴幼儿的口味倾向，不应以成人口味判断辅食味道。1岁以内辅食不加盐等调味品。1岁之后辅食保持食物清淡，利用食物本身味道。

4. 婴幼儿用自己的餐具进食

鼓励婴幼儿用自己的餐具吃饭，方便观察进食量。不应要求婴幼儿必须把食物吃完。对于小年龄的幼儿，可以剩下少量食物，说明正好吃饱，没有进食不足也没有过度进食。对于大年龄幼儿，可以引导少量添饭，合理控制取餐量。

培训单元3 2~6岁幼儿的喂养与膳食管理

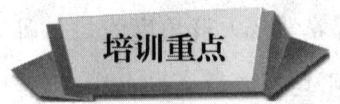

1. 掌握2~6岁幼儿的膳食制备与进餐照护原则。
2. 掌握培养2~6岁幼儿健康饮食行为的方法。

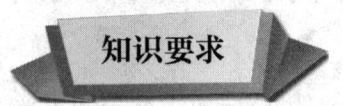

一、2~6岁幼儿的膳食制备与管理

1. 食物制作和食谱设计

幼儿在1岁半到2岁左右，膳食应以（半）固体食物为主，可以吃各种家常食物，保持口味清淡。幼儿的咀嚼和消化能力比成人弱，基本日常食物需要软烂一些。面条和米线等长条状食物煮软，并剪成短段。面食用发面。

2~6岁幼儿的食谱设计和食物管理可参见本培训项目培训单元2。

2. 足量饮水

幼儿活动量大，容易出汗，每天从膳食和饮水中须获得1 300~1 600 mL水。幼儿饮水以白开水为宜，少量多次，避免餐前或睡前大量饮水。

3. 合理选择零食

加餐零食可为幼儿在两餐之间补充能量和营养，按照食物特点分为推荐使用和限制使用（见表3-18），应尽量选择推荐食物。

表3-18 推荐和限制的儿童零食

食物类别	推荐使用的食物	限制使用的食物
蔬菜水果	新鲜水果、蔬菜	果脯、果汁、果干、水果罐头
乳制品	液态奶、酸奶、奶酪	含乳饮料、冷冻甜品（冰激凌、雪糕）、奶油、含糖饮料

续表

食物类别	推荐使用的食物	限制使用的食物
主食	馒头、面包	膨化食品、油炸食品、含人造奶油的甜点
肉类	鲜肉、鱼制品	咸鱼、香肠、腊肉、鱼肉罐头
蛋类	鸡蛋、鹌鹑蛋	咸鸭蛋
豆制品	豆浆、豆腐	烤豆腐、卤汁豆腐
坚果	磨碎的坚果	高盐坚果、糖渍的坚果

4. 每日饮奶

奶和奶制品是良好的钙和优质蛋白来源。按照幼儿每日钙的摄入推荐量 600 mg，相当于 300~400 mL 牛奶或酸奶。对不喜欢喝奶的幼儿，可以改为奶酪或肉类食物。

二、2~6 岁幼儿的日常进食照顾

1. 自主进食

2 岁之后幼儿基本上可以自己进食，但是需要成人给予不同程度的帮助。幼儿 2 岁之后可以手抓和使用勺子，3~4 岁左右可以尝试使用筷子，6 岁左右能够自己进食。托幼机构内幼儿集体进餐，鼓励幼儿自主用餐，按顺序排队，自己拿餐盘，吃多少盛多少、少盛多添。

2. 规律就餐

幼儿正餐和加餐的时间要相对固定，尽量固定吃饭地点、座位、餐具、食物量，不要随意变动。2~6 岁幼儿每日安排早、中、晚三次正餐，两次加餐（点心），即一日三餐两点。两次正餐之间间隔 4~5 h，加餐与正餐间隔 1.5~2 h。一般上午和下午各加餐一次。如果晚餐时间较早，可以在睡前 2 h 安排一次加餐。

3. 培养健康饮食行为

2~6 岁是幼儿行为养成的关键期，他们会模仿家人和照料者的行为，对周围的信息非常敏感。一方面须为幼儿提供营养、可口、种类多样、搭配合理的食物，培养健康饮食口味；另一方面将食育融入日常照料，介绍营养知识，让幼儿参与食物选择与制作，增进对食物的认知和喜爱，鼓励尝试健康的新食物。

4. 家园共育

托幼机构设立专门委员会，吸纳家长代表参加，定期召开会议并做好记录，内容包括膳食管理、食品安全、食谱设计、进餐管理等，培养良好饮食行为需要家庭和机构共同努力。幼儿自我校正能力弱，容易出现挑食、偏食等行为，应及时适当引导和纠正。

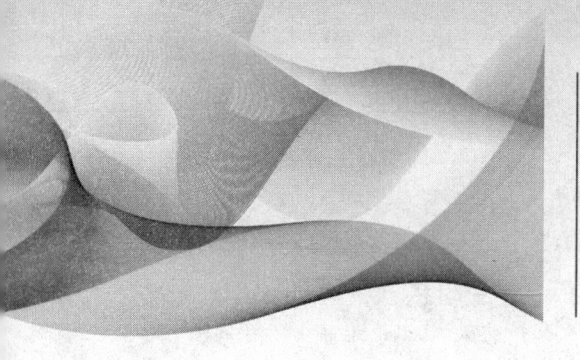

职业模块 4
婴幼儿安全照护知识

培训项目 1　婴幼儿伤害预防

培训单元1　伤害事故的类型与特征

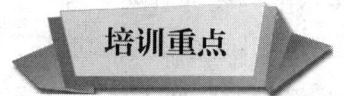

1. 掌握托幼机构伤害事故的类型。
2. 熟悉托幼机构伤害事故的特征。

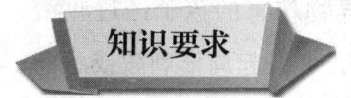

托幼机构伤害事故主要指婴幼儿在机构中或在其组织的机构外集体活动中，身体突然遭受机械性、物理性、化学性和生物性等各种因素侵害造成的损伤事件。伤害是婴幼儿面临的重要健康威胁，会对个体、家庭和社会造成长期的、沉重的负担，甚至危及生命。大量证据表明，托幼机构伤害事故是不小心、没留神、考虑不周的工作态度和方式所致，并非不可知、无法控制。随着我国经济社会的发展，托幼机构的环境和保育活动出现了巨大变化，不安全因素的类型也有所增加或发生着变化。如何防范婴幼儿伤害的发生已经成为一个专门的课题，应该引起托幼机构从业人员的高度重视。

一、托幼机构伤害事故的类型

1. 常见伤害事故

（1）抓咬伤。抓咬伤指婴幼儿通过手抓、齿咬等对其他婴幼儿身体造成的损伤。

不同于家庭养育环境，托幼机构是集体养育环境，这导致抓咬伤成为托幼机构中3岁以下婴幼儿最常见的伤害之一。尤其是处于学步期的1~2岁幼儿，容易出现抓咬他人的误伤行为。抓咬伤的症状通常是皮肤红肿、皮下出血、伤口出血等。如果创口不大，经过恰当处理后，一般不会引起感染或后遗症，通常不需要送医救治。

（2）磕碰伤。磕碰伤指婴幼儿身体撞击到地面或其他坚硬物体上造成的损伤。婴幼儿活泼好动，但是运动水平和动作、身体协调性差，即便保育人员时刻在旁看护，轻微的磕碰伤也难以避免。磕碰可以造成软组织损伤，局部出现肿胀、疼痛、淤血、出血等症状。经过恰当处理后，轻微磕碰伤通常不会引起感染或后遗症，不需要送医救治。

（3）挤压伤。挤压伤指婴幼儿四肢或其他部位受到压迫造成的损伤。婴幼儿最常见的挤压伤是手足被门窗、砖石或车辆等暴力挤压，出现局部肿胀、疼痛、淤血、出血等症状。经过恰当处理后，轻微挤压伤通常不会引起感染或后遗症，不需要送医救治。但是，严重的挤压会发生骨折，甚至伤及内脏，使人体组织器官发生广泛性损伤，必须立即送医急救。

（4）异物伤害。异物伤害是指因各种因素导致异物通过口、鼻、耳、眼等进入婴幼儿体内，并对机体造成一定程度的损伤。受到异物伤害的孩子经过救治，大部分不会有永久性伤害的后遗症。但如果处理不及时，可引起局部刺激或感染，严重者甚至会危及生命（如呼吸道吸入异物）。

（5）锐器伤。锐器伤是由刃缘或锐利尖端的物体造成的损伤。轻微的锐器伤通常会出现疼痛、皮肤裂开、出血等症状。如果形成的伤口较为浅小，托幼机构可自行处理。严重的锐器伤会引起感染，造成肌肉、肌腱等组织断裂，甚至手指、脚趾等肢端离断，必须立即送医急救。

（6）钝器伤。钝器伤是由钝器作用于婴幼儿身体造成的损伤。托幼机构的常见钝器有维修工具、游戏器械、棍棒、木块、石块等，有时孩子撞上快速移动的拳头、手肘、足尖等也会形成钝器伤。轻微的钝器伤经常出现在孩子的手、足、眼、鼻、腹等部位，引起组织挫伤、皮肤裂伤等，局部冷敷后会慢慢好转。严重的钝器伤可造成肌腱、神经损伤和骨折，甚至断指、断肢或各种组织严重损毁等，必须立即送医急救。

（7）烧烫伤。烧烫伤是由热辐射导致的对皮肤或者其他机体组织的损伤，包括皮肤或其他组织中的部分或全部细胞因热液、热的固体、高温气体、火焰等常见热源造成的损伤，以及由辐射（如紫外线、强光）、放射（如X射线）、摩擦或接触化学物质等造成的损伤。虽然烧烫伤更多发生在家庭中，尤其以3岁以下婴幼儿居多，但是托幼机构中能够引起烧烫伤的源头种类也比较多，保育人员应注意识别防护。浅度烧烫伤仅伤及表皮浅层，局部红肿，形成小面积的大小不一水疱，有烧灼感。用冷水冲淋浸泡后，可有效减轻疼痛，一般不用送医救治。但是，深度或大面积烧烫伤通常伤及真皮层，局部皮肤有坏死，甚至苍白干燥、发黑发硬等，必须立即送医急救。

（8）动物伤。动物伤指由各种动物对婴幼儿所造成的伤害，包括猫狗兔鼠抓咬伤、蛇咬伤、蚊虫叮咬伤、蜂蝎蜇伤等。随着人与自然和谐共生生活方式的普及，动物伤成为我国0~6岁婴幼儿常见的伤害类型之一。尤其在1岁左右，此类伤害的发生率最高。动物伤容易发生在夏秋季节。虽然受到动物伤害的孩子经过迅速救治，大部分不会有永久性伤害的后遗症，但是一旦感染发展到严重状态也会危及生命，必须立即送医急救。例如，被疑似感染狂犬病的动物抓咬伤，被有剧毒的蛇咬伤，蚊虫叮咬引起过敏性休克等。

（9）中暑。中暑指由于热蓄积作用引起的婴幼儿体温调节功能失衡、水盐代谢紊乱和神经系统功能损害等。中暑具有一定的季节特点，通常发生在夏天的高温环境中，也见于北方冬季室内供暖后仍给婴幼儿过度保暖时。婴幼儿的体温调节功能还没有完全发育成熟，加上现代社会由于空调的普遍使用，导致孩子的热适应能力下降，他们在高温环境中容易发生热蓄积而致中暑。中暑后，孩子会出现大量流汗、面色潮红、情绪焦躁、哭闹、呕吐、发热等症状，或表现为面色苍白、四肢湿冷、血压下降等。如果孩子能及时脱离高温环境，被转移到阴凉通风处休息，适当补充水或电解质，通常能在短时间内得到恢复。如果体温达到40 ℃以上，皮肤干热无汗，伴有痉挛、晕厥、神志障碍等，可能是重度中暑（也称热射病），必须立即送医急救。

（10）冻伤。冻伤指由于寒冷、潮湿作用引起的婴幼儿身体局部或全身损伤。冻伤通常发生在暴露部位和四肢远端，如手、足、耳廓等。冻伤具有一定的季节特点，常见于冬天的气温骤降时。婴幼儿皮肤的散热速度快于成人，因此容易受冻。轻微冻伤可造成皮肤苍白、发红、发紫，或起水泡、肿胀，自觉发痒、刺痛、灼感等。如果孩子能及时脱离低温环境，利用保育人员的体温或温水（40~42 ℃）

迅速复温，通常能在短时间内得到恢复。严重冻伤时，皮肤呈蓝色、灰白色或黑色，伤处的感觉、运动功能丧失，可致永久性功能障碍，甚至危及生命，必须立即送医急救。

2. 严重伤害事故

（1）跌落伤。跌落伤指婴幼儿因从一个平面跌落到另一平面的非故意事件造成的身体损伤。严重的跌落伤是婴幼儿因伤害住院、致残和致死的主要原因之一，坠落高度越高伤害通常越大，可造成关节脱位、骨折、头颈部和胸腹部创伤，且伤情往往比肉眼所看到的严重。一旦发生婴幼儿严重跌落事故，保育人员能做的非常有限，处理不当反而会造成二次伤害，加重损伤。所以，保育人员应加强防护，杜绝婴幼儿跌落事故的发生。

（2）窒息。窒息是指呼吸受阻引起血液缺氧的状态。虽然在托幼机构中，婴幼儿窒息不像常见伤害那么高发，但是提到伤害致死率，窒息绝对排在前列。1岁以下婴儿经常因口鼻被堵住导致窒息，1~5岁幼儿则容易因呼吸道吸入异物而导致窒息。窒息是一种十分危险的状态，无论是婴幼儿还是成人，只要处于窒息状态一分钟，心脏就会停止跳动，所以一旦发生窒息，其致死率就非常可怕。保育人员一定要高度警惕可能引起婴幼儿窒息的情况，以预防为主。

（3）溺水。溺水是一个因液体进入呼吸道和肺泡而导致婴幼儿呼吸损伤的过程。据世界卫生组织的统计，溺水发生率和死亡率最高的是1~4岁幼儿。对大多数孩子来说，水意味着玩耍和乐趣，但是他们对于水缺乏安全认知和自救能力，哪怕是只有几厘米的水深，都可能使孩子发生淹溺。溺水通常难以被及时发现，长时间缺氧会对婴幼儿脏器产生严重损害，所以非常容易导致死亡。保育人员应对婴幼儿溺水保持充分警惕。

（4）触电。触电是指一定强度的电流通过婴幼儿身体，造成局部或全身组织损伤和功能障碍。婴幼儿电击伤包括低压电伤、高压电伤、雷击伤和超高压电伤。遭受电击伤后，轻者仅有瞬间感觉异常，严重者可发生意识丧失、心跳和呼吸骤停，危及生命。有关资料显示，人体触电后，1 min内进行抢救，90%的概率能救活；1~4 min内进行抢救，60%的概率能救活；超过5 min再进行抢救，仅10%的概率能救活。因此，婴幼儿触电后保育人员科学迅速地实施现场救治非常必要。

（5）急性中毒。中毒是指暴露于外源性有毒物质造成婴幼儿细胞损伤或死亡。婴幼儿器官功能发育尚不完善，急性中毒后病情进程比成人更快，如果诊治不及时，就会危及生命。婴幼儿急性中毒主要是误食、误服导致的，误食、误服的年龄集中在 1～5 岁。夏季是食物中毒、农药中毒的高峰期，冬季以一氧化碳中毒较为常见，保育人员应高度警惕。

（6）交通伤害。交通伤害是指至少牵涉一辆行进中车辆的碰撞、碾压或其他事件造成的致死或非致死性损伤。车辆包含但不限于机动车、三轮车、自行车、婴儿车、购物车等。随着我国经济社会的发展，婴幼儿交通伤害的发生率快速增长，尤其是 3～6 岁幼儿的活动范围变大，乘坐各种交通工具出行的机会越来越多，交通伤害的比例也直线上升。

除了上述伤害类型，托幼机构还要留意灾难性事件、孩子被拐骗或走失、不良人员侵入、保育人员不当行为等可能对婴幼儿造成的身心伤害，做好应急预案。

二、托幼机构伤害事故的特征

1. 性别特征

从托幼机构伤害发生的性别构成看，男孩明显较女孩容易受到伤害。原因在于男孩更活泼好动，加之成人在对男孩的养育上，倾向于培养其独立勇敢的品质，较少限制其大胆探索的行为，所以男孩是婴幼儿伤害预防重点关注的人群。

2. 年龄特征

婴幼儿处于快速发育阶段，其生理、认知及心理行为等根据年龄不同存在较大差异，主要伤害类型也有所不同。3 岁以下婴幼儿站立或走路不稳，表达不清，面对危险经常被动受伤，抓咬伤、磕碰伤、烧烫伤、动物伤等发生率较高。例如，洗澡和进食时，可能会被成人准备的热水、热粥烫伤。3～6 岁幼儿的自我个性和运动能力逐渐增强，活动范围广，受到伤害的种类和频率有所扩大，锐器伤、跌落伤、窒息、急性中毒、异物伤害和交通伤害等发生率均高于 3 岁以下婴幼儿。

除了伤害发生率随年龄不同存在差异，同一种伤害的发生原因也有所不同。例如，1 岁以下婴儿窒息经常是因为衣物被褥等遮盖了口鼻。1 岁左右，由于添加了块状、圆形或条状辅食，易因噎食、呛食等造成窒息。随着幼儿年龄增长，接触的环境越来越复杂多样，电池、气球、塑料袋、玩具零部件等物品吸入气管成为窒息的常见原因。所以，保育人员应根据不同年龄段的伤害特征加强重点关注。

3. 气质特征

统计显示，具有多动、情绪不稳定、易冲动、好奇心强、无法集中注意力等气质特点的孩子更容易受到伤害。保育人员应该加强对此类孩子的关注并采取相应措施,保护他们尽量免受伤害。尤其是发现孩子心情不好时,要格外警觉,即使他平时会遵守一些安全规则,这个时候他非常可能去"挑战"那些规则。

4. 季节特征

托幼机构伤害事故较多发生在春季。春季天气转暖,万物复苏,孩子去户外接触危险事物的机会大大增加。加之孩子在冬季运动量相对不足,脱掉棉衣后身体平衡和协调性处于暂时的失衡状态。春季活动量增大,孩子容易兴奋冲动,自控性、动作准确性降低,追逐奔跑、嬉戏玩闹时稍不留意就会摔倒、碰伤。因此,托幼机构春季伤害事件的发生率明显高于其他季节。

5. 时间特征

托幼机构伤害事故较多发生在10:00—14:30,此时,多为孩子们户外活动、进餐或睡眠等时间。户外活动场地较大,大型玩具趣味无穷,运动形式的开放多样容易使婴幼儿过度兴奋,从而导致伤害发生。到了进餐或睡眠时间,保育人员的思想状态往往由紧张转为放松,对孩子们的安全监护开始有所松懈。同时,孩子们也从兴奋期进入疲劳期,体力和自控力明显下降。因此,这一时间段是伤害发生的高峰期。

6. 地域特征

农村地区托幼机构的伤害发生率比城市地区高。农村地区托幼机构常由于安全管理不完善、客观环境存在隐患、安全意识不强等,导致婴幼儿受伤的风险比较高。加之,农村父母常年在外打工或安全知识匮乏,对婴幼儿的安全教育不足,加剧了伤害的发生。

此外,不同地区的婴幼儿伤害类型也略有差异。例如,云南地区婴幼儿食物中毒的发生率较高,南方城市地区婴幼儿跌落伤的发生率常居前位。托幼机构应针对本地区婴幼儿实际面临的伤害特点,开展伤害防控工作,最大限度地确保婴幼儿健康安全。

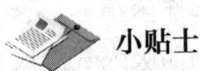 **小贴士**

掌握托育机构伤害事故的特征,是为了加强预防的针对性。例如,一个咿呀学语的6月龄婴儿跟一个初学走路的1岁幼儿所需安全看护是不一样的,

> 保育人员应该根据年龄特点考虑可能出现的危险及预防措施。但是，提到男孩比女孩更容易受伤，并不是说在安全管理中可以忽略女孩。万万不可因为某些群体、时间段或某种伤害类型的风险较低，就放松警惕。

培训单元2 伤害发生的原因与预防

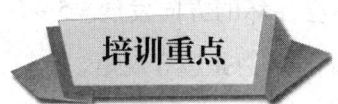

1. 熟悉托幼机构伤害事故的发生原因。
2. 掌握托幼机构伤害预防的措施。

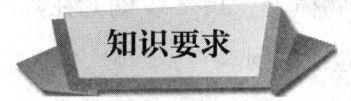

一、托幼机构伤害事故的发生原因

1. 婴幼儿自身方面

（1）安全意识缺乏。婴幼儿对周围一切事物都充满了强烈的好奇心，活泼好动，但是他们的生活经验和认知能力欠缺，常常会用"危险"的方式去探索周围世界，导致各种伤害的发生。例如，1岁以下婴儿往往通过感知觉来认识世界，任何事物都想去摸一摸、闻一闻、尝一尝，即便是滚烫的、尖锐的物品。虽然保育人员会告诉他"不要"，但是婴儿不会真正明白你的意思。2岁幼儿看到成人吃药，就会有意或无意地模仿，他们还不能理解这一行为的后果。随着生活经历的丰富，3岁幼儿已经意识到使劲拉桌布会把杯子拉下来砸到自己，但是他还没有能力去预测类似结果。他很可能会被桌上的盒子吸引，忍不住去拉盒子，导致盒子碰落杯子而砸伤自己。4～5岁幼儿向同伴扔沙子，他们可能只是希望游戏变得更好玩，而很难理解同伴为什么不喜欢这个游戏。

（2）自控能力薄弱。虽然保育人员会对婴幼儿进行安全教育，告诉他们不要做一些危险的行为或碰触危险物品，但是孩子的自控能力非常薄弱，通常会"一犯再犯""屡教不改"。3岁以下婴幼儿的记忆力还没有发展成熟，即便保育人员会提醒他们远离一些危险，可是他们转眼就忘记了警告。3~4岁幼儿开始意识到有些行为或触碰的事物是危险的，但是他们通常以自我为中心，不会关注自身以外的因素。例如，3岁幼儿开始意识到自己可能会被马路上来往的行人或车辆撞到，但是当他的球突然滚到了路中间，他一门心思只想跑过去把球捡回来，而不会想到被撞的可能性。加之，此阶段幼儿有盲目乐观的倾向，他们相信事情会按照自己的期望发生。例如，4岁幼儿划一根火柴，他可能会想起保育人员曾反复强调火会失去控制，但是他会漠视这种可能性，更愿意相信事情不会往坏的方向发展。5~6岁幼儿似乎开始理解一些安全规则，但是依然不能指望他们能够总是遵守规矩。

（3）避险能力不足。婴幼儿安全经验不足，遇到危险不知道如何做可以停止或避开伤害。加之，婴幼儿运动水平和动作、身体的协调性差，对危险的反应迟缓，因此很容易受伤。例如，1岁以下婴儿的手指触碰到热的物体时，很难像成人那样迅速缩回手指，有时被烫得大哭，手指还贴在热的物体上。2~3岁幼儿在奔跑过程中突然遇到障碍物却无法灵活躲闪，经常导致磕碰或跌倒。

（4）骨骼皮肤脆弱。婴幼儿的身体还在发育中，骨骼强度较低，受到外力冲击时容易发生变形或断裂而致骨折。婴幼儿的皮肤角质层薄，十分娇嫩，抗摩擦力差，容易发生擦伤、烫伤等。例如，在同等热力作用下，孩子发生烧烫伤的程度比成人要严重许多，可造成局部或全身的严重伤害。

2. 托幼机构方面

（1）缺乏安全管理意识。托幼机构对保护婴幼儿安全的重要性认识不足，在侥幸心理驱使下，感觉以前这样做没有发生事故或危险，现在也不会这么巧就发生事故。于是，麻痹大意、漫不经心，求方便、多应付，久而久之必然造成事故的发生。

（2）存在管理制度漏洞。

1）制度不完善。俗话说"无规矩不成方圆"，托幼机构应该严格执行国家和地方安全管理的相关规定，设立安全防护和检查制度，制定应急预案。但是，很多托幼机构由于各种原因，相关制度和预案不完善，使得安全管理无章可循，造成严重后果。

2）责任不落实。托幼机构的法人代表或者园（所）长是机构安全的第一责任人，往下层层落实安全工作责任是安全管理制度的核心。如果托幼机构没有认真落实相关责任，就会造成事事无人管的局面，长此以往必然造成事故的发生。

3）执行不严格。有些托幼机构虽然有比较完备的制度和责任人，但只流于形式，将制度挂在墙上、停在口头，而不去认真执行，很容易造成不良后果。例如，有的托幼机构为了追求利润最大化，无视国家食品卫生安全法律和婴幼儿身心健康，购进质量低劣、超过保质期限或者"三无"食材，从而造成婴幼儿食物中毒。

（3）安全管理能力不足。

1）角色定位不准确。有的保育人员自身定位不准确，片面地认为保育工作是负责照料孩子生活、清洁卫生等，参与安全健康管理的意识弱。他们也不会发挥自身岗位的优势，抓住时机对孩子进行随机、有效的安全教育，提高孩子的自我防护能力。

2）排查安全隐患能力不足。虽然一再强调托幼机构要注意消除环境中的安全隐患，但是因为环境问题造成的悲剧却屡见不鲜。究其原因，保育人员的安全排查能力欠缺。例如，护栏过低或间隔过宽、电源电线外露、老化，软包材料损坏、缺失等。这些隐患如果不排除，迟早会造成伤害事故的发生。保育人员一定要把环境安全放在首要位置，将婴幼儿伤害事故扼杀在萌芽状态。

3）识别安全风险能力不足。有的保育人员责任心差，做事马虎，在看护过程中不能及时识别安全隐患，任由伤害发生。例如，怀抱孩子的时候，随意喝水、吃东西。将剪刀交给孩子时，没有意识到需要将剪刀的尖端握在手掌心，把剪刀柄递出去。对于婴幼儿来说，他们的一日生活是在保育人员的看护下度过的，保育人员能否及时识别各种危险因素将直接关系到婴幼儿的安全健康。

二、托幼机构伤害事故的预防措施

综观托幼机构伤害事故的发生原因，可以发现婴幼儿自身因素是较难改变的，对外部因素进行干预才是有效的预防措施。

1. 健全制度，落实责任

（1）建立健全安全管理组织和制度。通过建立健全组织和制度，把安全管理融入托幼机构工作的各个环节，使保育人员的行为受到规章制度的约束，从而做到有章可循、有制可依。涉及安全工作的规章制度很多，如安全保卫制度、消防管理和检查制度、危险物品管理制度、食品安全制度、卫生消毒隔离制度、安全看护制度、安全隐患上报制度等。以严格执行接送管理制度为例，早晚入园（所）和离园（所）环节，由专人接送孩子。接送的家长必须遵守刷卡的规定，一人一卡，专人专用。同时，为了防止家长不慎遗失接送卡、孩子被冒领，当家长有特殊情况让其他人代接时，必须事前通知托幼机构，并凭接送卡来接孩子。

（2）健全托幼机构安全工作责任制。安全管理不能是纸上谈兵，必须明确职责分工，责任到人，层层落实。例如，托幼机构的法人代表或者园（所）长是机构安全的第一责任人，凡失职、渎职造成婴幼儿伤害或财产损失的，都应依法追究责任。托幼机构应该与管理人员签订《安全工作目标责任书》，落实"谁主管，谁负责"的原则。同时，与每位保育人员签订《安全承诺书》，使其明确自己岗位的安全职责，形成安全工作"人人有责，人人知责，人人负责"的局面。

（3）加强检查监督和奖惩工作。对各项安全管理制度的执行情况进行定期检查和经常性督促指导，可以及早发现事故隐患。例如，定期对电路、消防设施进行全面检查，排除各种火灾隐患。定期检查厨房卫生情况，防止食物中毒或疾病传播等。托幼机构应把定期检查结果纳入绩效考核。对认真贯彻执行安全制度、抵制和举报违规行为、防止和处理事故有功的职工，应有明文规定的奖励。发现违规行为，要落实到当事人和管理负责人，按照《安全工作责任书》要求，对照考核指标进行惩处。

2. 排查隐患，预防为主

（1）定期检查园（所）环境。《中华人民共和国食品安全法》《托儿所、幼儿园卫生保健管理办法》《托育机构设置标准（试行）》《托儿所、幼儿园建筑设计规范》《托育综合服务中心建设指南（试行）》等对托幼机构的环境包括生活用房、服务管理用房、供应用房、采光通风、噪声控制、供电取暖、用水用气、安全通道、安防设施、消防装置、清洁消毒等都有明确的要求。凡是园（所）环境不符合以上要求的，都有可能引起婴幼儿伤害事故的发生。

保育人员应该定期对园所环境进行检查，发现设施设备采购、安装或设置等不符合规范要求，没有按要求进行清洁消毒，尤其是因陈旧、老化、磨损等存在安全隐患时，一定要及时汇报或处理，避免婴幼儿在危险的环境中生活。例如，消防通道上堆放杂物，疏散标识、应急照明设施损坏或缺失；婴幼儿可以自行出入大门、厨房、配电间、库房、洗手间、游泳池等；户外大型娱乐设备安装不牢固，有破损形成的尖角、锐边或螺钉松动脱落等。

（2）每日检查班级环境。

一是"审视"，用孩子的眼光审视物品。例如，保育人员会用书架来放绘本，但是孩子会把书架当玩具，顺着书架往高处爬，易导致跌落或被书架倾倒压埋。

二是"绳带"，避免孩子拿到长度超过 22 cm 的绳带。在孩子的眼里，绳带是一种非常好玩的玩具，他们经常会把绳带当作项链、挂带，很容易发生绕颈窒息，或绊倒自己造成磕碰伤。

三是"尺寸"，越小的孩子用越大的物品。避免孩子自己拿到尺寸过小的物品，如坚果、纽扣、豆类、玩具零部件等。孩子喜欢用感觉器官认识世界，过小尺寸的物品很容易被他们塞入或吸入体内。如果卡在气管中，会导致窒息、死亡。

四是"表面"，查看物品的棱角、缝隙和表面涂层。物品表面应该没有尖锐的棱角、破损造成的尖刺和缝隙等，尖锐的棱角和刺容易造成磕碰伤、刺伤、锐器伤，缝隙会卡住孩子的头、手、足等部位引发挤压伤、窒息。如果物品表面涂层翘起应及时处理，防止孩子用嘴啃咬造成重金属中毒等。

五是"标准"，符合婴幼儿用品的安全标准。以婴儿床为例，四边护栏都应是固定的，不提供一边护栏可以放下来的婴儿床，以防止跌落。护栏高度不低于孩子身高的四分之三（大概到乳头的位置），且栏杆空隙不超过 6 cm，以防止跌落、窒息等。床头板、床尾板上没有裂缝，以防止挤压。床上不使用缓冲围垫，没有证据表明缓冲围垫可以防撞，但是它增加了窒息、缠绕、卡住或攀爬跌落的风险。床垫与围栏的间隙小于两指（4 cm 左右），以防止窒息、挤压伤等。床上不能系任何绳带，以防止头颈缠绕造成窒息。床上不装饰配饰，以防止脱落造成异物入体。床体表面不存在可触及的锐利尖端或边缘，以防止造成锐器伤、刺伤、切割伤等。床体无刺激性味道或其他异味，以防止中毒。

3. 过程看护，重中之重

（1）喂养安全。6 月龄~2 岁婴幼儿处于膳食模式逐渐过渡和转变的阶段，他们对各种营养素的需求与成人差别很大，而且消化系统尚未完全成熟，咀嚼能力差。在喂养过程中，保育人员需要根据这个阶段孩子的喂养特点，做好安全看护工作。例如，喂奶前用手背或手腕试温，避免烫伤。添加辅食要从泥糊状、颗粒状逐渐过渡到块状，避免噎食。2~6 岁幼儿摄入的食物种类和膳食结构开始接近成人，但是他们容易在进餐过程中出现一些危险行为，保育人员需要有效识别并加以阻止。例如，禁止挥舞叉子、筷子，或拿着餐具到处乱跑。

（2）盥洗安全。水对于婴幼儿来说，有着巨大的吸引力，但是几厘米深的小块积水就可能会导致溺水事故，危及孩子的生命，所以保育人员要格外留意盥洗看护，绝对不可以单独把他们留在洗手间、盥洗室、浴室等。除了溺水，烫伤也是盥洗看护的重点。例如，3岁以下婴幼儿应避免淋浴，尽量采用盆浴。如果没有恒温的供水系统，那么兑水时应先加冷水再加热水。盥洗看护中，保育人员还需要注意防止磕碰、跌落等伤害。例如，及时清理地板、洗手台上的水，避免孩子滑倒。

（3）睡眠安全。3岁以下婴幼儿通常还没有形成固定的睡眠规律，他们随时可能会进入睡眠状态。3～6岁幼儿需要在托幼机构安排充足的午睡时间，所以睡眠看护是保育人员的重要工作之一。保育人员在睡眠看护中有很多需要注意的事项，其中有些注意事项是常规操作。例如，摆放睡眠床时，床与床宜首尾相接，床与墙、家具之间的距离不小于50 cm，避免孩子掉在缝隙中造成挤压伤、窒息。有些注意事项涉及突发情况，保育人员应该在实践工作中灵活处理。例如，午睡中，1岁以下婴儿翻身呈俯卧位，应及时将其调整为仰卧或侧卧姿势，避免造成窒息。

（4）活动安全。婴幼儿的一日生活除了吃喝拉撒睡，就是在进行各种探索和活动，所以保育人员的活动看护格外重要。6月龄内婴儿的活动能力有限，保育人员只需留意不要把孩子单独留在危险的地方，避免他们被动受伤。随着能爬能走，他们开始自己制造一些危险，导致活动过程中的突发状况层出不穷。例如，敲打玩教具，突然磕掉了一小块，他好奇地伸手把碎片捡了起来。一个孩子在玩耍，另一个孩子突然跑过来撞向他。不同年龄、性格的孩子在活动过程中可能出现的危险不同，消除危险的措施也不同，保育人员必须不断学习和总结，并经常性问自己：他能爬多远了？他能跑多快了？他能接触到多高的物品？什么会吸引他？什么事情是他昨天还做不到的，但是今天可能已经会做了？什么事情是他今天还做不到的，但是明天可能会做了？

4. 安全教育，顺其自然

安全教育能够帮助婴幼儿提升安全意识，降低伤害的发生率。随着孩子能爬能走，他们开始钻到不应该去的地方，试图触碰或品尝危险的物品等。因此，保育人员需要制定一些与安全相关的规则，如不可以扔石头，不要在教室里奔跑，并在婴幼儿早期阶段就始终如一地执行。可以结合讲故事、唱儿歌、看绘本、生活体验、榜样示范等方式，让他们亲身感受如何遵守安全规则，以及不注意安全的危险后果。值得注意的是，如果指望通过安全教育让婴幼儿实现自我保护，就是舍本逐末。即便保育人员每天说几十次"不要"，他们还是非常有可能去"挑战"这些安全规则，这种"顽皮行为"是婴幼儿正常的学习方法，他们在不断对现实进行尝试和反复试验。所以，保育人员一定要有足够的耐心，对婴幼儿的安全加倍小心，直到他们度过这个阶段。

5. 加强培训，提升技能

不仅婴幼儿要接受安全教育，保育人员更需要定期接受安全培训。很多伤害的发生，可能是因为保育人员没有及时识别危险因素，或者预防措施不够有效，也可能是过于疲劳导致的松懈。安全培训能帮助保育人员解决以上各种问题，普及基本的急救知识和技能，有效提升保育人员预防和处理婴幼儿伤害的能力。

培训项目 2

婴幼儿急救基础

培训单元　婴幼儿急救基本知识

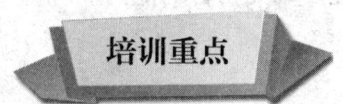

1. 掌握托幼机构急救的原则。
2. 掌握托幼机构伤害事故应急处理流程。
3. 熟悉托幼机构常用的急救物资。

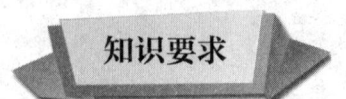

无论怎么强调保育人员要提升孩子伤害预防的认知和技能都不为过，如此才能大大降低伤害事故的发生率。但是，不得不承认，降低发生率并不等于婴幼儿伤害就不会发生。若托幼机构不幸发生婴幼儿伤害事故，保育人员应在第一时间采取科学的应急处理措施，争取把伤害降到最低。

一、托幼机构急救的原则

1. 抢救生命

抢救生命是急救的第一原则。在常温下，婴幼儿呼吸、心跳完全停止 4 min 以上，生命就会岌岌可危；超过 10 min，呼吸、心跳就很难复苏。当孩子的呼吸、心跳发生严重障碍或严重出血不止时，不立即进行急救，只等送医院再救，往往会造成不可挽回的后果。当务之急就是帮助孩子维持或恢复基本功能，等待救护车的到来。

2. 减轻痛苦

在现场抢救中，要尽量减少孩子的身心痛苦。例如，发生各种烧烫伤、骨折时，孩子疼痛剧烈，会加重病情。因此，在处理和搬运受伤孩子时，方法要适当，动作要轻柔，语言要温和，做好受伤孩子的心理安抚工作。第一时间通知家长尽快到现场陪伴受伤孩子，并请求授权进行急救。

3. 预防并发症、后遗症

在现场抢救中，要预防和减少并发症的出现，并尽量防止给孩子留下后遗症。例如，发生手指、脚趾等部位切断，在止血的同时，应迅速用干净的敷料包好断肢放在密封袋里，并将密封袋放入冰水混合物中，同受伤的孩子一起送往医院。这样可以减少并发症，并大大提升断肢再植手术的成活率，防止孩子留下终身残疾。

4. 避免二次损伤

伤势较重或伤势不明时，切忌将孩子抱起、扶起，贸然变动体位或处理不当反而容易造成二次损伤。若伤口肉眼可见非常严重，如肢体离断、内脏脱出等，现场只需要对伤口进行简单的覆盖、止血，等待救护车的到来。若怀疑伤情比肉眼所见更严重，如跌落可能会发生脊柱骨折，千万不要擅自移动孩子或自行运到医院，抱着、背着、用绳索等软担架来转运，都可能因脊椎活动而进一步损伤神经。尽量让孩子保持现有体位，除非他不动会面临更严重的危险，如在火灾中。

5. 避免新的事故

急救现场可能会有其他孩子好奇，试图凑上来一探究竟，保育人员要管理好他们，避免给事故处理造成干扰。切忌自乱阵脚，一拥而上围着受伤孩子，忽略了其他孩子的看护，从而造成新的伤害。

二、托幼机构伤害事故应急处理流程

1. 停止伤害

托幼机构发生伤害事故时，保育人员一定要保持冷静，先要停止继续伤害。例如，孩子的手指被夹在门缝中，先把手指从门缝中取出。有时手指卡得很紧，难以取出，要用坚硬的物体塞住门缝，确保门缝不会错位或进一步缩小，造成二次伤害。可以涂抹合适的润滑剂，或用工具施力将门缝撬宽，尝试将孩子的手指取出。如果无法自行取出，应及时拨打119消防救援电话寻求专业帮助。

2. 准确判断

停止伤害后，保育人员应尽量准确判断孩子的受伤情况，以确定是可以自行处理，还是需要呼叫急救。如果孩子受伤不严重，可以鼓励他自己爬起来，或将他抱起、扶起。然后，询问孩子的受伤部位在哪里，疼得厉不厉害，这样可以更准确地评估孩子的受伤部位和疼痛的程度。对于轻微的淤青、擦伤、切割伤、扭伤等，保育人员可以带孩子到安静舒适的环境中，请保健医生来处理或自行处理。

3. 呼叫急救

（1）如果孩子遭受不限于以下几种伤害时，必须立即拨打120医疗急救电话，呼叫专业人员：

1）道路交通伤害，如被机动车辆、三轮车、自行车等碰撞或碾压。

2）被高处落物砸伤，如掉落的电视或家具，从高层建筑窗户掉下的物品。

3）面积大或程度深的烧烫伤，含电击伤、蒸汽灼伤。

4）从高处跌落。

5）窒息，即便经过海姆立克急救法抢救恢复了自主呼吸。

6）溺水，即便经过心肺复苏抢救恢复了自主呼吸。

7）中毒，即便还没有出现任何症状和体征。

8）面积大或程度深的切割伤。

（2）如果孩子伤势不明、难以做出准确判断，例如，孩子从较矮的板凳上跌落，头磕在地板上，但是看不到明显外伤，保育人员可以暂时让孩子保持当前的体位，迅速观察他的生命体征、意识状态、心理情绪状态，以及可能的受伤部位。如果孩子出现不限于以下症状，就需要立即拨打120医疗急救电话，呼叫专业人员：

1）意识丧失。

2）呼吸困难。

3）有规律地抽搐，如癫痫发作。

4）头部受到撞击后，出现意识状态的改变，神志不清，严重头疼或多次呕吐。

5）身体局部有明显功能障碍。

6）流血不止。

7）牙齿被磕掉，或口腔中其他部位、面部有严重损伤。

8）严重的持续性疼痛或疼痛加重。

9）对保育人员的呼叫反应迟钝或行为异常。

10）皮肤或嘴唇发青。

当孩子的呼吸、心跳发生严重障碍或大动脉严重出血不止时，如果得不到现场的即刻抢救，可能无法支撑到救护车到达。保育人员应该实施海姆立克急救法、压迫止血、心肺复苏等，把握住抢救生命的黄金时间。在实施现场抢救的同时，让其他保育人员拨打120医疗急救电话。如果条件不允许，应抢救足够时间后，再拨打120医疗急救电话。

4. 送医准备

保育人员拨打120医疗急救电话后，需按园所规定上报负责的保健医生或管理人员。在确有需要且知道怎么做的情况下，保育人员可配合保健医生、安全负责人做好必要的初步处理工作，等待救护车的到来。例如，用三角巾或夹板对骨折处进行初步固定。除了伤害的初步处理，强烈建议保育人员提前做好以下急救准备工作：

（1）准备应急联系卡。写明受伤孩子的姓名、性别、年龄、身份证号、监护人姓名和电话号码，以及其他对医疗人员有用的必要信息（如血型、以往病史和过敏史）。托幼机构可以提前将应急联系卡做成贴纸，方便贴在孩子身上。

（2）准备毒物样品或照片。如果怀疑孩子食物中毒、误服药物，或者被野生动物咬伤、叮伤、蜇伤等，一定要提前准备好怀疑误服的所有食物或药物的样品，以及伤人动物的尸体或照片，方便医生做出判断。

（3）保存断肢、断齿。如果孩子发生手指、脚趾等肢体末端部位切断，或磕掉了牙齿，一定将断肢、断齿保存好，同孩子一起送往医院，以提升再植手术的成活率。

（4）做好安抚工作。如果托幼机构采用主要照护者策略，那么发生伤害事故的时候，由主要照护者来陪伴受伤孩子是比较合适的。这种情况下，只有主要照护者才能满足孩子的心理需要，提供给他足够的安全感和安抚。如果托幼机构没有采用主要照护者策略，那么通常由工作经验丰富的保育人员来陪伴和安慰受伤孩子。

(5) 联系监护人。急救中，可能会有一些必要的治疗需要征得监护人同意。保育人员在等待救护车的过程中，应及时联系受伤孩子的家长，说明情况并缓解他们的焦虑情绪，尽量争取他们对急救工作的理解和支持。

5. 协助转运

救护车到达后，保育人员应协助安全转运受伤孩子。其间，做好安抚工作，从心理上减轻受伤孩子的痛苦。转运过程中，一旦确认受伤孩子将被送往哪家医疗机构，应立即通知家长，并协助其尽快赶往医院。在家长到达医院前，保育人员绝对不能扔下孩子单独接受抢救，而自己先行离开。

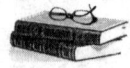 知识链接

拨打急救电话

拨打120医疗急救电话的要点如下：

1. 准确描述孩子姓名、性别、年龄，告知托幼机构的确切地点、联系电话。

2. 简要描述孩子受伤时间、目前症状、已采取或拟采取的初步处理措施。

3. 报告孩子既往病史、服药情况、有无过敏史。

4. 约定具体的候车地点，地点要有标志性，让急救人员能迅速找到。

托幼机构需要将关键的紧急救助信息粘贴在方便显眼的地方，如户外活动场所的墙壁上、教室门上、座机旁等。对于因刑事和治安案件、自然灾害、火灾、交通事故等造成的伤害，保育人员还要同时拨打"110""119"报警电话，寻求专业救援。

三、托幼机构常用的急救物资

《托育机构婴幼儿伤害预防指南（试行）》中提出托幼机构需要配备常用的急救物资，具体如下。

1. 消毒物品

碘伏或碘伏棉签、酒精或酒精棉片、生理盐水或生理盐水湿巾、消毒湿巾。

2. 包扎固定物品

（1）纱布绷带（见图4-1）、医用胶带、三角巾。

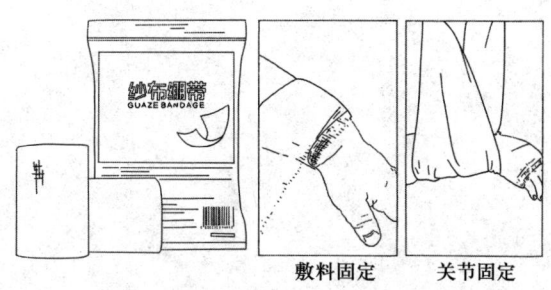

图4-1 纱布绷带

（2）有条件可配备自粘绷带、止血带、网状弹力绷带、不同型号夹板等。

3. 敷料

医用无菌纱布（含大方纱、小方纱，见图4-2）、创可贴、干净方巾、棉签。

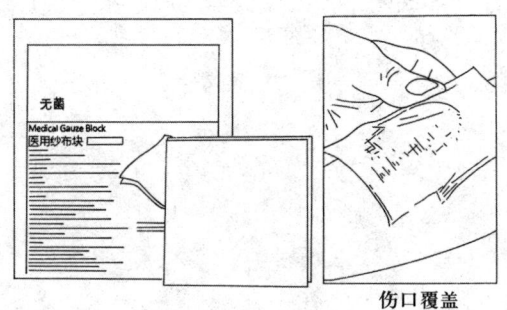

图4-2 医用无菌纱布

4. 器械

医用剪刀、镊子、体温计、一次性无菌手套、安全别针。

5. 常用药

退热药、抗生素软膏、补液盐、抗过敏药。

6. 其他

（1）手电筒、急救手册、急救电话卡、紧急联系卡、急救毯、冰袋、退热贴。

（2）有条件可配备转运婴幼儿用的担架或平板。

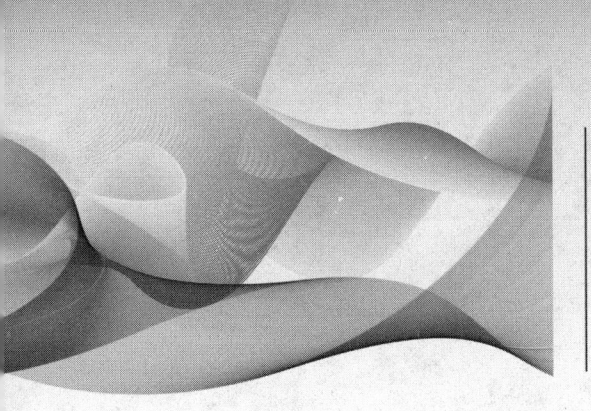

职业模块 5
婴幼儿疾病与预防知识

培训项目 1

婴幼儿常见病及其预防

培训单元 婴幼儿常见病及其预防知识

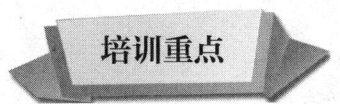

1. 熟悉婴幼儿呼吸系统常见病的种类及预防方法。
2. 熟悉婴幼儿消化系统常见病的种类及预防方法。
3. 熟悉婴幼儿常见皮肤疾病的种类及预防方法。
4. 熟悉婴幼儿常见五官疾病与癫痫的预防方法。

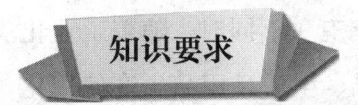

一、呼吸系统疾病

1. 上呼吸道感染

上呼吸道感染指鼻、咽、扁桃体和喉部等部位的感染,俗称"感冒",是婴幼儿最常见的疾病。表现为发热、烦躁不安、鼻塞、流涕、打喷嚏、咽痛、干咳等症状。上呼吸道感染有自限性的特点,多于1周内自然痊愈。

(1) 病因。上呼吸道感染 90% 以上的病原为病毒,也可见细菌、支原体等病原体感染。婴幼儿鼻腔短而直,鼻、咽黏膜较嫩,免疫功能低下,易患此病。如果伴随护理不当、缺乏锻炼、环境污染、营养不良、微量元素缺乏、有基础疾病等情况，则易反复发生上呼吸道感染，或者病程迁延难愈，影响婴幼儿生长发育。刚入园（所）时，由于照护者变化、环境不同、生物钟改变、集体环境交叉感染等诸多原因，易导致婴幼儿发生反复呼吸道感染。

（2）预防

1）定时开窗通风，保持空气流通、新鲜，禁止保育人员在托幼机构吸烟。

2）经常安排孩子到室外活动，呼吸新鲜空气，多晒太阳，加强锻炼。

3）保证孩子的充足睡眠和休息，避免使用陈旧被褥及羽绒、海绵等填充物，被褥要勤晾晒。

4）随气候变化及时给孩子增减衣服。

5）向家长做好入园（所）准备工作的宣教。入园前，3岁以上幼儿的进餐、睡眠时间可逐步调整到与园（所）一致，避免生物钟紊乱。入园（所）初，给孩子充分的机会，逐渐熟悉环境和保育人员。

6）让有感染性的患儿居家治疗。

2. 支气管哮喘

支气管哮喘，简称哮喘，是婴幼儿最常见的慢性呼吸道疾病。发作时的症状是呼吸困难，呼气延长，伴有喘鸣声。3~5岁幼儿哮喘患病率较高。多数患儿可自行缓解或经治疗缓解。

（1）病因。该病具有明显的遗传倾向，多数患儿有婴儿湿疹、过敏性鼻炎或药物、食物、环境过敏史，一些患儿的哮喘发作与情绪有关。同时，随着工业化社会的进展，全球大气、水、土壤污染日益严重，食品、生活日用品生产使用化学制剂越来越多，生活环境变化、诱因暴露增加对哮喘易感儿都是极为不利的影响。

（2）预防

1）与家长做好沟通，掌握有哮喘病史婴幼儿的发作诱因，在照护中尽可能避免接触各种诱发因素。

2）室内宜空气流通、阳光充足。饮食宜清淡、富有营养。鼓励孩子适量锻炼，增强体质，但避免活动过度和情绪激动，以防诱发哮喘。

3）注意气候影响，做好防寒保暖工作。尤其在气候转变换季或流行性感冒流行时，要预防外感诱发哮喘。

二、消化系统疾病

1. 腹泻病

腹泻病是一组由多病原、多因素引起的以大便次数增多、大便性状稀薄或带水为特点的消化道综合征，是我国婴幼儿最常见的疾病之一。6个月至2岁婴幼儿发病率高，1岁以内约占半数，是造成婴幼儿营养不良、生长发育障碍的主要原因之一。

（1）病因。婴幼儿消化系统发育不完善，胃酸和消化酶分泌少，机体防御功能差。同时，生长发育速度较快，所需要的营养物质相对较多，胃肠道负担较重，易发生肠道菌群失调，出现腹泻。分为感染性与非感染性腹泻两种：感染性腹泻可由病毒、细菌、真菌、寄生虫引起；非感染性腹泻可由喂养不当、牛奶蛋白过敏、气候突然变化、腹部受凉等因素引起。

（2）预防

1）注意饮食卫生，食品应新鲜、清洁，尤其要注意乳品的保存。

2）奶具、食具、便器、玩具等定期消毒。母乳喂养的应提醒母亲注意乳头清洁。

3）帮助孩子养成良好的卫生习惯，饭前便后要洗手。

4）饮食规律，喂食过多、过少、不规律都可导致孩子消化系统紊乱而出现腹泻。

5）辅食添加应循序渐进，由少到多，由半流食逐渐过渡到固体食物。

6）注意气候变化，避免孩子腹部受凉。

7）提醒家长按计划定时接种轮状病毒疫苗。

8）某些腹泻具有传染性，而腹泻是否传染很难判断。一旦发现腹泻样病例，及时采取适当的隔离和预防性消毒措施，并联系家长送医诊治。让确诊感染性腹泻的患儿居家治疗。

2. 便秘

便秘表现为排便较往常次数减少、粪便干硬和（或）排便困难。

（1）病因。便秘多是功能性便秘。饮食中膳食纤维摄入不足，造成肠胃蠕动缓慢。消化不良，食物残渣在肠道中停滞时间过久。生活没有规律或没有养成定时排便的习惯，从而引起便秘。饮食中蛋白质、钙含量过高，也可导致大便呈碱性、干燥且次数减少。

（2）预防

1）鼓励孩子多进食粗纤维类食物，适量饮水。

2）鼓励孩子适量参加体育活动。

3）帮助孩子养成良好的排便习惯，最好做到每天排便一次。

4）顺时针方向按摩孩子腹部，促进肠管蠕动，有助于排便。

三、皮肤疾病

1. 痱子

痱子，也称汗疹，表现为皮肤上出现针头大小密集的红色粟粒疹，自觉轻度烧灼感及瘙痒感。痱子多见于夏季。如气候稍转凉爽或用适当药物治疗，症状可在数日后消失，脱屑痊愈。反之，如天气持续炎热，皮损不断出现，病程可延续数周至数月。

（1）病因。因夏季天气炎热，人体大量出汗，汗液聚集停留于汗管内，挤入其周围组织而引起汗腺周围炎症。

（2）预防

1）炎热夏季，每日给孩子用温水洗澡一次至数次，以利于散热，浴后擦干。

2）室内宜通风，并采取适当的方法降低室内温、湿度，以减少出汗。

3）孩子的衣着宜宽大，及时更换汗湿的衣物，以保持皮肤干燥和清洁。

2. 湿疹

湿疹是一种具有明显渗出倾向的炎症性皮肤病，伴有明显瘙痒，易复发，严重影响婴幼儿的生活质量。

（1）病因。湿疹是在机体内部因素如免疫功能异常、皮肤屏障功能障碍等基础上，由多种内外因素综合作用的结果。有诸多因素可引起湿疹，如食物中的蛋白（如鱼、虾、蛋类及牛乳）、化学物品、植物、动物皮革及羽毛等。有时，物理刺激也能诱发湿疹，如日光、风热、寒冷等气候变化。

（2）预防

1）室内保持适宜的温湿度，尽量减少生活环境中的诱发因素，如勤换衣物和床单，减少使用肥皂、沐浴露等清洁用品，不养宠物，不铺地毯，少养花草等。

2）孩子的内衣以纯棉、宽松为宜，避免剧烈搔抓和摩擦。

3）避免让孩子摄入致敏食物和辛辣刺激性食物，观察进食蛋白性食物后有无皮炎反应。

4）每日给孩子用温水洗澡一次至数次，清除或减少表皮污垢、微生物。沐浴结束擦干皮肤后，可外用保湿剂、润肤剂，加强皮肤屏障功能，减轻外源性不良因素的刺激。

3. 荨麻疹

荨麻疹是由于皮肤、黏膜小血管扩张及渗透增加而出现的一种局限性水肿反应，表现为风团样丘疹或血管性水肿，多伴有瘙痒。易反复发作，病程迁延。除极少数病例并发呼吸道或其他系统症状外，绝大多数预后良好。

（1）病因。急性荨麻疹常可找到病因，但慢性荨麻疹的病因多难以明确。通常将病因分为外源性和内源性，外源性因素多为暂时性的，包括物理刺激（如摩擦、压力、冷、热、日光照射、动物皮毛）、食物（如动物蛋白、蔬菜水果、腐败食物、食品添加剂）、油漆和药物等。

（2）预防

1）与家长做好沟通，掌握有荨麻疹病史婴幼儿的发作诱因。在照护中，尽可能避免孩子接触各种诱发因素。

2）给孩子勤换洗衣物，保持皮肤干燥和清洁。

3）鼓励孩子适量参加体育活动，健康饮食，提高身体免疫力。

4）调节孩子的情绪，尽可能避免精神刺激或过度劳累。

四、五官疾病与癫痫

1. 近视

人眼在调节放松状态下，平行光线经眼球屈光系统后聚焦在视网膜之前，称为近视。即远距离视物模糊，近距离视力好。其预防需注意：

（1）教室采光、照明充足，桌椅高度应与孩子身高匹配。

（2）保证室外活动的时长，可引导孩子远眺以减轻视力疲劳。

（3）引导孩子注意用眼卫生。用眼时间不宜过长，特别要限制近距离用眼时间，平时要尽量延长视距，扩大视野。

（4）绘本要选择印刷清楚的产品。帮孩子养成良好的阅读习惯，如眼睛离纸面的距离保持在 30~35 cm。避免走路、卧位以及在光线过强、过弱的环境下阅读。

（5）提供均衡饮食，避免出现蛋白质、钙、磷、维生素及微量元素摄入不足，限制精制食品、脂肪及糖的摄入。

（6）做好视力监测，每年为孩子检查视力一至两次。

2. 斜视

斜视是眼的视轴发生偏斜，并且不能为双眼的融合机能克服而致，是婴幼儿易发的五官疾病之一。婴幼儿视觉系统发育不完善、先天异常都可能引起斜视。婴幼儿患斜视时，轻者无症状，重者会出现眼痛、视物模糊、复视及眩晕等。其预防需注意：

（1）当孩子可以自己把玩玩具时，避免让其长时间、近距离地注视玩具。

（2）多带孩子到室外活动，并有意识地引导其向远处眺望。

（3）避免让孩子开灯睡觉，或在摇篮内安装照明灯。

3. 弱视

弱视是指视觉系统没有器质性病变，在经过矫正后仍达不到正常视力的婴幼儿视觉系统发育障碍性疾病。弱视主要受眼睛斜视影响，单眼偏斜可致该眼弱视；或者在婴幼儿视觉系统快速发育过程中，双眼或单眼接受的视觉刺激较少，使视力发育缓慢或受阻导致弱视。婴幼儿患弱视时，常出现视力减退，同时伴有眼位偏斜。其预防需注意：

（1）弱视的治疗效果与年龄有关，6岁前治疗效果较好，8岁后较差。因此，每年要定时为孩子检查视力，及早发现问题，及早进行治疗。

（2）鼓励孩子适量参加体育活动，增加室外活动时间。

（3）注意减少孩子的用眼疲劳，在玩玩具、看绘本或涂鸦时眼睛不要距离物体太近，且光线要充足、适度。

（4）发现孩子用不正确的姿势观察物体时，如歪着头、使用单侧眼或斜着眼看物体等，要及时给予纠正。

（5）注意眼睛的营养供给，帮助孩子养成均衡饮食的习惯。

4. 急性中耳炎

急性中耳炎是累及中耳全部或部分结构的炎性病变。多继发于上呼吸道感染，是婴幼儿易发的五官疾病之一。表现为耳痛、听力减退、耳道流脓等，严重病例可导致失聪。其预防需注意：

（1）保持孩子鼻腔和咽腔的清洁卫生，预防上呼吸道感染。

（2）教会孩子正确地擤鼻涕，不可用力过度，更不能同时按住两侧鼻孔擤鼻涕，避免压力迫使分泌物进入中耳引发感染。

（3）洗澡、洗头、游泳时，避免水灌入孩子的耳道；引导孩子不要将水吞入口中，避免水经鼻咽部进入中耳引发感染。

（4）避免孩子仰卧位吃奶，奶汁可呛入中耳引发感染。

（5）对经常吐奶、食物反流的孩子，喂哺后需拍嗝排出体内空气。

（6）孩子仰卧位睡觉或玩耍时应加强看护，避免呕吐物流入耳道引发感染。

5. 龋病

龋病是严重危害婴幼儿健康的一种由细菌主导、多因素共同作用的慢性感染性疾病。它与致龋菌定植、饮食喂养习惯、口腔健康行为不良等密切相关。表现为乳牙列中有1颗或1颗以上的牙齿龋坏、因龋缺失或充填。小于3岁的婴幼儿出现平滑面龋，即为重度龋病。其预防需注意：

（1）教育孩子及其家长认识口腔卫生的重要性，了解龋齿对健康的危害，养成早晚刷牙、进食后漱口的习惯。引导孩子掌握正确的圆弧刷牙法，牙刷冲刷干净后放在通风处，定期给孩子更换牙刷。

（2）定期为孩子进行口腔检查，可每年检查两次，及早发现龋齿，及时采取治疗措施，防止龋齿进一步发展。

（3）合理饮食，适当增加多纤维食品，限制含糖高的食品。不可将食物切得太碎，让孩子充分锻炼咀嚼功能，通过咀嚼食物也可起到清洁口腔作用。

（4）定期给3岁以上幼儿牙齿涂氟，龋病非高危幼儿6个月涂氟一次，龋病高危幼儿1~3个月涂氟一次。

6. 癫痫

癫痫是一种有不同病因基础，临床表现各异，但以反复发作为共同特征的慢性脑部疾病。癫痫发作是由脑部神经元"异常放电"引起的，大多具有短暂性特点，会突然间毫无缘由地发作，短暂持续后迅速恢复。癫痫的分类非常复杂，不同类型癫痫的发作特点不同，但是同一个患儿每次发作的表现是相似的。癫痫具有反复性特点，单独发作一次不能被轻易诊断为癫痫。其预防需注意：

（1）与家长做好沟通，掌握有癫痫病史孩子的急性发作诱因，如感染、发热、腹泻、生冷饮食、情绪剧烈波动等。尽量避免孩子接触各种诱发因素。

（2）帮助孩子养成良好的饮食习惯，进食营养丰富、清淡易消化的食物，食物不宜过咸。避免浓茶及含咖啡因的饮料、食品，不在短时间内大量饮水。

（3）帮助孩子养成良好的生活规律，保证充足睡眠，避免过度劳累或睡前兴奋。

培训项目 2　婴幼儿常见传染病、寄生虫病及其预防

培训单元1　传染病基本知识

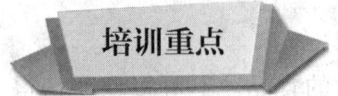

1. 熟悉传染病的特性及主要类型。
2. 掌握传染病流行的要素及预防方法。

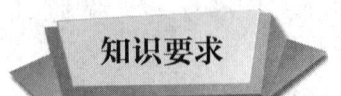

传染病是由病原微生物引起的能在人与人、动物与动物或人与动物之间传播的一类疾病。急性传染病在托幼机构易引起传播，造成流行。有些传染病还会给婴幼儿健康和发育遗留不良影响，甚至留下终身残疾。为此，托幼机构应加强传染病的预防和管理，及时了解疫情，早预防、早发现、早报告、早隔离、早诊断、早治疗，消除流行过程中的传染源或切断传染途径，保护易感婴幼儿。

一、传染病的特性

1. 由病原体引发

病原体主要有细菌、病毒、真菌、原虫等，每一种传染病都是由其特异的病原体经一定的传播渠道进入易感者体内所致。

2. 具有一定传染性

传染病可以在人与人、动物与动物、人与动物之间传播，其传染强度与病原体种类、数量、毒力以及易感者的免疫状态等有关。

3. 具有免疫性

大多数患者在传染病痊愈后，机体自动产生不同程度对该传染病的免疫力。不同的传染病病后免疫状态有所不同，有的传染病患病一次后可终身免疫（如水痘、麻疹），有的可再度感染。

4. 病程具有一定规律性

传染病的发生、发展及恢复通常可分为四个时期。

（1）潜伏期。病原体自侵入人体后至首次出现症状有一段潜伏时间，短则数小时，长则数月乃至数年，这段时间称为潜伏期。

（2）前驱期。在潜伏期末至发病期前，患者会出现某些临床不适症状，如乏力、头痛、微热、食欲不振等，即为发病的前驱期。前驱期时间较短，往往易被忽视和误诊。

（3）发病期。传染病的发病症状由轻到重、由少到多，表现出特有的症状和体征，并逐渐或迅速达到高峰，即为发病期。

（4）恢复期。当病原体在患者体内完全或基本消灭，临床症状逐渐消失，病变修复，免疫力提高时，即为恢复期。

二、传染病流行的要素

传染病在人群中发生和传播的过程包括三个要素，即传染源、传播途径、易感人群。

1. 传染源

传染源是指有病原体在体内发育、繁殖并能排出病原体的人和动物。传染源包括患者、隐性感染者、病原体携带者和受感染的动物。其中，隐性感染者和病原体携带者都没有明显的患病症状。隐性感染者是指病原体引起了感染，感染者产生了抗体，可以预防再次感染；病原体携带者是指只携带病原体，但未引起感染，携带者没有产生抗体，仍有感染的可能。

2. 传播途径

传播途径是指病原体经传染源排出，侵入另一易感机体所经过的途径。不同传染病有不同的传播途径，分为水平传播和垂直传播。水平传播主要有经空气传播、经食物传播、经水传播、经接触传播、经节肢动物传播、经土壤传播等。垂直传播主要指母婴传播，即通过母体传给子代。托幼机构中常见传染病的流行或暴发，主要是由水平传播造成的。

（1）经空气传播。呼吸系统传染病（如流行性感冒、流行性腮腺炎、麻疹、猩红热、新型冠状病毒感染）主要经此途径传播，包括经飞沫传播、经飞沫核传播和经尘埃传播三种方式。

1）经飞沫传播。含有大量病原体的飞沫在患者呼气、打喷嚏、咳嗽时经口鼻排入环境，大的飞沫迅速降落到地面，小的飞沫在空气里短暂停留几秒钟，一般局限于传染源周围1~2 m。因此，经飞沫传播只能累及传染源周围的密切接触者，在托幼机构这样人员密集的公共场所比较容易发生传播。

2）经飞沫核传播。在空气中飘浮的小飞沫，其表面水分迅速蒸发后形成一个由蛋白质包绕的干燥外壳，内含病原体，称为飞沫核。飞沫核比飞沫更细小，可以以气溶胶的形式飘到远处，并在空气中悬浮较长时间，造成远距离传播。

3）经尘埃传播。含有病原体的较大飞沫或分泌物落在地面，干燥后形成尘埃。当清理衣物或清扫地面时，带有病原体的尘埃飞扬，被易感者吸入后即可感染。

（2）经水传播。肠道传染病（如诺如病毒感染、细菌性痢疾）和某些寄生虫病主要经此途径传播，包括经饮用水传播和接触疫水传播两种方式。水源被污染的情况可由自来水管网破损、污水渗入所致，也可因粪便、污物污染水源所致。

1）经饮用水传播。早年间，因饮用水被污染而引起的传染病流行十分猖獗。随着城市公共供水系统建立及水质的卫生管理，此类传播引起的感染已很少见，但在广大农村仍是一个重要问题。

2）接触疫水传播。当人们接触疫水时，可经皮肤或黏膜造成感染。

（3）经食物传播。肠道传染病和某些寄生虫病主要经此途径传播。当食物本身含有病原体，或食物在生产、加工、运输、储存与销售的各个环节中受病原体污染时，可引起传染病的传播。

（4）经接触传播。多种传染病均可经此途径传播，包括直接接触传播和间接接触传播两种方式。

1）直接接触传播。它是在没有任何外界因素参与下，传染源与易感者直接接触而引起疾病的传播。

2）间接接触传播。它是易感者因接触被污染的物体，如毛巾、餐具、门把手等所造成的传播，被污染的手在间接接触传播中起特别重要的作用。

（5）经动物传播。能传播传染病的动物甚多，有哺乳纲的猪、狗、鼠等，昆虫纲的蚊、蝇、蚤、虱等，蛛形纲的蜱和螨等。动物传播包括机械性携带和生物性传播两种方式。

1）机械性携带。动物通过某种方式携带病原体后，病原体在它的体表或体内能存活数天，但不发育或繁殖。动物通过接触、反吐、排粪等方式，使携带的病原体感染易感者。例如，苍蝇、蟑螂等能通过这种方式传播细菌性痢疾或蛔虫病。

2）生物性传播。动物携带病原体，病原体在其体内进行繁殖，然后再通过各种途径进入易感者体内。例如，蚊子可通过叮咬传播登革热、疟疾、流行性乙型脑炎等。

（6）经土壤传播。这是易感者通过各种方式接触了被病原体污染的土壤所致的传播。经土壤传播的主要是一些肠道寄生虫病（如蛔虫病、钩虫病），以及能形成芽孢的细菌（如破伤风）。

3. 易感人群

易感人群是指对某些传染病缺乏免疫力、容易感染的人群。易感人群暴露于传染病的传染源，就能引起该病的流行。

三、传染病的主要类型

目前我国法定传染病依据危害程度的不同分为甲、乙、丙三类，共 41 种。

甲类传染病为强制管理的传染病，共 2 种，分别为鼠疫、霍乱。

乙类传染病为严格管理的传染病，共 28 种，分别为传染性非典型肺炎、艾滋病、病毒性肝炎、脊髓灰质炎、人感染高致病性禽流感、麻疹、流行性出血热、狂犬病、流行性乙型脑炎、登革热、炭疽、细菌性和阿米巴痢疾、肺结核、伤寒和副伤寒、流行性脑脊髓膜炎、百日咳、白喉、新生儿破伤风、猩红热、布鲁氏菌病、淋病、梅毒、钩端螺旋体病、血吸虫病、疟疾、人感染 H7N9 禽流感、新型冠状病毒感染、猴痘。

丙类为监测管理的传染病，共 11 种，分别为流行性感冒、流行性腮腺炎、风疹、急性出血性结膜炎、麻风病、流行性和地方性斑疹伤寒、黑热病、包虫病、丝虫病，除霍乱、细菌性和阿米巴痢疾、伤寒和副伤寒以外的感染性腹泻病、手足口病。

2020年1月20日，国家卫生健康委员会又将新型冠状病毒感染的肺炎纳入乙类传染病，并按甲类传染病进行预防、控制。2023年9月20日，将猴痘纳入乙类传染病，并按乙类传染病管理。

四、传染病的预防

1. 控制传染源

很多传染病在早期的传染性很强，越早管理好传染源就越能防止传染病的蔓延。为此，在传染病的流行地区或流行季节，托幼机构应加强晨、午、晚检和全日健康观察。保育人员须熟悉婴幼儿常见传染病的早期症状及发展情况，一旦发现疑似传染病例，立即采取有效的隔离控制措施，及时通知家长带孩子到医疗机构就诊。对发生传染病的班级应按要求进行医学观察，医学观察期间该班不能有任何人员流动，不办理入园（所）和转园（所）手续。患传染病的孩子或工作人员痊愈后，凭医疗卫生机构证明方可返回托幼机构。来自疫区或有传染病接触史的孩子，检疫期过后方可入园（所）。

2. 切断传播途径

（1）托幼机构建立健全日常的清洁消毒制度，为婴幼儿提供整洁、卫生的生活环境。尤其要做好饮食的卫生管理工作，以避免传染病经水或食物传播。例如，对餐具、饮食区设施设备、厨房加工环境等进行清洁消毒；备餐各个环节应生熟食分开处理，避免交叉污染；避免给婴幼儿喝生水、吃生冷食物；不共用餐具等。

（2）保育人员帮助婴幼儿养成良好的个人卫生习惯，并加强对婴幼儿眼睛、鼻腔、口腔、皮肤等部位清洁卫生的监督。例如，不随地吐痰，咳嗽、打喷嚏时使用纸巾、衣袖等遮住口鼻，并妥善处理分泌物，以避免飞沫等经空气传播。消毒纸巾、免冲洗的手消毒液不能代替标准洗手程序，应引导婴幼儿用七步洗手法经常彻底洗手，以避免脏手接触口、眼、鼻等。

（3）托幼机构建立传染病管理制度。一旦发现传染病疫情，及时向上级主管部门报告，并积极配合当地疾病预防控制机构，对被病原体污染（或可能污染）的物品、环境实施随时性消毒与终末消毒，以杀灭可能存在于外界环境中的病原体。

3. 保护易感婴幼儿

掌握易感婴幼儿名单。在传染病的流行地区或流行季节，加强婴幼儿体格锻炼，增加营养，以增强体质，提高抗病能力。同时加强对家长的卫生防病宣教工作，提高其自我保健知识水平，引导家长在家做好清洁卫生，在传染病流行期间不带孩子到人员密集的公共场所。根据国家的主动免疫计划，及时提醒家长给孩子接种疫苗。对有接触史的孩子，必要时提醒家长进行被动免疫，提高免疫水平。

培训单元2　婴幼儿常见传染病、寄生虫病及其预防知识

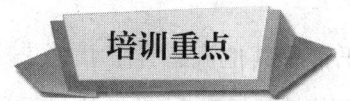

1. 掌握婴幼儿常见传染病的特点及预防措施。
2. 掌握婴幼儿常见寄生虫病的特点及预防措施。

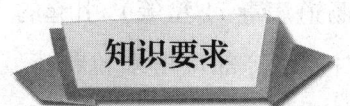

一、婴幼儿常见传染病及其预防

1. 流行性感冒

流行性感冒（简称"流感"）是由流感病毒引起的急性呼吸道传染病，主要有甲型流感和乙型流感。在我国，甲型流感比乙型流感更常见，两者均可引起季节性流行。流感多发生在冬春季节，主要表现为高热（39 ℃以上）、乏力、头痛、全身酸痛等不适症状，咳嗽、流涕、鼻塞、咽痛等上呼吸道感染症状较轻。乙型流感还会出现呕吐、腹泻等。流感通常突然暴发、迅速扩散，发病率高但病死率低。如无并发症出现，多呈自限性过程，在发病3~4天后体温逐渐恢复，全身症状好

转,但咳嗽及体力的恢复常需 1~2 周。

(1) 易感人群。人群普遍易感,5 岁以下(尤其是 2 岁以下)婴幼儿或肥胖(BMI>30)婴幼儿为重症病例的高危人群。感染后可获得一定的免疫力,但是在病毒变异后,人群可重新易感而反复发病。

(2) 传染源和传播途径。流感患者和隐性感染者为主要传染源。传播途径主要有:

1) 经空气传播。主要通过飞沫经呼吸道传播;在人群密集且通风不良的场所,也可能以气溶胶形式传播。

2) 经接触传播。通过口腔、鼻、眼睛等处黏膜直接接触感染;间接接触被患者呼吸道分泌物、体液和病毒污染的物品也可传播。

(3) 预防

1) 接种流感疫苗是预防流感病毒感染及其严重并发症的最有效手段,需每年接种方能获得有效保护,要及时提醒家长给孩子接种流感疫苗。

2) 在流行期间,勤洗手,勤晒被褥,勤换衣。

3) 确诊患儿和工作人员须隔离治疗,待体温恢复正常、其他流感样症状消失 48 h 后,持医疗卫生机构的证明,方可返园(所)或返岗。班级观察期(从最后一例发病开始计算)为 7 天。

2. 手足口病

手足口病是由肠道病毒(柯萨奇病毒 A 组 16 型、肠道病毒 71 型等)引起的急性发热出疹性传染病。此病大多有发热,手、足、口、臀等部位出米粒状疹,不伴痒感。传染性强,全年均可发生。轻型病例多在 1 周内自愈,皮疹消退后不留瘢痕或色素沉着,预后良好。部分病例在病后 2~4 周有脱甲的症状,新甲于 1~2 个月长出。少数重症及死亡病例多由肠道病毒 71 型所致,需送医急救。

(1) 易感人群。好发病于 5 岁以下婴幼儿,3 岁以下婴幼儿是重症病例的高危人群。感染后可获得免疫力,但各型肠道病毒之间无交叉免疫力,可造成反复多次发病。

(2) 传染源和传播途径。手足口患儿和隐性感染者为主要传染源。少年儿童和成人感染后多不发病,但能够传播病毒。传播途径主要有:

1) 经水或食物传播。通过粪-口途径,饮用或摄入被污染的水、食物而感染。

2)经接触传播。经接触患者呼吸道分泌物、疱疹液、粪便及污染的物品而感染。

3)经空气传播。通过飞沫经呼吸道传播。

(3)预防

1)在流行期间,注意孩子的作息安排,避免日光暴晒,防止过度疲劳,以免降低机体抵抗力。

2)在流行期间,保育人员接触孩子前、更换尿布和处理粪便后均要彻底洗手,并妥善处理排泄物。

3)目前为止,疫苗只是针对肠道病毒 71 型引起的手足口病,包括灭活疫苗、减毒活疫苗,可用于 6 月龄至 5 岁婴幼儿。

4)确诊患儿和工作人员须隔离治疗,待症状消失 7 天后,持医疗卫生机构的证明,方可返园(所)或返岗。班级观察期(从最后一例发病开始计算)为 10 天。

3. 诺如病毒感染

诺如病毒感染是由诺如病毒引起的一种急性肠胃炎。发病突然,主要症状为呕吐和腹泻,并伴有发热、恶心、腹痛、头痛、寒战、肌肉酸痛等。全年均可发生,以秋冬季最为多见。诺如病毒感染表现为自限性疾病,病程一般为 2~3 天,预后良好。

(1)易感人群。人群普遍易感。5 岁以下婴幼儿为重症病例的高危人群。诺如病毒抗体没有显著的保护作用,极易造成反复感染。

(2)传染源和传播途径。诺如病毒感染患者和隐性感染者均为传染源,大量的隐性感染者是造成感染暴发和流行的主要原因。传播途径主要有:

1)经水或食物传播。通过粪-口途径,饮用或摄入被污染的水(桶装水、井水等)和食物(贝类、生的蔬菜水果等)。

2)经接触传播。与感染者直接接触,或间接接触公共场所、托幼机构污染的物体后,未彻底洗干净手,再接触到自己的口而引起感染。

3)经空气传播。患者的呕吐物或排泄物干化后,其中的病毒颗粒可以散布在空气中,经呼吸道进入人体。

(3)预防

1)在流行期间,注意对饮水机等进行彻底清洁消毒。

2）对高风险食品（如贝类）应深度加工，保证彻底煮熟。

3）让确诊患儿和工作人员隔离治疗，待症状消失72 h后，持医疗卫生机构的证明，方可返园（所）或返岗。班级观察期（从最后一例发病开始计算）为14天。

4）加强对食品从业人员的健康管理，急性胃肠炎患者或隐性感染者应暂时调离岗位并隔离，连续2天粪便或肛拭子诺如病毒核酸检测呈阴性后，持医疗卫生机构的证明，方可返岗。

4. 水痘

水痘是由水痘—带状疱疹病毒引起的一种急性出疹性传染病。传染性强，在托幼机构易产生流行。主要症状为发热，最初的皮疹为红色斑疹和丘疹，首发于头、面和躯干，继而扩展到四肢，末端稀少。皮疹数小时后迅速变为透明饱满的疱疹，内含水液，形态椭圆，状如豆粒，伴明显痒感。四季皆可发病，以冬春季最为多见。该病为自限性疾病，全身症状较轻，病程长短不一，一般不留瘢痕。

（1）易感人群。人群普遍易感。好发于0~6岁婴幼儿，但是6个月以下婴儿较为少见。对于新生儿或免疫功能低下的婴幼儿来说，水痘可能是致命性疾病。感染后可获得持久免疫力。有时病毒以静止状态存留于体内，多年后感染复发而出现带状疱疹。

（2）传染源和传播途径。水痘或带状疱疹患者是唯一传染源。传播途径主要有：

1）经空气传播。通过飞沫经呼吸道传播。

2）经接触传播。接触水痘疱疹液或污染的物品也可传播。

（3）预防

1）婴幼儿应及时接种水痘减毒活疫苗。

2）让确诊患儿和工作人员隔离治疗至疱疹全部结痂，一般不少于病后2周，持医疗卫生机构的证明，方可返园（所）或返岗。班级观察期（从最后一例发病开始计算）为21天。

3）免疫功能低下的接触者可肌肉注射丙种球蛋白或带状疱疹免疫球蛋白，进行被动免疫。

5. 流行性腮腺炎

流行性腮腺炎是由腮腺炎病毒引起的一种急性呼吸道传染病。以发热、腮腺肿痛为主要症状。全年均可发病，冬春季节易发生流行。该病为自限性疾病，病程一般为 10~14 天，预后良好。

（1）易感人群。好发于 1~15 岁年龄组，尤其以 5~9 岁最为多见。感染后可获得终身免疫力。

（2）传染源和传播途径。流行性腮腺炎患者和隐性感染者是主要传染源。传播途径主要有：

1）经空气传播。通过飞沫经呼吸道传播。

2）经接触传播。接触被患者唾液污染的物品也可传播。

（3）预防

1）平时做好婴幼儿的口腔卫生。

2）婴幼儿应按时接种麻－腮－风三联疫苗或腮腺炎减毒活疫苗。

3）让确诊患儿和工作人员隔离治疗，直至腮部肿胀完全消退后 5 天，持医疗卫生机构的证明，方可返园（所）或返岗。班级观察期（从最后一例发病开始计算）为 21 天。

6. 麻疹

麻疹是由麻疹病毒引起的一种具有高度传染性的呼吸道疾病。通常先出现上呼吸道感染的症状，如发热、咳嗽、喷嚏和红眼等，然后自上而下出疹。四季均可发生，以冬春两季最为多见。

（1）易感人群。曾经好发于 5 岁以下婴幼儿，尤其以 1~2 岁幼儿最多。我国实施计划免疫后，8 个月以内还未接种疫苗婴儿的感染可能性变得更高。营养不良或免疫功能缺陷的婴幼儿是重型病例的高危人群。感染后可获得终身免疫力。

（2）传染源和传播途径。麻疹患者是唯一的传染源。传播途径主要有：

1）经空气传播。含有病毒的鼻咽分泌物经过患者的呼吸、咳嗽或喷嚏排出体外，通过飞沫经呼吸道传播。

2）经接触传播。与患者密切接触或直接接触患者的鼻咽分泌物也可传播。

（3）预防

1）婴幼儿应按时接种麻－腮－风三联疫苗或麻疹减毒活疫苗。提高人群免疫力，减少麻疹易感人群是消除麻疹的关键。

2）在流行期间，注意给婴幼儿补足水分，饮食清淡易消化，避免直接吹风受寒和过强阳光刺激，以免降低机体抵抗力。

3）在流行期间，可适当给婴幼儿补充维生素 A，以提高眼、口腔、肠道和咽部黏膜细胞对麻疹病毒的抵抗力。

4）让患儿和工作人员隔离治疗至出疹 5 天后，合并肺炎者延长隔离至出疹 10 天后，持医疗卫生机构的证明，方可返园（所）或返岗。班级观察期（从最后一例发病开始计算）为 21 天。

5）接触者可肌肉注射丙种球蛋白，进行被动免疫。

7. 细菌性痢疾

细菌性痢疾是由志贺杆菌引起的肠道传染病。起病急，发热，腹泻（每日排便次数可达数十次）、腹痛，粪便稀且有黏液，多伴脓血。全年散发，夏秋多见。大部分患儿 1~2 周内可痊愈。未经及时正规治疗、使用药物不当或护理不当可转为慢性，长期迁延不愈。

（1）易感人群。人群普遍易感，0~6 岁婴幼儿患病多，好发于医疗卫生条件差且水源不安全的地区。营养不良婴幼儿是重症病例的高危人群。值得注意的是，中毒型急性菌痢最为凶险，多见于 2~7 岁体质好的幼儿。不同菌群间及不同血清型痢疾杆菌之间无交叉免疫，故可造成重复感染或再感染而反复多次发病。

（2）传染源和传播途径。细菌性痢疾患者和病原携带者为主要传染源。以粪－口途径为主要传播途径，通过污染水源、食物、日常生活用品等，以及苍蝇、蟑螂的机械性携带，最终经口入消化道使易感者受感染。

（3）预防

1）在流行期间，不要让婴幼儿受凉、过度劳累、精神紧张或暴饮暴食，以免降低机体抵抗力。

2）在流行期间，应格外做好托幼机构饮食卫生、水源及粪便管理，切断传染途径。

3）让确诊患儿和工作人员进行隔离治疗，直至临床症状消失、大便病原菌培养呈连续 2 次阴性，方可解除隔离，持医疗卫生机构的证明，方可返园（所）或返岗。班级观察期（从最后一例发病开始计算）为 7 日。

8. 猩红热

猩红热是感染 A 族 β 型溶血性链球菌引起的急性呼吸道传染病。表现为高热，出红色细小皮疹等。全年皆可发病，以冬春季最为多见。病程为 1 周左右。皮疹消退后蜕皮，可持续 2~4 周，蜕皮后无色素沉着。

（1）易感人群。人群普遍易感，5~15 岁儿童发病率较高。感染后获得免疫力，但各型链球菌之间无交叉免疫力，可造成反复多次发病。

（2）传染源和传播途径。猩红热患者和病原体携带者为主要传染源。传播途径主要有：

1）经空气传播。通过飞沫经呼吸道传播。

2）经接触传播。通过直接密切接触传播，也可通过间接接触被污染的玩具、生活用品等经口或皮肤伤口感染。

（3）预防

1）在流行期间，让疑似急性咽炎、扁桃体炎的婴幼儿和工作人员隔离治疗。

2）让确诊患儿和工作人员隔离治疗，直至咽拭子培养链球菌 3 次呈阴性，且无并发症时（不少于 7 天），可解除隔离。持医疗卫生机构的证明，方可返园（所）或返岗。班级观察期（从最后一例发病开始计算）为 7~12 天。

3）对体弱儿可遵医嘱用药物预防，如口服青霉素类或头孢类药物。

9. 新型冠状病毒感染

新型冠状病毒感染是由 β 属冠状病毒引起的急性呼吸道传染病。新型冠状病毒于 2019 年 12 月被发现，引发了新型冠状病毒感染的全球大流行。发病时主要症状为发热、干咳、乏力等。

（1）易感人群。人群普遍易感。感染或接种疫苗后可获得一定的免疫力，但持续时间尚不明确。

（2）传染源和传播途径。新型冠状病毒感染患者和隐性感染者是主要传染源。传播途径主要有：

1）经空气传播。主要通过飞沫经呼吸道传播。在相对封闭的环境中，长时间暴露于高浓度气溶胶的情况下，也可以气溶胶形式传播。

2）经接触传播。通过直接密切接触传播，也可通过间接接触污染的玩具、生活用品等造成感染。

（3）预防

1）除了接种疫苗外，在流行期间配合当地防疫政策，减少外出活动，减少走亲访友和聚餐，减少到人员密集的公共场所活动，避免去流行地区等。

2）主动做好防护，在外佩戴口罩，加强用手卫生。

3）让确诊患儿和工作人员隔离治疗，待体温恢复正常、其他流感样症状消失48 h后，连续两次呼吸道标本核酸检测阴性（采样时间至少间隔24 h），或出现症状后满7天，持医疗卫生机构的证明，方可返园（所）或返岗。班级观察期（从最后一例发病开始计算）为14天。

二、婴幼儿常见寄生虫病及其预防

1. 蛔虫病

蛔虫病是感染蛔虫卵引起的肠道寄生虫病。大多数蛔虫患儿没有任何症状，中重度感染可引起明显症状，如血丝痰或哮喘样症状、食欲不振或多食易饥、脐周疼痛、营养不良、阻塞肠腔或穿透肠壁等。一般认为蛔虫感染从4月末或5月初开始，可持续至10月份，以6—8月份感染最多。多采用药物驱虫，预后良好。

（1）易感人群。人群普遍易感，好发于农村地区的3~10岁年龄组。

（2）传染源和传播途径。蛔虫病患者、病原体携带者和受感染的动物均是传染源。以粪-口传播为主要途径，通过污染水源、食物、土壤、地面等，以及猪、狗、鸡、鼠、苍蝇、蟑螂的机械性携带，最终经消化道使易感者感染。

（3）预防

1）在流行地区，托幼机构应加强对家长进行预防蛔虫病知识的宣教，提倡妥善处理好粪便，不随地大小便，不把粪便用作肥料，加强孩子用手卫生，不饮生水，不生食未洗净的食物等。

2）在蛔虫感染率较高的地区或托幼机构（感染率在50%以上），应采取集体驱虫治疗。治疗时间在感染高峰期后2~3个月，即每年的秋冬季节。蛔虫感染率在5%以下的托幼机构无须定期驱虫。

2. 蛲虫病

蛲虫病是由蛲虫寄生在人体小肠末端、盲肠和结肠所引起的一种常见寄生虫病。主要症状为肛周和会阴皮肤强烈瘙痒，夜间尤甚，造成患儿哭闹不安、夜间惊醒、磨牙等异常表现。预防与药物驱虫相结合，才能根治。

（1）易感人群。人群普遍易感，幼儿感染率高，在托幼机构容易造成反复互相传播。

（2）传染源和传播途径。蛲虫患者是唯一的传染源。虫卵可散落在衣裤、被褥、玩具、食物上，经吞食或空气吸入等方式传播。

(3) 预防

1) 平时应给孩子穿满裆裤,阻止其用手摸肛周。

2) 蛲虫病容易存在家庭聚集性,托幼机构应加强卫生宣教,向家长普及预防蛲虫病的知识。

3) 对确诊患儿和工作人员进行驱虫治疗。为避免交叉重复感染,对密切接触而未被感染的孩子、保育人员和家庭中其他成员也应进行驱虫治疗。

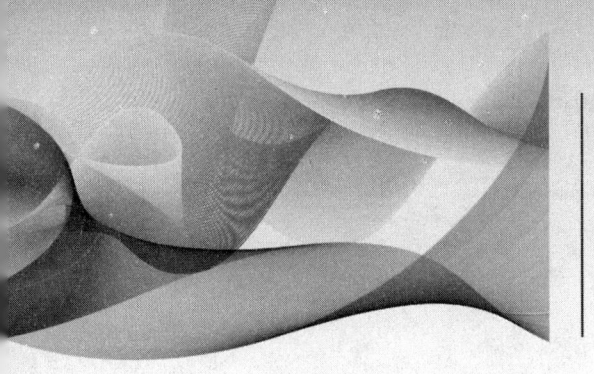

职业模块 6
婴幼儿相关环境知识

培训项目 1

托幼机构保育环境创设

培训单元　托幼机构保育环境创设知识

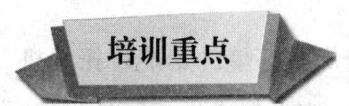

1. 了解托幼机构保育环境的概念与作用。
2. 掌握托幼机构保育环境创设的原则。
3. 熟悉托幼机构保育环境创设的基本内容与方法。

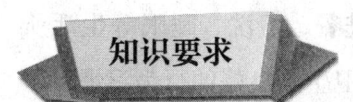

一、托幼机构保育环境的概念与作用

1. 托幼机构保育环境的概念

托幼机构保育环境是指托幼机构内婴幼儿身心发展所必须具备的一切物质条件和精神条件的总和，包括就餐区、睡眠区、盥洗区等生活环境，以及表演游戏区、阅读区、科学区、美工区、户外活动区等游戏活动环境。托幼机构是促进婴幼儿身心发展的重要场所之一，对婴幼儿的成长具有特殊的意义。托幼机构应为婴幼儿提供健康和丰富的生活、活动环境，满足他们全面发展的需要，使他们在快乐童年生活中获得有益于身心发展的经验。

2. 托幼机构保育环境的作用

托幼机构的保育环境对婴幼儿的生长发育非常重要，这种重要性不仅体现在对婴幼儿的身高（长）、体重、骨骼、躯干等生理发育的影响，而且还体现在对婴幼儿性格、习惯、气质、情绪等心理发展的影响。因此，在托幼机构中为婴幼儿营造符合其身心发展特点的良好环境非常必要。

（1）奠定人一生发展的基础。0~6岁的婴幼儿，对其生活的环境以及照护者对他们的护理非常敏感，这一时期是婴幼儿大脑飞速发育的黄金期，也是对周围环境的感知最强的时期。在生命的最初几年，婴幼儿的个体生长和心理发展受到神经系统尤其是脑发育的支配和制约，脑发育的最终完成是在出生后与环境的相互作用中实现的。营造良好的托幼机构环境，通过与照护者及环境的日常互动，婴幼儿获得最初的社会、情感和认知技能，这些技能为他们后期的发展奠定基础。

（2）对婴幼儿习惯培养意义重大。婴幼儿的成长受周围环境的影响，托幼机构的环境布置、游戏区材料的投放等对婴幼儿的生理、心理发展产生重要的作用。如为婴幼儿精心创设干净、整洁、材料丰富适宜、富有秩序的优美的物质环境，能培养婴幼儿良好的审美情趣，激发其操作、探究的兴趣；宽敞的空间与适宜的设备器械可以锻炼婴幼儿的机体，帮助婴幼儿养成爱运动、积极锻炼的良好习惯；空间设置合理、摆放有序，能满足婴幼儿一日生活中进餐、盥洗、睡眠等生活所需的环境设置，有助于帮助婴幼儿养成规律作息、讲究卫生等良好的行为习惯。

（3）对婴幼儿性格发展影响深远。在婴幼儿生命的早期，通过与周围环境的互动，其语言、动作等各种能力迅速发展，同时，婴幼儿的情感、气质和社会性等个性品质也在与环境的互动中逐步形成。在托幼机构的一日生活中，婴幼儿要进行吃饭、睡觉、游戏等一系列活动，具备相应功能的建筑及空间、设备，布局合理的环境，能使婴幼儿感到安全、方便、舒适和愉悦；具有探索性的环境可以满足婴幼儿的好奇心，激发其探究热情和学习兴趣，从而帮助其养成积极主动、认真专注、不怕困难、敢于探究和尝试等良好的学习品质。在婴幼儿与环境互动的过程中，保育人员营造的宽松、愉快的氛围对其性格的养成也很重要。总之，在托幼机构中为婴幼儿创设他们喜爱玩耍的环境，对他们情绪与性格的平稳发展影响深远。

二、托幼机构保育环境创设的原则

1. 安全性原则

安全是托幼机构保育环境创设的首要原则。安全的环境是婴幼儿发展的必备条件，在安全的环境里，婴幼儿的生命才能获得保障，才能快乐地学习与发展。在保育环境创设过程中，保育人员要主动消除环境中可能存在的安全隐患。一方面，设施设备、材料本身应是安全的。例如，易碎品不可当挂饰或者吊饰；购买的玩具材料应安全无毒，且不宜配置尖锐、细小的玩具；不种植危险的花草，如托幼机构内不适宜种植夹竹桃、仙人球等。另一方面，设施设备、材料的摆放位置要安全。例如，电线、开关、插座以及消毒液、药品等应放在婴幼儿不可触及的地方，或根据需要安装防护装置等。

2. 舒适性原则

创设婴幼儿和保育人员都感觉舒适的环境。温度、湿度适中，根据天气情况及时开窗通风，必要时开空调、加湿器等。光线明暗适度，如图书区应布置在光线良好但不直射眼睛的地方。区域动静区分，如表演区、积木建构区等相对热闹的区域要和科学区、美工区等安静的区域分开，尽量减少彼此之间的相互干扰。此外，物品材料等应质地软硬、粗细结合，如既有适合孩子蹦跳的坚硬地面，也有让孩子趴下或躺下玩耍的柔软地垫。

3. 适宜性原则

保育环境创设的内容并非固定不变，而应随着活动主题、季节、节日、婴幼儿兴趣等的变化而变化。保育环境创设要与婴幼儿发展水平、年龄特点、兴趣爱好、个性特征等相互匹配，同步协调，以促进婴幼儿的全面发展。例如，1岁以下婴儿运用感官去探索物体特征，应提供手铃、沙锤、磨牙玩具等便于手握、拉拽、撕咬的玩具、材料；2~4岁幼儿往往以独自游戏或平行游戏为主，玩具数量最好人手一份；4~6岁幼儿富有创造力，并可以开展联合游戏或合作游戏，因此大多投放半成品玩具。再如，春夏季节可以充分利用沙地、水池、种植园、小花园等，秋冬季节可以充分利用落叶、果壳、脱落的树皮、雪等。

4. 参与性原则

保育人员在进行保育环境创设时，应鼓励幼儿参与，提供他们设计与操作、表现的机会，充分发挥其潜能。例如，与年龄较小的幼儿一起整理玩具，一起收拾活动室。年龄较大的幼儿可以安排值日生工作，鼓励他们擦桌子、扫地等，并与保育人员一起准备游戏活动材料，剪小纸条、画背景图等。另外，婴幼儿创作完成的作品也可以布置到托幼机构的环境中，如婴幼儿涂鸦完成的美术作品，或者参与制作的手工作品等，可以布置到班级游戏区的美术活动区中，也可以张贴到班级及托幼机构公共楼道的区域，既可以美化婴幼儿生活的环境，同时也是对婴幼儿的鼓励与认可。自己的作品被照护者精心布置到日常生活的环境中、可以被自己及其他同伴看到及欣赏，可以有效地激发婴幼儿后续创作与尝试的热情。

5. 室内外互补原则

在保育环境的创设中，除在活动室内设置各种功能区域外，还应合理运用机构的楼道角落、室外场地等，将室内和室外的资源进行有效整合，开辟一些让婴幼儿与大自然亲密接触的活动区域。例如，可以设置开放式的沙水区，提供水桶、铲子、轨道等不同材料，让婴幼儿利用沙子、水进行想象与创造。

三、保育环境创设的基本内容与方法

1. 就餐区

良好进餐环境的准备，包括为婴幼儿提供安全、合理的进餐空间，提供方便合适的餐具与温度、大小适宜的食物，方便婴幼儿进餐技能的学习与良好进餐习惯的培养。

（1）进餐环境的创设。首先调节室温，一般冬季以 20 ℃ 为宜，夏季以 28 ℃ 为宜。另外，婴幼儿进餐时可播放一些好听、轻松的音乐，进餐区可配备音乐播放器。另外，合理摆放进餐的桌椅，既方便幼儿走动又便于保育人员照护。具体可参考图 6-1。

（2）餐桌的清洁与消毒。按照清—消—清的步骤进行桌面的消毒，首先用清水抹布擦去桌面上的浮灰、污垢，可按照从上到下、从左到右的顺序擦拭，翻转抹布后再继续擦拭桌子四周的边沿；用半干的消毒抹布按上述顺序擦拭；20~30 min 后，用清洗过的抹布再擦拭桌子一次，消除残留的消毒剂。

（3）餐具的选择。根据婴幼儿的年龄选择适宜的勺子，要考虑勺子的大小、形状、材质等。碗、碟的选择要考虑结实、易拿、方便清洁和消毒，底部凸出的碗比较容易拿握，碗的大小以适合婴幼儿双手拿起来为宜。

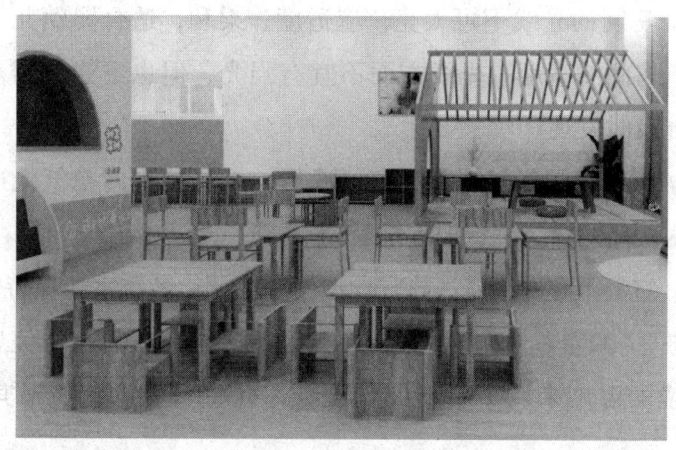

图 6-1 就餐区

（4）分发餐具与食物。保育人员根据当天婴幼儿的出勤情况确定餐具数量与食物量，并领取。分发者分发前需按要求洗净双手，穿戴好专用的配餐服、头巾、一次性专用配餐手套。

分发餐具时，为了便于婴幼儿进餐，可将碗对准与椅子中间水平的桌面，距离桌边一横拳的位置；将汤碗置于盘子的右前方；将勺子放在盘子上，留出放菜的空间。分发食物时按菜、饭、汤的顺序分好。对于年龄较大的幼儿，也可根据幼儿的能力水平让其自己盛饭、自己端饭，培养进餐中的自我服务意识与能力，开展食育。

（5）就餐中的食育。就餐区的食育包括餐前准备、进餐习惯培养、食材认知、食材营养功能与身体健康发展等方面的健康教育内容。餐前准备包括认识餐具、就餐前幼儿自己取餐等。进餐习惯包括进餐时不大声喧哗、干稀搭配、不挑食偏食，进餐后擦嘴、整理桌面、送餐具、漱口等。在进餐的过程中，还可融入关于食材的认知，包括每天吃的食物的名称及主要使用的食材等，可以向幼儿展示每日食谱，开展有关的主题教育，让幼儿参与食材的采摘、洗、切等加工制作过程，在参与的过程中增进对食材营养功能的认知，了解吃什么样的食物更有助于身体健康发展，从小养成健康的饮食习惯。

2. 睡眠区

婴幼儿的睡眠质量直接关系到其身体发育和认知能力的发展，对恢复机体的活动能力、保障身体健康具有重要意义。睡眠环境的创设直接影响婴幼儿的睡眠质量，睡眠环境包括光线、通风、温度、湿度、声音以及床铺、被褥等。

(1) 光线。房间的光线不可太亮，应适度、柔和，适合婴幼儿入睡。睡前应拉好窗帘，降低房间的亮度。光线方面不宜有强光，但也不能全黑，以免婴幼儿有什么情况不能及时发现。

(2) 通风。睡眠区的房间需有门窗可通风，以保持室内空气流通。秋冬季节可在睡前半小时关闭门窗，确保温度适宜。

(3) 温度。室温不宜过冷或过热，合理使用空调。冬季室温保持在20~25℃，夏季室温保持在27℃左右。由于婴幼儿的体温调节中枢发育尚不完善，他们还不能很好地随环境的温度来调节自身的温度，因此将室温调节在适宜范围内非常重要。

(4) 湿度。一般室内湿度以50%~60%适宜。如果湿度太大，可以通过通风、光照，或安装除湿设施来调节；如果空气过于干燥，可使用加湿器。

(5) 声音。婴幼儿的睡眠环境应安静，避免大声喧哗、过大的走动声等对婴幼儿造成惊吓。当然，婴幼儿的睡眠环境也不要求绝对安静，一些经常存在的声音并不会影响他们的睡眠，过于安静的睡眠环境不能促进婴幼儿昼夜睡眠规律的形成。

(6) 床铺和被褥。为婴幼儿选择舒服、安全的睡眠用床。在安排床位时，全体婴幼儿适宜头脚交叉睡，床头的间距、两排床的间距也要有助于婴幼儿安全及安静睡眠。为婴幼儿准备好睡眠所需的被褥，并根据季节的变化及时调整被子的厚薄。被褥应该选择全棉面料以保护其柔嫩的肌肤。冬季，可提前将婴幼儿的被子铺开，方便婴幼儿进入被窝，防止受凉。根据婴幼儿的生长发育情况及时调整枕头的高度。婴幼儿的寝具应及时清洁、干燥，经常在阳光下晾晒。

3. 盥洗区

(1) 盥洗区包括如厕区和洗手区，应准备适合婴幼儿身高的设施设备，地面要防滑，洗手台的高度符合托幼机构建筑设计标准。根据班级的人数设置3~5个适合婴幼儿使用的洗手台。另外，清洁消毒物品，包括拖把、手套、消毒液等要放置在专门的区域，保证安全。

(2) 盥洗区要卫生、整洁、安全、舒适。盥洗室应有良好的采光、通风条件，保持地面干净，没有水渍，防止婴幼儿滑倒摔伤，或者在地面铺防滑垫，同时做好其清洁消毒工作。为防止盥洗时出现拥挤，可以在盥洗室的地面上贴上标记，让婴幼儿站在标记处排队盥洗。

（3）盥洗用品方面，毛巾专用，每日清洗、消毒。婴幼儿使用后将其悬挂在毛巾架上。毛巾架应放置在方便婴幼儿取放的位置。准备数量充足、适合婴幼儿使用的香皂或洗手液等，并放在方便取用的地方。冬天时，盥洗的水温应在25 ℃左右。

（4）为了促进婴幼儿养成良好的盥洗习惯，可利用盥洗区的墙壁、洗手台、地面等空间进行装饰，融教育、艺术、安全、卫生常识于一体，为婴幼儿创设卫生、整洁、安全、舒适而又富有童趣和教育性的盥洗环境。可以在盥洗室的墙面上张贴有趣、易懂的七步洗手法图片，使婴幼儿掌握洗手的方法。

4. 游戏活动区

通过创设多样化、丰富、适宜的环境，激发婴幼儿与材料的互动，支持婴幼儿的自主发展。依据不同年龄段婴幼儿的能力水平与发展需要，投放不同的材料。另外，兼顾室内外，以下各年龄段活动区材料既可以布置在室内，也可以在天气适宜时供婴幼儿在室外操作。

（1）0~1岁婴儿。婴儿的游戏环境要求简单且温馨。在游戏环境的创设中要做到空间整洁，便于探索；环境舒适且有吸引力；材料分类，取放方便。材料的投放应符合婴儿期游戏特点：一是提供可啃咬、抓握、拍打等材料；二是提供可探索、可观察的材料；三要提供便于拆解的材料。婴儿的游戏材料应放置在矮架或置物篮中，便于孩子随意拿取。他们对感兴趣材料的喜爱会延续很长一段时间，有时只需要稍作改变。可以每隔一段时间，对某些区域进行局部调整，但不宜大面积改变。

（2）1~3岁幼儿。1~3岁幼儿的游戏环境要求安全且有助于引发探索。具体游戏区域划分可包含：大肌肉运动区、艺术与感官区、自然与科学区、积木区、认知区、图书区、音乐表演区、戏剧游戏区等。在这些区域中材料的提供要有选择性，支持幼儿通过行动进行探索。例如，提供装满小食品或者水的大杯子或者罐子（不易破碎），以及用于装满和倾倒的塑料量杯。也可提供角色扮演游戏的设施或材料，如给娃娃喂食、换尿不湿、在玩具厨房烹饪食物等。在积木区提供用以堆叠、搭高使用的数量多、种类多、质地不同的积木。

（3）3~6岁幼儿。3~6岁幼儿的游戏环境一般划分为不同的活动区，包括预备区域、基本区域、创意区域、延伸区域四种类型，每个类型有不同的子区域。预备区域主要包括生活区、感官区、生态区（种植区）等；基本区域包括语言区

（见图6-2）、数学区、科学区、角色区等；创意区域包括美工区、表演区、拼插区、建构区等；延伸区域包括拓展区或特别研究区，是保育人员结合近期活动及幼儿兴趣需要在常规区域外开设的特殊区域。在环境创设时，保育人员可利用标识、图片、活动柜、空中挂饰等来划分各区域活动场地。例如，利用活动柜、桌子、椅子、屏风等阻隔物，通过高矮搭配、不同的摆放方向等来划分区域。

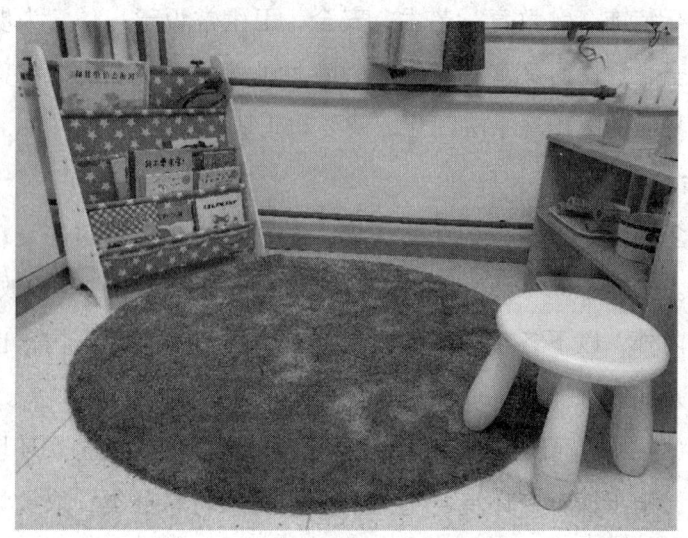

图6-2 语言区

培训项目 2 合作共育知识

培训单元 合作共育知识

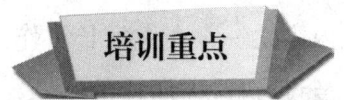

1. 了解合作共育的必要性。
2. 掌握合作共育的基本原则。
3. 掌握合作共育的主要途径。

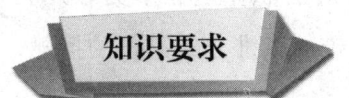

一、合作共育的必要性

1. 有助于促进婴幼儿的健康成长

家庭和托幼机构是婴幼儿生活环境中最重要的两个主体,这两个主体须相互合作,携手共育。良好的家园沟通可以让家长和保育人员更加全面地了解婴幼儿的表现,明确婴幼儿的发展需求,通过沟通、反馈,家庭和托幼机构双方能够更好地基于婴幼儿的发展特点,达成教养目标的一致,创设优质的早期教养环境,有效提升婴幼儿教养的质量,满足婴幼儿的身心健康发展需要。例如,幼儿在托幼机构学会了独立进餐,保育人员可以及时告知家长,倡导家长在家庭进餐时也让孩子自己吃饭而不再由家长喂饭,以巩固其良好的进餐习惯,提升其生活自理能力。

2. 有助于提升保育人员的育儿水平与经验

托幼机构的保育人员与家长在婴幼儿成长中各自发挥着重要的作用。教育家陈鹤琴先生曾说过："幼稚教育是一件很复杂的事情，不是家庭一方面可以单独胜任的，也不是幼稚园一方面能单独胜任的，必定要两方面共同合作方能取得充分的功效。"在两方合作共育的过程中，保育人员掌握了婴幼儿身心发展的规律性教养知识，能够开展有目的、有计划的早期教养；而家长最了解自己的孩子需要什么、能做什么，更能够根据孩子的现有发展水平及个性特征开展个性化的教养。因此，托幼机构和家庭之间建立联系开展合作共育，有助于统一双方的育儿理念、教养方法，通过携手共进、相互学习，共同摸索出一套适合孩子发展的早期教养方案，从而提高双方的育儿水平与经验。

托幼机构的保育人员，更加需要认识到合作共育对自身育儿水平与经验提升的重要作用。合作共育中的家长工作是保育人员的工作内容之一，在做家长工作的过程中需要和不同类型、不同专业背景的家长沟通，会遇到这样那样的问题，在这个过程中保育人员学会了和不同的家长沟通，掌握了遇到不同问题时和家长沟通的有效策略，开展家长工作的经验越来越丰富，自己的人际沟通能力也能不断提高。人际交往能力是每个个体自我能力的重要方面，保育人员的人际沟通能力提高了，自我能力也就更强了，有助于保育人员在日后的职业生涯中更好开展工作。同时，通过开展家长工作，与不同学识、专业背景、思维方式家长的接触，保育人员也能受到启发，进而改进自己的工作。

3. 有助于托幼机构改善条件提升服务质量

作为婴幼儿成长的重要场所，托幼机构与家庭各自掌握丰富的教养资源。合作共育能够让双方的优质资源得到整合，通过更有效、更系统的运用，为婴幼儿提供高质量的早期教养服务。

托幼机构通过合作共育可以向家长传递托幼机构的教育理念，在尊重婴幼儿、支持婴幼儿游戏与发展的同时，积极引导家长参与托幼机构活动，通过家长委员会、伙委会、家长沙龙等多种渠道鼓励家长结合自身所长为托幼机构建言献策，帮助托育机构改善条件提升服务质量。例如，托幼机构在户外创设了戏水区，投放了水枪等戏水玩具，有机械专业背景的家长建议利用透明塑料管的组合设计多种观察水流的玩具，可帮助婴幼儿更好理解水的流动。机构听取家长的建议，在家长的参与和帮助下在操场的墙面、大树周围设计安装了高低错落、不同形状的管道，使戏水区变得更加有趣、更加吸引孩子，也更有助于开展关于水的科学教育活动。正是家长工作的有效开展促进了该机构戏水区的改进，提高了婴幼儿的游戏水平。

另外，在托幼机构课程建设方面，合作共育有助于充分利用家庭资源，促进课程建设。在课程建设过程中，课程资源的有效拓展非常重要。课程资源指课程设计、实施和评价的整个课程编制过程中可资利用的一切人力、物力以及自然资源的总和，包括托幼机构、家庭和社会中有助于提高婴幼儿素质的各种资源。在托幼机构组织的活动中遇到的很多问题可以通过家庭和社会资源来解决。例如，托育机构在春天开展关于植物的认知活动，家长中植物方面的研究人员可以参与活动、提供专业支持。

二、合作共育的基本原则

1. 平等性原则

平等性原则是指托幼机构与家庭处在平等的地位上，保育人员与家长彼此倾听、对话合作，共同解决育儿问题，共同担负起促进婴幼儿身心健康成长的责任。为了婴幼儿的健康成长，托幼机构需要摒弃以机构为主、以保育人员为主的观念，建立平等参与的新理念，以平等理念来推进合作共育工作。同时，保育人员也要将平等参与的理念传递给家长，调动家长参与婴幼儿早期教养、参与托幼机构活动的积极性，而不是将教养的责任完全推给托幼机构。尤其当婴幼儿在托幼机构出现意外伤害或者同伴之间出现摩擦时，保育人员和家长更要积极交流、主动沟通，共同承担。

2. 一致性原则

一致性原则是指在婴幼儿的早期教养中，托幼机构与家庭要保持步调一致、同频共振。托幼机构和家庭有着共同的教养目标，那就是促进婴幼儿身心的健康发展。托幼机构和家庭为两种不同的教养环境，各自的任务、开展条件不同，但又相互关联，双方对婴幼儿发展所做的实践只有朝着共同的方向努力，才能形成合力。保育人员在与家长的沟通中要注意沟通的出发点和最终目的都是促进婴幼儿发展。保育人员在日常工作中要注意观察婴幼儿的具体表现，做到对婴幼儿的发展情况充分了解，这样在与家长沟通时才能结合孩子的情况进行有针对性的交流,真正让家长感受到托幼机构工作人员的责任心与专业程度,这样家长才能更加支持、配合保育人员的工作,达到家庭与托幼机构教养目标和行动的一致。

3. 互补性原则

互补性原则是指作为不同的教养主体,虽然托幼机构和家庭拥有不同的教养资源,各自开展教育的方式和方法也各有差异,但双方可以充分发挥各自的优势,相互补充。与家庭教育相比,托幼机构早期教养的计划性、系统性和科学性更强,在顺应婴幼儿发展的基础上,可进一步促进婴幼儿的全面健康发展,如托育机构的游戏环境、生活环境、阅读环境、运动环境都有利于婴幼儿各方面能力积极发展。与托幼机构相比,家庭教养更加注重与生活相融合的养育,婴幼儿在和父母的亲密接触与频繁互动过程中,自然地接受着各种生活和成长的信息,包括感官知觉、情绪情感体验、语言习得、动作和社会性发展等。两者无法相互替代,而是相互补充。

三、合作共育的主要途径

1. 家访

家访即家庭访问,是保育人员走进婴幼儿家庭,与家长交流婴幼儿的发展情况、沟通教育观念、讨论基于婴幼儿发展需求的教育策略的方式。家访一般在开学初进行,保育人员通过家访了解每个孩子的成长背景。此外,如果发现孩子出现一些成长中的问题需要解决,或者班级出现突发事件,或者需要临时组织家园活动,保育人员也需要通过家访进行个别沟通。随着手机及网络的不断普及,以及家庭隐私意识的增强,家访逐渐减少,但仍然是合作共育的一种途径。例如,当保教人员发现孩子有异常,有必要进行家访了解具体原因时,在提前沟通的前提下可进行家访,以期达到更好的教育效果。

2. 日常交流

日常交流一般是指在家长接送孩子时与其进行的一对一、面对面的交流。保育人员应结合班级工作需要及孩子个体情况在每日入园和离园环节主动与家长进行当面交流,沟通孩子在园的活动表现及发展情况。这种交流方式灵活、及时,有助于拉近保育人员与家长之间的距离,让家长切身感受到保育人员的热情、对孩子的喜爱,从而为建立良好的家园关系打下基础。

3. 家长会

家长会是由班级教师发起的、向家长介绍托幼机构的班级活动、交流婴幼儿发展情况的会议，是合作共育的基本方式之一。按照参加人数的不同，家长会可以采取集体家长会、一对一家长会两种不同的形式。这两种形式的家长会有不同的召开目的，发挥着不同的作用。集体家长会由全体家长参与的，一般介绍班级婴幼儿共性的发展问题以及目前班级开展的活动等；一对一家长会只有一名孩子家长参与，由教师向家长介绍孩子的发展情况。在每学期初或者期末由班级教师组织召开本班级的集体家长会，结合婴幼儿发展情况，教师可以在每学期与家长进行一对一的约谈，时长一般为每个孩子半个小时。

4. 家长志愿者活动

家长志愿者活动是家长在自身条件许可的情况下，在托幼机构各类活动中以志愿者的角色参与，结合自身所长发挥家长作用的一种合作共育形式。家长志愿者活动的前提是家长自愿参与，在不谋求任何金钱或者物质回报的前提下，为托幼机构提供力所能及的帮助与服务。例如，班级组织亲子运动会、联欢会等大型活动，家长志愿者协助进行活动组织、游戏设计、安全维护等。

5. 家长开放日活动

家长开放日活动是托幼机构邀请家长走进机构内，实地参观某一环节或者参加某一类型活动的家长工作方式。家长开放日提供家长实地观察的机会，让家长看到婴幼儿真实的生活、游戏情况，保育人员与婴幼儿的互动，非常受家长的欢迎。说多少次孩子的表现都不如家长在班级活动中亲眼看到一次，因此，家长开放日活动非常有助于增强家园互信，为保育人员后续开展的家园沟通奠定良好的基础。家长开放日可以结合节日，如六一儿童节、中秋节、元旦、元宵节等，设计节日庆祝活动；也可以结合班级近期活动重点与婴幼儿发展需求设计不同环节的开放活动，如结合自理能力培养组织生活环节的开放，邀请家长参观进餐环节等，结合班级体育锻炼组织户外活动环节的开放等。

6. 亲子活动

亲子活动是托幼机构组织家长和婴幼儿一起参与的游戏活动。亲子活动的场地既可以选择托幼机构的活动室、操场，也可以选择托幼机构外的场地。在选择利用外面场地组织亲子活动时要注意提前实地查勘，了解场地的距离远近、空间大小、费用要求等，做到心中有数，同时将了解到的场地情况提前告知家长，征得家长的认可与支持。

7. 家委会

家委会是托幼机构常见的家长组织，很多托幼机构都建立了家长委员会制度。家长委员会成员由热爱婴幼儿教育、热心参与托幼机构管理工作、能代表家长想法的家长代表参加。家长委员职责主要包括：对托幼机构重要决策和事关婴幼儿切身利益的事项提出意见和建议；发挥家长的专业和资源优势，支持保育教育工作；帮助家长了解托幼机构工作计划和要求，协助开展家庭教育指导和交流。家长委员可根据班级需要选定2~4名。

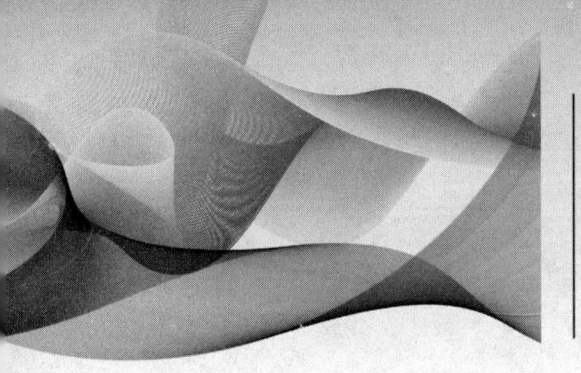

职业模块 7

相关法律法规知识

培训项目 1 托幼机构相关法律法规知识

培训单元 1 托幼机构设置标准

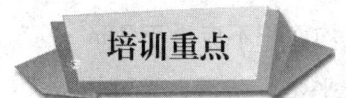

1. 掌握托幼机构设置标准。
2. 熟悉托幼机构管理规范。

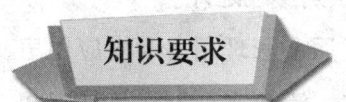

大力发展托幼服务,是适应人口形势变化和推动经济社会高质量发展的必然要求。2019 年,《国务院办公厅关于促进 3 岁以下婴幼儿照护服务发展的指导意见》中强调:要规范发展多种形式的婴幼儿照护服务机构。但是综观托幼机构发展现状,托幼机构规范化、专业化程度与家庭需求之间还存在较大差距,如部分托幼机构在设施建设、人员配备、登记备案等方面不规范,从业者专业性不强等。强化托幼相关法律法规知识的学习,推动依法依规办园和提供托育保育服务,既是托幼行业发展的客观需要,也是托幼服务规范化发展的重要保障。

一、托幼机构设置标准

《托育机构设置标准(试行)》《托儿所、幼儿园建筑设计规范》等法规对托幼机构的场地设施和人员规模等作出了详细规定。

1. 场地设施

《托育机构设置标准（试行）》规定，托育机构应当有自有场地或租赁期不少于3年的场地。《托儿所、幼儿园建筑设计规范》规定，四个班及以上的托儿所、幼儿园建筑应独立设置，三个班及以下时，可与居住、养老、教育、办公建筑合建。

（1）选址原则。托幼机构应当选择自然条件良好、交通便利、符合卫生和环保要求的建设用地，远离对婴幼儿成长有危害的建筑、设施及污染源，满足抗震、防火、疏散等要求。

（2）建筑设计要求。托幼机构的建筑造型和室内设计应当符合婴幼儿的生理、心理特点和有关工程建设国家标准、行业标准。房屋装修、设施设备、装饰材料等应当符合国家相关安全质量标准和环保标准，并定期进行检查维护。机构设计应功能分区合理、方便管理、朝向适宜、日照充足，配备符合婴幼儿月龄特点的家具、用具、玩具、图书和游戏材料等，配备适宜的游戏设施，且有相应的安全防护设施。

1）室外活动场地。每班应设专用室外活动场地，人均面积不应小于 2 m²；应设全园共用活动场地，人均面积不应小于 2 m²；地面应平整、防滑、无障碍、无尖锐突出物，并宜采用软质地坪；共用活动场地应设置游戏器具、沙坑、30 m 跑道等，宜设戏水池，储水深度不应超过 0.30 m；游戏器械下地面及周围应设软质铺装；室外活动场地应有一半以上的面积在标准建筑日照阴影线之外。

2）室内建筑。一般而言，托幼机构应由生活用房、服务管理用房和供应用房等部分组成，且生活用房不应设置在地下室或半地下室。活动室、寝室及具有相应功能的区域，应当布置在当地最好朝向，冬至日底层满窗日照不应小于 3 h；活动室、多功能活动室的窗台面距地面高度不宜大于 0.60 m；婴幼儿出入的门距离地面 0.60 m 处宜加设幼儿专用拉手；距离地面高度 1.30 m 以下，婴幼儿经常接触的室内外墙面，宜采用光滑易清洁的材料；墙角、窗台、暖气罩、窗口竖边等阳角处应做成圆角；楼梯除设成人扶手外，应在梯段两侧设幼儿扶手，其高度为 0.60 m；供幼儿使用的楼梯踏步高度宜为 0.13 m，宽度宜为 0.26 m。

【案例 7-1】某幼儿园为了迎接市一级幼儿园评估，与某装修公司签订了改造装修旧园舍的合同。8 月 20 日，改造装修工程完毕。由于 9 月 1 日的开园时间迫近，再加上迎检工作繁重，幼儿园没有请相关质检部门进行检测、验收就投入了使用。11 月，幼儿的出勤率开始下降，发病率不断上升。医生检查诊断的结果大多是咽炎和慢性哮喘。

12月，在卫生行政部门每年进行的例行检查中发现，该幼儿园活动室和寝室的空气中甲醛含量超标，进一步检测发现装修材料不符合国家质量标准，说明幼儿的发病与该园活动室和寝室的空气中甲酸含量超标有直接关系。

涉及的法律规定：

（1）《幼儿园管理条例》第八条："幼儿园的园舍和设施必须符合国家的卫生标准和安全标准。"《学校卫生工作条例》第六条："新建、改建、扩建校舍，其选址、设计应当符合国家的卫生标准，并取得当地卫生行政部门的许可，竣工验收应当有当地卫生行政部门参加。"《民用建筑工程室内环境污染控制规范》规定：民用建筑工程及室内装修工程在进行工程验收时，必须检测室内环境污染的浓度，对于室内环境检测质量验收不合格的工程严禁投入使用。

（2）《学生伤害事故处理办法》第九条第（一）款："学校的校舍、场地、其他公共设施，以及学校提供给学生使用的学具、教育教学和生活设施、设备不符合国家规定的标准，或者有明显不安全因素"，造成学生伤害事故的，学校依法承担相应责任。《幼儿园管理条例》第二十七条第（二）款："园舍、设施不符合国家卫生标准、安全标准，妨害幼儿身体健康或者威胁幼儿生命安全的"，教育行政部门视其情节轻重给予限期整改、停止招生、停止办园等相应的行政处罚。

判处结果：

根据《最高人民法院关于审理人身损害赔偿案件适用法律若干问题的解释》第一条有关过错原则的规定，幼儿园应承担幼儿伤害的全部责任。

同时，幼儿园应当根据《中华人民共和国产品质量法》和《中华人民共和国消费者权益保护法》的有关规定，向装修公司提出追偿，双方可以协商解决。如果装修公司不愿承担责任，幼儿园可以向人民法院提出诉讼，依法追究装修公司的法律责任，要求其赔偿相应的损失。

2. 人员规模

按照《托育机构管理规范（试行）》，为3岁以下婴幼儿提供全日托、半日托、计时托、临时托等托育服务的机构，应当根据场地条件，合理确定收托婴幼儿规模，并配置综合管理、保育照护、卫生保健、安全保卫等工作人员。按照《幼儿园工作规程》，幼儿园按照国家相关规定设园长、副园长、教师、保育员、卫生保健人员、炊事员和其他工作人员等岗位，配足配齐教职工。

（1）托幼机构负责人负责全面工作。托育机构负责人应当具有大专以上学历，有从事儿童保育教育、卫生健康等相关管理工作3年以上的经历，且经托育机构负责人岗位培训合格。幼儿园园长应当具有《教师资格条例》规定的教师资格，具备大专以上学历，有3年以上幼儿园工作经历和一定的组织管理能力，并取得幼儿园园长岗位培训合格证书。

（2）保育人员主要负责婴幼儿日常生活照料，安排游戏活动，促进婴幼儿身心健康，养成良好行为习惯。保育人员应当具有婴幼儿照护经验或相关专业背景，受过婴幼儿保育相关培训和心理健康知识培训。保育人员与婴幼儿的比例应当不低于以下标准：乳儿班（6~12月龄，10人以下）1:3，托小班（12~24月龄，15人以下）1:5，托大班（24~36月龄，20人以下）1:7。根据《幼儿园教职工配备标准（暂行）》，全日制幼儿园教职工与幼儿比应达到1:5~1:7，保教人员与幼儿比应达1:7~1:9；半日制幼儿园教职工与幼儿比应达到1:8~1:10，保教人员与幼儿比应达1:11~1:13。

（3）卫生保健人员包括医师、护士和保健员。其中，医师应当取得卫生行政部门颁发的《医师执业证书》；护士应当取得《护士执业证书》；保健员应当具有高中以上学历，经过卫生保健专业知识培训，具有托幼机构卫生保健基础知识，掌握卫生消毒、传染病管理和营养膳食管理等技能。卫生保健人员应当定期接受当地妇幼保健机构组织的卫生保健专业知识培训。

托幼机构应当按照收托150名儿童至少设1名专职卫生保健人员的比例配备卫生保健人员。收托150名以下儿童的，应当配备专职或者兼职卫生保健人员。

（4）保安人员应当取得公安机关颁发的《保安员证》，并由获得公安机关《保安服务许可证》的保安公司派驻。独立设置的托育机构应当至少有1名保安人员在岗。

【案例7-2】 2021年4月28日下午2时许，一名25岁男子闯入广西北流市新丰镇健乐幼儿园，持刀将幼儿园老师和学生砍伤。截至2021年4月29日凌晨，该事件造成2人死亡、16人受伤。犯罪嫌疑人曾某被北流警方当场抓获。案发后，公安部、自治区公安厅和玉林市公安局派出工作组赴北流指导办案等相关工作。审讯中发现犯罪嫌疑人曾某精神异常。4月29日，经司法鉴定机构鉴定，初步认定犯罪嫌疑人曾某为精神分裂症患者。

据了解，事发时犯罪嫌疑人闯入幼儿园乱砍乱伤，幼儿园老师大喊求人帮忙，路人和左邻右舍闻讯拿着木棍等进入幼儿园将犯罪嫌疑人围住，没过多久警察赶到，将犯罪嫌疑人控制并带走。这也引发了媒体和社会对幼儿园安保人员配备的广泛讨论。

针对北流市新丰镇健乐幼儿园安全管理存在严重漏洞的问题，玉林市、北流市迅速查明原因，严肃处理相关责任人。根据调查结果，对20名党员干部进行问责，立案审查调查14人，批评教育2人，诫勉谈话4人。

二、托幼机构管理规范

根据《中华人民共和国未成年人保护法》《托育机构管理规范（试行）》《托儿所幼儿园卫生保健管理办法》等，托幼机构管理一般包括备案管理、收托管理、卫生保健管理、安全管理、人员管理等内容。

1. 备案管理

按照《托育机构登记和备案办法（试行）》规定，托育机构应当及时向机构所在地的县级卫生健康部门备案，登录托育机构备案信息系统，在线填写托育机构备案书、备案承诺书，并提交以下材料：营业执照或其他法人登记证书；托育机构场地证明；托育机构工作人员专业资格证明及健康合格证明；评价为"合格"的《托幼机构卫生评价报告》；消防安全检查合格证明；法律法规规定的其他相关材料。提供餐饮服务的，应当提交《食品经营许可证》。托育机构变更登记、注销登记后，应当及时登录托育机构备案信息系统向卫生健康部门变更备案信息或报送注销信息。

【案例7-3】托育机构备案书

_____卫生健康委（局）：

经_____（登记机关名称）批准，_____（托育机构名称）已于_____年_____月_____日依法登记成立，现向你委（局）进行备案。本机构备案信息如下：

机构名称：

机构住所：

登记机关：

统一社会信用代码：

机构负责人姓名：

机构负责人身份证件号码：

机构性质：□营利性　□非营利性

服务范围：□全日托　□半日托　□计时托　□临时托

服务场所性质：☐自有　☐租赁

机构建筑面积：

室内使用面积：

室外活动场地面积：

收托规模：_____人

编班类型：☐乳儿班　☐托小班　☐托大班　☐混合编班

联系人：

联系方式：

请予以备案。

备案单位：（章）
年　月　日

2. 收托管理

婴幼儿进入托育机构前，应当完成适龄的预防接种，经医疗卫生机构健康检查合格后方可入托；离开机构3个月以上的，返回时应当重新进行健康检查。

托育机构应当建立与家长联系的制度，定期召开家长会议，接待来访和咨询，帮助家长了解保育照护内容和方法；成立家长委员会，事关婴幼儿的重要事项，应当听取家长委员会的意见和建议。同时，应当建立家长开放日制度。

3. 卫生保健管理

（1）卫生保健场所。托幼机构应当根据规模、接收儿童数量等设立相应的卫生室或者保健室。其中，卫生室应当符合医疗机构基本标准，取得卫生行政部门颁发的《医疗机构执业许可证》；保健室不得开展诊疗活动，其配置应当符合保健室设置基本要求。

（2）卫生保健内容

1）根据儿童不同年龄特点，建立科学、合理的一日生活制度，培养儿童良好的卫生习惯。

2）为儿童提供合理的营养膳食，科学制订食谱，保证膳食平衡。

3）制订与儿童生理特点相适应的体格锻炼计划，根据儿童年龄特点开展游戏及体育活动，并保证儿童户外活动时间，增进儿童身心健康。

4）建立健康检查制度，开展儿童定期健康检查工作，建立健康档案。坚持晨检及全日健康观察，做好常见病的预防，发现问题及时处理。

5）严格执行卫生消毒制度，做好室内外环境及个人卫生。加强饮食卫生管理，保证食品安全。

6）协助落实国家免疫规划，在儿童入托时应当查验其预防接种证，未按规定接种的儿童要告知其监护人，督促监护人带儿童到当地规定的接种单位补种。

7）加强日常保育护理工作，对体弱儿进行专案管理。配合妇幼保健机构定期开展儿童眼、耳、口腔保健，开展儿童心理卫生保健。

8）建立卫生安全管理制度，落实各项卫生安全防护工作，预防伤害事故的发生。

9）制订健康教育计划，对儿童及其家长开展多种形式的健康教育活动。

10）做好各项卫生保健工作信息的收集、汇总和报告工作。

需要特别强调的是，婴幼儿患病期间应当在医院接受治疗或在家护理；传染病患儿治愈后，凭医疗卫生机构出具的健康证明方可入园（所）。

（3）惩处。根据《托儿所幼儿园卫生保健管理办法》第十九条规定，托幼机构有下列情形之一的，由卫生行政部门责令限期改正，通报批评；逾期不改的，给予警告；情节严重的，由教育行政部门依法给予行政处罚：

1）未按要求设立保健室、卫生室或者配备卫生保健人员的；

2）聘用未进行健康检查或者健康检查不合格的工作人员的；

3）未定期组织工作人员健康检查的；

4）招收未经健康检查或健康检查不合格的儿童入托幼机构的；

5）未严格按照《托儿所幼儿园卫生保健工作规范》开展卫生保健工作的。

4. 安全管理

根据《托育机构婴幼儿伤害预防指南（试行）》，托育机构应当最大限度地保护婴幼儿的安全健康，切实做好伤害防控工作，建立伤害防控监控制度，制定伤害防控应急预案，重点开展五方面工作：第一，根据现有法律和相关规定要求，落实安全管理的主体责任，健全细化安全防护制度，认真执行各项安全措施。第二，排查并去除托育机构内环境安全隐患，提升环境安全水平。第三，规范和加强对婴幼儿的照护。第四，开展针对工作人员、家长以及幼儿的伤害预防教育和技能培训。第五，加强对工作人员的急救技能培训，配备基本的急救物资。

（1）接送安全。托幼机构应当建立完善的婴幼儿接送制度，婴幼儿应当由婴幼儿监护人或其委托的成年人接送，不得将晚离学校的婴幼儿交予无关人员。另外，使用校车的学校、幼儿园应当建立健全校车安全管理制度，配备安全管理人员,定期对校车进行安全检查,对校车驾驶人进行安全教育,并向未成年人讲解校车安全乘坐知识,培养未成年人校车安全事故应急处理技能。

(2) 食品安全。根据《中华人民共和国食品安全法》,学校、托幼机构、养老机构、建筑工地等集中用餐单位的食堂应当严格遵守法律、法规和食品安全标准;从供餐单位订餐的,应当从取得食品生产经营许可的企业订购,并按照要求对订购的食品进行查验。

发生食品安全事故时,应当立即采取措施,防止事故扩大。同时,立即向事故发生地县级人民政府食品安全监督管理、卫生行政部门报告。在发生食品安全事故后未进行处置、报告的,由有关主管部门按照各自职责分工责令改正,给予警告;隐匿、伪造、毁灭有关证据的,责令停产停业,没收违法所得,并处10万元以上50万元以下罚款;造成严重后果的,吊销许可证。

(3) 突发事件。托幼机构应当制订重大自然灾害、传染病、食物中毒、踩踏、火灾、暴力等突发事件的应急预案,定期对工作人员进行安全教育和突发事件应急处理能力培训。托幼机构工作人员应当掌握急救的基本技能和防范、避险、逃生、自救的基本方法,在紧急情况下必须优先保障婴幼儿的安全。

组织大型集体活动时,应当采取下列安全措施:成立临时的安全管理组织机构;有针对性地对婴幼儿进行安全教育;安排必要的管理人员,明确所担负的安全职责;制定安全应急预案,配备相应设施。婴幼儿在园(所)内或者本园(所)组织的园(所)外活动中发生人身伤害事故的,应当立即救护,妥善处理,及时通知婴幼儿的父母或者其他监护人,并向有关部门报告。

(4) 监控系统。托幼机构应当建立照护服务、安全保卫等监控体系。监控报警系统确保24 h设防,婴幼儿生活和活动区域应当全覆盖。监控录像资料保存期不少于90日。

【案例7-4】 2022年6月17日,陕西省西安市莲湖区吉的堡金色悦城幼儿园多名儿童出现不同程度高烧、呕吐、腹泻等疑似食物中毒的症状。6月19日,莲湖区疾控中心随即到该幼儿园开展排查,省、市疾控中心专家共搜索到病例135例,并对患儿的呼吸道分泌物和粪便提取化验。截至6月22日,仍有8名幼儿住院治疗。6月23日,莲湖区疾控中心表示,判定病因为沙门氏菌感染。

涉及的法律规定:

陕西省西安市莲湖区吉的堡金色悦城幼儿园未按规定履行食品安全管理责任

的行为，违反了《中华人民共和国食品安全法》第五十七条"学校、托幼机构、养老机构、建筑工地等集中用餐单位的食堂应当严格遵守法律、法规和食品安全标准"的规定；未按规定实施餐饮服务经营过程控制要求的行为，涉嫌违反了《中华人民共和国食品安全法》第五十五条"餐饮服务提供者应当制定并实施原料控制要求，不得采购不符合食品安全标准的食品原料"的规定，依法应当给予行政处罚。

判处结果：

对西安市莲湖区吉的堡金色悦城幼儿园罚款50 000元。

对西安市莲湖区吉的堡金色悦城幼儿园法定代表人处以其2021年度从西安市莲湖区吉的堡金色悦城幼儿园取得收入的4倍罚款，共计393 600元。

对西安市莲湖区吉的堡金色悦城幼儿园园长以其2021年度从西安市莲湖区吉的堡金色悦城幼儿园取得收入的2倍罚款共计290 882.1元。

5. 人员管理

托幼机构工作人员应当具有完全民事行为能力和良好的职业道德，热爱婴幼儿，身心健康，无虐待儿童记录，无犯罪记录，并符合国家和地方相关规定要求的资格条件。同时，托幼机构应当组织在岗工作人员每年进行1次健康检查；在岗人员患有传染性疾病的，应当立即离岗治疗，治愈后方可上岗工作。精神病患者、有精神病史者不得在托幼机构工作。

托幼机构应当建立工作人员岗前培训和定期培训制度，通过集中培训、在线学习等方式，不断提高工作人员的专业能力、职业道德和心理健康水平。

托幼机构还应当加强工作人员法治教育，增强法治意识。对虐童等行为实行零容忍，一经发现，严格按照有关法律法规和规定，追究有关负责人和责任人的责任。

培训单元2　保育相关法律法规

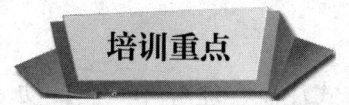

1. 了解保育工作的基本原则。

2. 掌握不同月龄保育工作的目标与要求。

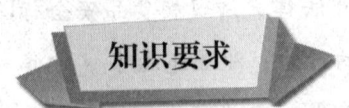

除婴幼儿监护人之外，保育师是同婴幼儿接触时间较长的群体。保育师保育工作的水平对婴幼儿早期发展有着非常重要的影响。国家卫生健康委专门制定《托育机构保育指导大纲（试行）》，并明确提出了保育工作的基本原则和不同月龄保育工作的目标与要求。

一、保育工作的基本原则

1. 尊重儿童

坚持儿童优先，保障儿童权利。涉及儿童的任何事情，优先考虑儿童的利益与需求，是保育师工作的基础和前提。掌握未成年人保护法规定的儿童生存权、发展权、受保护权和参与权等，并在实践中坚决保障儿童的各项权利，是保育师务必坚守的工作底线。

尊重婴幼儿成长特点和规律，关注个体差异，促进婴幼儿全面发展。不同年龄段的婴幼儿有不同的发展特点，特别是在婴幼儿早期，生理上的差异是按照月份甚至周来计的，年龄越小，差异越明显，差距越大。保育师对每个个体独特性的尊重、发自内心地接纳就显得尤为重要。在掌握婴幼儿个体发展特点的基础上，对不同发展阶段的婴幼儿给予针对性的刺激，有助于为婴幼儿一生的发展奠定良好的基础。

2. 安全健康

儿童早期发展理论认为，儿童早期是人一生中生长发育最快的时期，这一阶段儿童的安全和健康对于运动发育、社会与情绪发育、学习能力、语言发育、认知等具有重要意义。因此，托育机构和保育师必须最大限度地保护婴幼儿的安全和健康，切实做好托育机构的安全防护、营养膳食、疾病防控等工作，在紧急情况下必须优先保障婴幼儿的安全。

3. 积极回应

婴幼儿处于依赖性较强的状态，以及时、恰当的方式注意、理解并回应婴幼儿所发出的需求信号，对于促进婴幼儿安全关系和依恋纽带的建立有着非常重要的意义。当表达出的需求信号没有得到及时回应时，婴幼儿可能会产生不安感，甚至产生退缩情绪，进而形成早期学习阻碍。因此，保育师应对婴幼儿保持敏锐细致的观察，理解其生理和心理需求，并及时给予积极适宜的回应。

4. 科学规范

在实践中，保育师的工作十分复杂，除了积极组织婴幼儿开展各类教育活动外，还要承担如保洁、消毒、餐饮照护、睡眠照护、盥洗照护等保育活动。但是，每项工作内容都有明确的操作规范和要求。按照国家和地方相关标准和规范，合理安排婴幼儿的生活和活动，满足婴幼儿生长发育的需要，是保育师职业的基本要求，是维护保育师职业活动的正常秩序、保证保育师职业责任得以落实的重要举措。

此外，《3岁以下婴幼儿健康养育照护指南（试行）》还着重强调了养育人主体责任。一是注重亲子陪伴和交流玩耍。养育人应充分参与对婴幼儿的养育照护，提供高质量的亲子陪伴与互动，共同感受成长的快乐，建立融洽的亲子关系。交流和玩耍是亲子陪伴的重要内容，也是养育照护中促进婴幼儿早期发展的核心措施。二是将早期学习融入养育照护全过程。在日常养育过程中，婴幼儿通过模仿、重复、尝试等，发展运动、认知、语言、情感和社会适应等各方面能力。养育人要将早期学习融入婴幼儿养育照护的每个环节，充分利用家庭和社会资源，为婴幼儿提供丰富的早期学习机会。三是努力创建良好的家庭环境。家庭是婴幼儿早期成长和发展的重要环境。要构建温馨、和睦的家庭氛围，给儿童展现快乐、积极的生活态度，培养积极、乐观的品格。同时，要为婴幼儿提供整洁、安全、有趣的活动空间，有适合其年龄的玩具、图书和生活用品。四是认真学习提高养育素养。养育人要学习婴幼儿生长发育知识，掌握养育照护和健康管理的各种技能和方法，不断提高科学育儿的能力，在养育的实践中，与儿童同步成长。

二、保育工作的目标与要求

托育机构保育工作应当遵循婴幼儿发展的年龄特点与个体差异，通过多种途径促进婴幼儿身体发育和心理发展。保育重点应当包括营养与喂养、睡眠、生活与卫生习惯、动作、语言、认知、情感与社会性等，见表7-1。

表 7-1 保育工作的目标与要求

项目	营养与喂养	睡眠	生活与卫生习惯	动作	语言	认知	情感与社会性
目标	(1) 获取安全、营养的食物，达到正常生长发育水平 (2) 养成良好的饮食行为习惯	(1) 获得充足睡眠 (2) 养成独自入睡和作息规律的良好睡眠习惯	(1) 学习盥洗、如厕、穿脱衣服等生活技能 (2) 逐步养成良好的生活卫生习惯	(1) 掌握基本的大运动技能 (2) 达到良好的精细动作发育水平	(1) 对声音和语言感兴趣，学会正确发音 (2) 学会倾听和理解语言，逐步掌握词汇和简单的句子 (3) 学会运用语言进行交流，表达自己的需求 (4) 愿意听故事、看图书，初步发展早期阅读的兴趣和习惯	(1) 充分运用各种感官探索周围环境，有好奇心和探索欲 (2) 逐步发展注意、观察、记忆、思维等认知能力 (3) 学会想办法解决问题，有初步的想象力和创造力	(1) 有安全感，能够理解和表达情绪 (2) 有初步的自我意识，逐步发展情绪和行为的自我控制 (3) 与成人和同伴积极互动，发展初步的社会交往能力

续表

项目	营养与喂养	睡眠	生活与卫生习惯	动作	语言	认知	情感与社会性
保育要点 7~12月龄	(1) 继续母乳喂养，不能继续母乳喂养的婴儿继续使用配方奶喂养。 (2) 及时添加辅食，从富含铁的泥糊状食物开始，遵循由一种到多种、由少到多、由稀到稠、由细到粗的原则。辅食不添加糖、盐等调味品。 (3) 每引入新食物要密切观察婴儿所发出的饥饿或饱足的信号，恰当喂食，不时迫喂食。 (4) 注意观察婴儿所发出有皮疹、呕吐、腹泻等不良反应。 (5) 鼓励婴儿尝试自己进食，培养进餐兴趣	(1) 识别婴儿困倦的信号，通过常规睡前活动，培养婴儿独自入睡。 (2) 帮助婴儿侧卧位或仰卧位，采用仰卧位或侧卧位睡姿入睡，注意观察险和头不被遮盖。 (3) 注意观察婴儿睡眠状态，减少抱睡、摇睡等安抚托育行为	(1) 及时更换尿布，保持臀部和身体干爽清洁。 (2) 在生活照护过程中，注重与婴儿互动交流。 (3) 识别及回应婴儿哭闹、四肢活动等表达的需求	(1) 鼓励婴儿进行身体活动，尤其是地板上的游戏活动。 (2) 鼓励婴儿自主探索从躺位变成坐位，从坐位转为爬行，逐渐到扶站、扶走。 (3) 提供适宜的玩具，促进抓、捏、握等精细动作发育	(1) 经常和婴儿说话，引导其对发音产生兴趣，模仿和学习简单的发音。 (2) 向婴儿复述生活中常见物品的动作，帮助其逐渐理解简单的词汇。 (3) 引导婴儿使用简单的声音、表情、动作等语言表达自己的需求。 (4) 为婴儿选择合适的图画书，朗读简单的儿歌故事	(1) 提供有利于视、听、触摸等材料，激发婴儿的观察兴趣。 (2) 鼓励婴儿调动各种感官，感知物体的大小、形状、颜色、材质等。 (3) 引导婴儿观察周围的事物，模仿某些事物的声音和动作	(1) 观察了解不同月龄婴儿其情绪变化，把握其情感和需要，满足其爱抚、亲近、搂抱等情感需求。 (2) 引导婴儿辨别高兴、喜欢、生气等不同情绪，理解其情感需求并及时回应。 (3) 敏感察觉婴儿情绪变化，理解其情感需求并及时回应。 (4) 创设温暖、愉快的情绪氛围，促进婴儿交往的积极性

续表

项目	营养与喂养	睡眠	生活与卫生习惯	动作	语言	认知	情感与社会性
13~24月龄保育要点	（1）继续母乳或配方奶喂养，可以引入奶制品作为辅食，每日提供多种美食物（2）鼓励和协助幼儿自己进食，关注幼儿以语言、肢体动作等发出进食需求，顺应喂养（3）培养幼儿使用水杯喝水的习惯，不提供含糖饮料	（1）固定幼儿睡眠和唤醒时间，逐渐建立规律的睡眠模式（2）坚持开展睡前活动，确保幼儿进入较安静状态（3）培养幼儿独自入睡的习惯	（1）鼓励幼儿及时表达大小便需求，形成一定的排便规律，逐渐学会自己坐便盆（2）协助和引导幼儿自己洗手，穿脱衣服等（3）引导幼儿学会咳嗽和打喷嚏的方法	（1）鼓励幼儿进行形式多样的身体活动，为幼儿提供参加爬、走、跑、钻、踢、跳等活动的机会（2）提供多种类活动材料，促进涂画、拼搭、叠套等精细动作发育（3）鼓励幼儿用小勺吃饭、自己翻书等	（1）培养幼儿正确发音，逐步将语言与实物或动作建立联系（2）鼓励幼儿学习用词语或短句表达自己的需求（3）引导幼儿意学会倾听简单的语言指令，积极使用语言进行交流（4）提供机会，让幼儿多读绘本、多听故事、学念儿歌	（1）引导幼儿运用各种感官探索周围环境，逐步发展注意、记忆、思维等认知能力（2）鼓励幼儿辨别生活中常见物体的大小、形状、颜色、软硬、冷热等明显特征（3）鼓励幼儿在操作、摆弄、模仿等活动中想办法解决问题	（1）引导幼儿用表情、动作、语言等方式表达自己的情绪（2）培养幼儿愉快的情绪，及时背定和鼓励幼儿适宜的态度和行为（3）拓展交往范围，引导幼儿认识他人不同的想法和情绪（4）引导幼儿理解并遵守简单的规则

续表

项目	营养与喂养	睡眠	生活与卫生习惯	动作	语言	认知	情感与社会性
保育要点 25~36月龄	(1) 每日提供多种类食物 (2) 引导幼儿认识和喜爱食物，培养幼儿专注进食习惯，选择多种食物的能力 (3) 鼓励幼儿参与协助分餐、摆放餐具等活动	(1) 规律作息，每日有充足的午睡时间 (2) 引导幼儿自主做好睡眠准备，养成良好的睡眠习惯	(1) 培养幼儿主动如厕 (2) 引导幼儿使用餐后漱口、肥皂或洗手液正确地洗手，认识自己的毛巾并擦手 (3) 鼓励幼儿自己穿脱衣服	(1) 为幼儿提供参加走直线、跑、跨越低矮障碍物、双脚跳、单足站立、原地单脚跳、上下楼梯等活动的机会 (2) 提供多种类活动材料，促进幼儿搭建、绘画、简单手工制作等精细动作发育 (3) 鼓励幼儿自己用水杯喝水、用勺吃饭，协助成人等	(1) 指导幼儿正确地运用词语说出简单的句子 (2) 鼓励幼儿用语言表达自己的需求和感受 (3) 创造条件和机会，使幼儿多听、多看、多说、多问、多想，谈论生活中的所见所闻 (4) 培养幼儿阅读的兴趣和能力，学讲故事、学念儿歌	(1) 引导幼儿运用各种感官反复持续探索周围环境，逐步加深对周围事物的认识 (2) 启发幼儿观察辨别生活中常见物体的特征和用途，进行简单的分类，并感受生活中的数学 (3) 培养幼儿在感兴趣的事情上能够保持一定的专注力 (4) 通过各种游戏和活动，鼓励幼儿主动思考，积极提问并大胆猜想，激发幼儿的想象力和创造力	(1) 谈论日常生活中幼儿感兴趣的人和事，引导其通过语言等方式表达行为和情绪情感 (2) 鼓励幼儿的情绪控制的尝试，指导其学会简单的情绪调节策略 (3) 创设人际交往的机会和条件，使幼儿感受与人交往的愉悦 (4) 帮助幼儿理解和遵守简单的规则，初步学习分享、等待、轮流、协商，尝试解决同伴冲突

续表

项目	营养与喂养	睡眠	生活与卫生习惯	动作	语言	认知	情感与社会性
指导建议	(1)制订膳食计划和科学食谱,为婴幼儿提供与年龄发育特点相适应的食物,规律进餐,为有特殊需求的婴幼儿提供喂养建议。(2)为婴幼儿创造安静、轻松、愉快的进餐环境,协助婴幼儿进食,并鼓励婴幼儿表达需求,及时回应,顺应喂养。(3)合理控制餐时间,加强进餐看护,避免发生伤害	(1)为婴幼儿提供良好的睡眠环境和设施,温湿度适宜,白天睡眠不过度遮蔽光线,设立独立床位,保障安全、卫生。(2)加强睡眠过程巡视观察与照护,注意观察婴幼儿睡眠时的面色、呼吸、睡姿,避免发生伤害。(3)关注个体差异及睡眠问题,采取适宜的照护方式	(1)保持生活场所的安全卫生,预防异物吸入、跌落、烫伤、溺水、烧伤、中毒等伤害发生。(2)在生活中逐渐培养婴幼儿良好的回应性照护,引导其逐步形成规则和安全意识。(3)注意培养婴幼儿良好的用眼习惯,限制屏幕使用时间。(4)注意培养婴幼儿的口腔卫生习惯,预防龋齿。(5)在各生活环节中,做好观察,发现有精神状态不佳、打喷嚏、咳嗽、呕吐等表现的婴幼儿,要加强看护,必要时及时隔离,并联系家长	(1)在各个生活环节中,创造丰富的身体活动环境,确保活动材料安全、卫生。(2)充分利用日光、空气和水等自然条件,进行身体锻炼,保证其充足的户外活动时间。(3)安排类型丰富的活动和游戏,并保证每日有适宜强度、频次的大运动活动,做好运动中的观察及照护,避免发生伤害。(4)关注患病婴幼儿。处于急慢性疾病恢复期的婴幼儿,反时调整活动强度和时间;发现发育迟缓的婴幼儿,给予针对性指导,反时转介	(1)创设丰富的语言环境,提供正确的语言示范,保持与婴幼儿的交流与沟通,倾听、理解和模仿语言。(2)为不同月龄婴幼儿提供适合的阅读材料,和故事和图画书,培养早期阅读兴趣和习惯。(3)关注语言发展迟缓的婴幼儿,并给予个别指导	(1)创设环境,促进视、听、触摸等多种感觉活动与环境充分互动,丰富认识和经验。(2)保护婴幼儿对周围事物的好奇心和求知欲,耐心回应婴幼儿的问题,鼓励其自己寻找答案。(3)在确保安全健康的前提下,支持和鼓励婴幼儿的主动探索	(1)观察了解婴幼儿个体独特的沟通方式和情绪表达特点,正确判断其需求,恰当地给予反时的回应。(2)与婴幼儿建立信任和稳定的情感联结,使其有安全感,建立一日生活和活动常规,开展规则游戏,帮助婴幼儿理解和遵守规则,逐步发展规则意识,适应集体生活。(3)创造机会,支持婴幼儿与同伴和成人的交流互动,体验交往的乐趣

培训项目 2 对婴幼儿和保育人员的权利保护知识

培训单元 1　法律法规对婴幼儿权利的保护

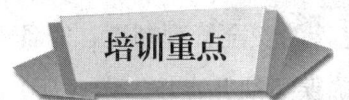

1. 掌握保护婴幼儿的原则。
2. 熟悉法律法规对婴幼儿的权利保护。

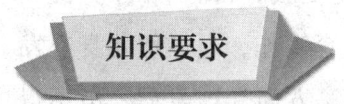

一、保护婴幼儿的意义和原则

婴幼儿保护工作关系着国家前途和个体命运。从国家层面来讲,婴幼儿保护工作是"培养有理想、有道德、有文化、有纪律的社会主义建设者和接班人,培养担当民族复兴大任的时代新人"的奠基工程。从个体成长的角度讲,保护未成年人身心健康,保障未成年人合法权益,是婴幼儿人权保障的应有之义;同时,培养未成年人认知能力、合作能力和实践能力,有助于个体德、智、体、美、劳的全面发展。

《中华人民共和国未成年人保护法》明确规定,"保护未成年人,应当坚持最有利于未成年人的原则"。《托育机构管理规范(试行)》规定,"在紧急情况下必须优先保障婴幼儿的安全"。

此外,处理涉及未成年人事项,应当符合下列要求:

(1) 给予未成年人特殊、优先保护。
(2) 尊重未成年人人格尊严。
(3) 保护未成年人隐私权和个人信息。
(4) 适应未成年人身心健康发展的规律和特点。
(5) 听取未成年人的意见。
(6) 保护与教育相结合。

二、法律法规对婴幼儿的权利保护

1. 生存权

生存权是指未成年人享有其固有的生命权、健康权和获得基本生活保障的权利。根据《中华人民共和国未成年人保护法》《托育机构管理规范(试行)》《中小学幼儿园安全管理办法》等文件,托幼机构应当有完善的安全管理制度、完备的安全管理人员和安保设施、完整的安全演练体系等,确保婴幼儿在校、园(所)期间的人身安全。

2. 发展权

发展权是指充分发展其体能和智能的权利,其核心是受教育权。《中华人民共和国未成年人保护法》规定,幼儿园应当做好保育、教育工作,遵循幼儿身心发展规律,实施启蒙教育,促进幼儿在体质、智力、品德等方面和谐发展,但不得对学龄前未成年人进行小学课程教育。幼儿园应当根据未成年学生身心发展特点,进行社会生活指导、心理健康辅导、青春期教育和生命教育;组织未成年学生参加与其年龄相适应的日常生活劳动、生产劳动和服务性劳动,帮助未成年学生掌握必要的劳动知识和技能,养成良好的劳动习惯;与未成年学生的父母或者其他监护人互相配合,合理安排未成年学生的学习时间,保障其休息、娱乐和体育锻炼的时间等。

同时,国家鼓励爱国主义教育基地、博物馆、科技馆、美术馆等公共场馆开设未成年人专场,为未成年人提供有针对性的服务;鼓励国家机关、企业事业单位、部队等开发自身教育资源,设立未成年人开放日,为未成年人主题教育、社会实践、职业体验等提供支持;鼓励科研机构和科技类社会组织对未成年人开展科学普及活动。托幼机构应当积极对接各类博物馆、科技馆、企事业单位和科研机构，在蕴藏巨大发展潜力和很强可塑性的婴幼儿阶段，链接丰富的资源，给婴幼儿更多类型的刺激，为婴幼儿一生的发展打下良好的基础。

此外，0~3岁是儿童早期发展的重要阶段，托幼机构可以根据实际状况提供适当的儿童早期发展支持与服务，如关于生育知识和遗传病知识的宣传教育，为新生儿生长发育、哺乳和护理提供医疗保健服务等，这也有助于为个体成长奠定良好的基础。未成年人的父母或者其他监护人应当学习家庭教育知识，接受家庭教育指导，创造良好、和睦、文明的家庭环境。

3. 受保护权

受保护权是指不受歧视、虐待和忽视的权利。《中华人民共和国未成年人保护法》规定，学校应当关心、爱护未成年学生，不得因家庭、身体、心理、学习能力等情况歧视学生。对家庭困难、身心有障碍的学生，应当提供关爱；对行为异常、学习有困难的学生，应当耐心帮助。学校、幼儿园的教职员工应当尊重未成年人人格尊严，不得对未成年人实施体罚、变相体罚或者其他侮辱人格尊严的行为。

此外，学校、幼儿园应当建立预防性侵害、性骚扰未成年人工作制度。对性侵害、性骚扰未成年人等违法犯罪行为，学校、幼儿园不得隐瞒，应当及时向公安机关、教育行政部门报告，并配合相关部门依法处理。同时，学校、幼儿园应当对未成年人开展适合其年龄的性教育，提高未成年人防范性侵害、性骚扰的自我保护意识和能力。对遭受性侵害、性骚扰的未成年人，学校、幼儿园应当及时采取相关的保护措施。

【案例7-5】自2017年11月22日晚开始，有十余名幼儿家长反映某幼儿园小二班的幼儿遭遇老师扎针、喂不明白色药片，并提供孩子身上多个针眼的照片。

2017年11月26日晚，警方就该幼儿园幼儿疑似遭针扎、被喂药一事进行了通报，涉嫌虐童的幼儿园教师刘某某被刑拘。2018年5月，检察机关就虐童一案向法院提起公诉。

2018年12月26日上午，法院依法对被告人刘某某虐待被看护人案进行公开宣判，以虐待被看护人罪一审判处刘某某有期徒刑一年零六个月，同时禁止其自刑罚执行完毕之日或者假释之日起五年内从事未成年人看护教育工作。

刘某某上诉称证据不足。2019年6月11日，中级人民法院对本案作出二审宣判。二审法院认为,刘某某身为幼儿园教师,对其负责照管的幼儿负有看护职责,却使用针状物伤害多名幼儿,其行为严重损害了未成年人的身心健康,情节恶劣,已构成虐待被看护人罪,依法应予以惩处。因此,二审裁定驳回刘某某上诉,维持原判。

4. 参与权

参与权则是指参与家庭和社会生活,并就影响他们生活的事项发表意见的权利。《中华人民共和国未成年人保护法》规定,未成年人的父母或者其他监护人应当根据未成年人的年龄和智力发展状况,在作出与未成年人权益有关的决定前,听取未成年人的意见,充分考虑其真实意愿。

培训单元 2 法律法规对保育人员权利的保护

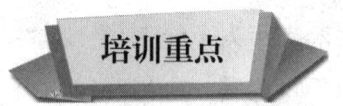

1. 了解劳动法对保育人员的权利保护。
2. 了解其他法律法规规定的劳动权利。

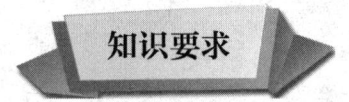

一、劳动法对保育人员的权利保护

保育师是《中华人民共和国劳动法》意义上的劳动者,依法享有以下权利:

1. 平等就业和选择职业的权利

劳动法规定,劳动者就业,不因民族、种族、性别、宗教信仰不同而受歧视。劳动者与用人单位建立劳动关系应当订立书面劳动合同。劳动合同应当包括劳动合同期限、工作内容、劳动保护和劳动条件、劳动报酬、劳动纪律、劳动合同终止的条件、违反劳动合同的责任等内容。订立和变更劳动合同,应当遵循平等自愿、协商一致的原则。用人单位或者劳动者解除劳动合同，需要提前30日以书面形式通知对方，女职工在孕期、产期、哺乳期内，用人单位不得解除劳动合同。

【案例7-6】黄某某自2016年4月1日起到某幼儿园上班，从事食堂杂工工作，双方于同日签订书面劳动合同，约定合同期限为2016年4月1日至2018年4月1日。该幼儿园后因工作需要派遣黄某某到某技能培训学校参与营养厨师培训。双方于2016年6月20日签订《某幼儿园培训服务协议》，约定：由某幼儿园支付培训费用490元，黄某某完成培训后，须为某幼儿园服务满3年，具体服务时间为2016年6月20日至2019年6月20日。2018年7月12日，双方签订《解除劳动合同协议书》，约定经双方协商一致，于当日解除双方劳动关系。

该市中级人民法院经审理认为，双方的书面劳动合同于2018年4月1日届满，直至2018年7月12日黄某某离职，某幼儿园均未与黄某某签订书面劳动合同。按照《某幼儿园培训服务协议》约定，黄某某在2018年7月12日离职之时尚处于服务期限内，但该服务协议并非劳动合同，培训服务协议与劳动合同系两个不同的法律概念，不应据此认定双方还签订了有书面劳动合同，故某幼儿园主张《某幼儿园培训服务协议》系对劳动合同有关合同时间的补充约定，应视为双方已签订书面劳动合同的抗辩理由不能成立。根据《中华人民共和国劳动合同法》第八十二条"单位自用工之日起超过一个月不满一年未与劳动者订立书面劳动合同的，应当向劳动者每月支付二倍的工资"之规定，某幼儿园应当支付黄某某未签订书面劳动合同的两倍工资差额。

2. 取得劳动报酬的权利

劳动者付出劳动，即享有依照合同和国家有关法律取得劳动报酬的权利。劳动法规定，用人单位支付劳动者的工资不得低于当地最低工资标准。根据《关于贯彻执行〈中华人民共和国劳动法〉若干问题的意见》（劳部发〔1995〕309号），职工患病或非因工负伤治疗期间，在规定的医疗期间内由企业按有关规定支付其病假工资或疾病救济费，病假工资或疾病救济费可以低于当地最低工资标准支付，但不能低于最低工资标准的80%。此外，劳动者在法定休假日和婚丧假期间以及依法参加社会活动期间，用人单位应当依法支付工资。

3. 休息休假的权利

劳动法规定，劳动者每日工作时间不超过8 h，因特殊原因需要延长工作时间，在保障劳动者身体健康的条件下延长工作时间每日不得超过3 h，每月不得超过

36 h。同时，安排劳动者延长工作时间的，支付不低于工资的150%的工资报酬；休息日安排劳动者工作又不能安排补休的，支付不低于工资的200%的工资报酬；法定休假日安排劳动者工作的，支付不低于工资的300%的工资报酬。

4. 获得劳动安全卫生保护的权利

用人单位必须建立、健全劳动安全卫生制度，严格执行国家劳动安全卫生规程和标准，对劳动者进行劳动安全卫生教育，防止劳动过程中的事故，减少职业危害。

5. 接受职业技能培训的权利

职业技能培训是劳动者发展权的范畴。劳动法规定，各级人民政府应当把发展职业培训纳入社会经济发展的规划，鼓励和支持有条件的企业、事业组织、社会团体和个人进行各种形式的职业培训；用人单位应当建立职业培训制度，按照国家规定提取和使用职业培训经费，根据本单位实际，有计划地对劳动者进行职业培训。

6. 享受社会保险和福利的权利

国家发展社会保险事业，建立社会保险制度，设立社会保险基金，使劳动者在年老、患病、工伤、失业、生育等情况下获得帮助和补偿。国家鼓励用人单位根据单位实际情况为劳动者建立补充保险。

7. 提请劳动争议处理的权利

劳动者与用人单位发生劳动纠纷时，有提请劳动争议处理的权利，劳动争议的处理包括协商、调解、仲裁、诉讼。其中，法院主持下的调解和仲裁、诉讼的结果具有强制力，当事双方必须执行。劳动争议案件为仲裁先决条件，必须先仲裁，才能进入诉讼阶段。

二、其他法律法规规定的劳动权利

除了依法享有上述主要权利之外，保育师还依法享有《中华人民共和国劳动法》和其他法律法规等规定的权利，例如，劳动者有权依法参加和组织工会；对用人单位违章指挥，强令冒险作业有权拒绝执行；对危害生命安全和身体健康的行为，有权提出批评、检举和控告；等等。